壽而康講座

胡佩鏘 著

東大圖書公司

國立中央圖書館出版品預行編目資料

壽而康講座／胡佩鏘著.--初版.--臺
北市：東大發行；三民總經銷，民82
面；　　公分.--（滄海叢刊）
ISBN 957-19-1537-8（精裝）
ISBN 957-19-1538-6（平裝）

1.健康法

411.18　　　　82002506

著　者　胡佩鏘
發行人　劉仲文
著作財產權人　東大圖書股份有限公司
總經銷　三民書局股份有限公司
印刷所　東大圖書股份有限公司
地址／臺北市重慶南路一段
六十一號二樓
郵撥／〇一〇七一七五——〇號
初　版　中華民國八十二年五月
編　號　E 41002①
基本定價　柒元伍角陸分
行政院新聞局登記證局版臺業字第〇一九七號

ISBN 957-19-1537-8（精裝）

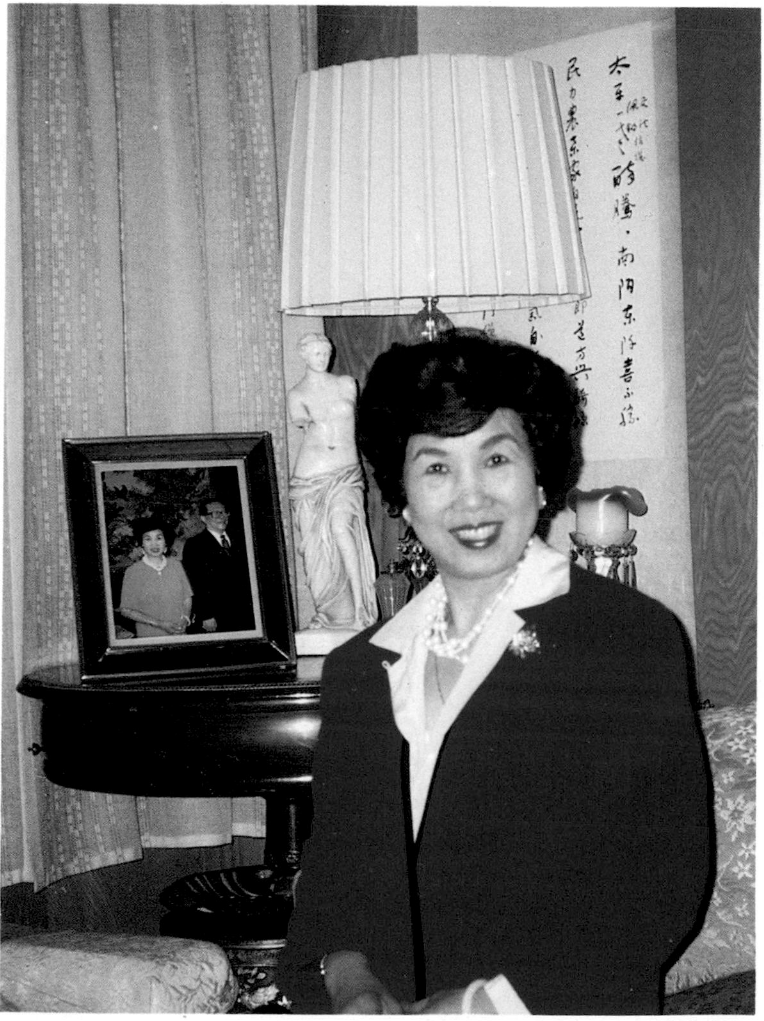

著者於一九九二年十月獲江總書記澤民邀見於北京中南海時留影，時年六十有五

PREFACE

My wife and I have known Grace Paa-Chiang Hu for more than ten years. She is a very intelligent woman with interests and talents in many fields.

She has become a famous Chinese painter of landscapes, Buddhas, flowers and birds during the last thirty years receiving national recognition in Taiwan. She is an excellent nutritionist, a creative cook of Chinese and American cuisine. She knows interior design; her home is a fine example of her good taste. She also excels in gardening and dressmaking.

Grace graduated from Tung De Medical College in Shanghai in 1946. The past ten years she has been studying and researching nutrition, health care, and the science of aging. She has been an expert in human health care.

Since October 1991 Grace has written a series of articles entitled "HOW TO HAVE A LONG HEALTH LIFE" published by the CHINESE TIMES, San Francisco. I am honored to have this privilege to tell you about Grace Hu and her talents. For all readers interested in health care, I recommend highly this book.

May, 1992

Richard C. Harm

Attorney at Law, retired
San Francisco

Colonel U.S.A.
retired

壽而康講座序

長壽是人類的必求健康是人類的願望唯健康始能長壽而長壽尤須健康。道家重養生佛家講禪定儒家主靜坐皆所以求調攝身心進而達延年益壽的境界近半世紀來人類壽命普遍延長年登耄耋者舉目皆是所有經濟已開發國家無不進入高齡社會顧長壽者未必皆健康而健康者未必盡長壽長壽而不健康者是帶病延年健康而不長壽者是造物忌才於國於家兩俱損失

胡佩鏘女史於六十年代以繪畫馳名於台灣其山水佛像直逼乃師張大千居士又擅長烹飪曾創辦時代烹飪班授藝並現身電視台示範有胡佩鏘食譜問世七十年代來美定居除於繪畫割烹繼續有所獻替外居恒精研衛生保健之道其烹調由色香味一轉而為營養再由營養鑽研滋補由保健而談到衛生談到強身從而闡述衰老之形成與推遲復由老人科學深論及各種疾病之成因預防與食療一氣呵成窮五年歲月完成一部壽而康講座深入淺出娓娓道來讀之不覺忘倦

女史嘗云人生上壽不過百年今屆退休亦當思有所回饋社會者此書倘能略窺堂奧必能裨益健康而登壽域濟世之言仁人之心良可欽已

女史深諳醫道頤養天和育有二子一女皆穎達拔萃並肩漫步宛如手足亦可謂善於養生者矣

美國中華藝文學會會長　吳宗嶽

一九九二年五月四日文藝節

壽而康講座序

抗日勝利後，余偕內子董愛玲來蘇州主持接收鐵路醫院，因得友人浦亮元廠長介紹胡佩鏘女士前來擔任護士之職，佩鏘女士與我們共渡過接收醫院一切的辛苦與勞累。

醫院旋改名為吳縣公醫院，地居滄浪亭畔，環境清幽，佩鏘從事工作其間，終日和顏悅色，對病者耐心愛護，關懷備至，對同事互敬互助，相處友善，工作認真，從無怨尤，這是她獨有的優越條件，所以深得主管的賞識與器重，和病者的信賴與尊敬，使余對她印象極深。

未及三年，大陸政權更迭，余去香港轉美，佩鏘女士與陳君文法結婚，陳君也是在本院任事務主任之職，是位誠摯樸實、刻苦耐勞、追求上進的青年，正是一對郎才女貌、壁合珠聯，佩鏘婚後隨夫遷居臺灣。

一九七三年佩鏘藉舉行個人畫展來舊金山，我們得復相聚，時余正辭去在加州紅木城療養院十六年院長之職，而計畫設一診所，又得佩鏘前來協助，相處甚得。

佩鏘以其十年潛心研究之心得，寫為「壽而康講座」一書示余，觀其內容，乃為提供大家對疾病的明確知識，瞭解如何保持健康的身體，必須維持康強活力的身心，深諳均衡營養食物的原則，方得延齡，宜乎取名「壽而康講座」。

語云：士別三日，當刮目相看。余驚其治學之勤，研究之精，嘉惠世人之志，造福社會之心，欣慰之懷，難盡描述，用誌數語，藉以為序。

[illegible]

一九九二年四月廿七日

壽而康講座序

我國古代百家多講養生延齡之道，養生所以求健康，而健康自然得長壽。他們的養生之道，類皆主張清靜無為，順乎自然，去私寡欲，食色節制，這些原則雖延至今日，仍有其顛撲不破的哲理存在。

現代文明一日千里，多元文化導使日常工作緊張，生活方式劇烈轉變，而醫藥理論推陳出新，舊有的我國飲食文化多不能適合，有待積極修正。

佩鏘親家有鑒於此，特花了十年歲月專事研究保健衞生之道，而從飲食營養入手，並闡述各種重要疾病之成因與防治，而着重於食療，書中又反復申述到衰老的形成與推遲，從理論談到實際，如何使人類長壽，如何使衰老健康，一脈源流，自成體系，鶴髮童顏，高年長壽，信有可徵。

余服務臺北榮民總醫院二十五年，長護理之職，對人體健康之維護，疾病之防治與復原，涉獵尚多，自問薄具心得，然承佩鏘親家所示之近作「壽而康講座」，讀之誠不無汗顏，景佩之餘，謹書「杏林春煖，橘井秋香」八字為賀。

杏林春煖

橘井秋香

榮民總醫院前護士長涂玉錦霞謹識

中華民國八一年五月母親節於美國聖荷西

目次

第一篇　總論

第二篇　維生素與礦物質

第三篇 滋補性食品與中藥

第四篇　食物與營養

第五篇　健身與長壽

第六篇　老人與老人科學

第一篇　總論

前言

人生在世，直如白駒過隙。「駒隙留身爭一瞬」，在這一瞬之間，上焉者在爭取如何立德、立功、立名；中焉者在致力發揮生命意義，充實生活享受；下焉者渾渾噩噩，過一輩子，隨緣而來，隨緣而去，每不免虛度一生，直是可惜。

無論立德立名也好，創造事業也好，提高生活品質也好，消遣娛樂打發時間也好，總是需要有健康的精神與健全的身體，不幸老態龍鍾，或未老先衰，首先頹唐沮喪，生趣缺缺，甚或潛隱痼疾，輾轉床褥，帶病延年。由是言之，如何攝生頤養，如何預防老病侵尋，如何對症下藥，乃是人生必備之基本健康常識。

人身為現代人，平均壽命已延至八十、九十之間，較二次大戰四十年代的人可多活三十歲。

「人生上壽，不過百年。」現在百歲老翁、百齡壽婆已不算稀奇。這不能不算是現代人的造化與幸福。但要活得壽而康，就不是那麼容易，就是值得研究的一門高深學問。等到既壽且康，而後才能談到享受人生、充實人生，使生命更有價值，生活更有意義。

著者平生少病，雖經戰亂，倒還平安度過，知足常樂，悠閑自得。偶患一次神經衰弱，便感意興闌珊，生趣蕩然。由於著者與胞姐佩筠均出身於醫護院校，父兄又皆上海名醫，乃發憤攻研醫藥羣書，一旦豁然貫通，居然不藥而愈，而有再生之樂。因而譜過一首再生曲，以誌其事：

一輛小車直駛海邊
一陣細雨滋潤大地
一股微風撥開雲翳
一排白浪朶朶漣漪
一羣海鷗自由飛翔
一聲心韻連珠笑語
一支燭光綻放喜悅
一生美好從此開始

健康問題爲當今世界上普遍存在的社會問題。人進入老年後，各項生理機能均呈不同程度的衰退，帶來或多或少的痛苦與煩惱，倘如及時掌握必要的保健科學知識，鍛鍊身體，預防疾病，是可以延緩衰老過程的。至於疾病診治，問題比較複雜，患者仍須請教醫生，本書只側重介紹患者應了解防治疾病的基本知識、一些食療輔助與強身之道等。謹願此書能爲社會大衆的健康幸福，貢獻一點微力，能作爲廣泛善意的良師益友，由於涉及過廣，不當不周之處，敬祈有關專家和讀者不吝指正。

珍惜你寶貴的生命
保持你永恆的青春

在漫長的人生中，必須具有健康的身體，而後才能追求富貴榮華。健康是社會大衆普遍的需求，它是人生的無價之寶，人人都渴望藉它獲得眞正的身心康泰，求取完整的生活情趣，進而充實美滿快樂的人生。身體健康是智力、情感與精神發展的基礎，爲了明日的健康，既要生理健康，更要心理健康，必須全國民衆都能健而康、壽而樂，而後國家才能臻於富強。

現代人的身體比從前人的身體健康多了，同時他們多能了解健康的重要性，但由於日新月異的今天，生活型態與工作辛勞所構成的體況緊張，漸形加劇，覺得自已身體有毛病的人日見增多，「好漢最怕病來纏」，例如敏感病、高血壓、糖尿病、心臟病、潰瘍病、癌症、關節炎、神經衰弱或疲勞過度等，一旦碰到，不但禁錮身體自由，而且摧殘患者心靈。專家一再警告，要有預防勝於治療的保健觀念，要有自我管理的意志，目的在防止各種疾病發生。

人類隨着社會醫學科學的飛躍進步，各種疾病的預防和治療水準不斷提高，過去許多難治或不治之病，如今多能治癒，甚至如癌症，亦有治癒的希望，治療後的存活率也逐步提高，這是値得慶幸的。

唯有一種情況，無論醫藥如何發達也難於解決的，便是病人精神崩潰。他本來是有康復的可能的，但由於種種原因，對病況深懷恐懼，日思夜憂，終於精神崩潰，嚴重者淪爲不治，轉爲人生悲劇。

意志堅強爲卻病康復之本，如心中死結不解，任何靈丹妙藥，也會不靈不妙。心病眞還需要心藥醫，由於情緒上的鬱結，便影響正常的睡眠節律，而失眠必影響食慾，消化吸收功能也隨之下降，身體營養供給不足，抵抗力便趨低下，所謂元氣受損，一來體內五臟六腑的協調運作受到破壞，氣、血、精、津失常，二來外邪乘虛而入，百病叢生，防不勝防、治不勝治。年輕人及中年人，尤因失戀、單相思、離婚等末後感染爲肺病或精神崩潰者最常見。情緒抑鬱致病，從而轉爲實質上病變，思之堪憫。還要多想辦法，引導病者悟出人生眞諦，當病者有所覺悟，病患始有轉機。

許多病症的起因，如能於事前提防，小病小恙，無傷大雅，若病徵已經出現，就得求醫服藥，循正確途徑去醫療，如果諱疾忌醫，因循貽誤，終至不可收拾，鑄成大恨。因此希望長年累月受慢性病折磨的人士，能獲得一些中西醫藥常識，從而配合醫生與本人自知自覺的療養，俾利身體早日康復，藉收事半功倍之效。醫藥知識雖不是萬應靈符，然可減少生病的機率，自己掌握一些基本醫學知識，也是極有助益的事。

城市節奏不斷地在加速，高度文明卻帶來了無數人們日以繼夜的拼搏，除了體力透支外，還有精神負擔，往往使就醫無暇，不得不扶病工作，非屆急病或病重，每不免一拖再拖，遂使不少人患上各種慢性病，而慢性病往往被視爲次要，易受疏忽。經過現代醫學儀器檢查，未發現實質性病變，但又確實自覺渾身不適，失眠、心悸、食慾不振、四肢無力、頭痛等神經衰弱狀態，久而久之，肝氣便受影響，然後損及肺與脾胃，身體素質便日漸下降。我們必須從疾病的困擾中擺脫出來，從另一角度去看人生，基本要著便是達觀，要心境開朗，否則藥物、食物的功效發揮也越差。我們要鑑別選擇適合自己的食物，掌握本人身體的特點，達到醫食同源的效果。

雖然現代醫學借助光學、器械、化學甚至電腦來瞭解人體生命的規律，但還不能解決所有的疑團。長期受各種病症困擾，吃不香、睡不安、神情沮喪，間或一哭無傷脾胃，也可解除心理抑鬱，但天天哭則非所宜，它何止傷心，更是傷肺、傷脾胃、損肝、耗腎，哭多則正越衰、邪越烈、體越虛弱，此不是肉體痛苦，而是精神抑鬱，這有賴於家人的體恤與呵護，經常給與鼓勵和歡樂，是無形而有效的良策。

專家研究笑的動作，對人體各部分器官都會發生微妙的影響，無論對心臟、腺體、腸胃和神經系統均有巨大效果。笑是人類身心的一種最佳補劑，笑時可說全身都在搖動，咽喉和頸上的腺體，自然地運動起來，肺部張開促使空氣快速流通，尤以腎上腺因笑的激動，使更多的血液流入，無形中就會增加血裏的內分泌，對心臟和血管壁肌都能產生適當的制衡作用。有笑養生則壽，但笑個不停則傷臟，貴在恬淡自適，笑口常開。

科學家分析笑的好處有：

㈠笑可以緩和神經的緊張，恢復已疲倦的精神。

㈡笑能使肺部呼吸流暢，增加流量，促進健康。

㈢笑可促進胃液的內分泌，幫助消化，減少腸胃病。

㈣笑有益於肝的健康，可減少肝病及肝硬化症。

㈤笑可使血液新鮮，增加脈搏快動，是健康身心的運動。

我們不妨訓練自己多笑笑，使生活輕鬆愉快。益壽箴言有云：

「常笑通氣脈，常說舒鬱悶，常走促進血液循環，常跳有益舒筋活肉。」

「起得早、睡得好、七分飽、常跑跑、多笑笑、莫煩惱、天天忙、永不老。」

我們要做個健康人，不可不注意衣、食、住、行、工作、休息、娛樂的平衡調劑。健康一定要具備有足夠充沛的精力，從容不迫來應付日常生活與工作壓力，不可感到過分緊張，更要心理樂觀，態度積極，承擔責任，能適應環境各種變化，以及體力能抵抗感冒與傳染病，眼睛明亮，反應敏銳，體重得當，肌肉結實，皮膚有彈性等，方能算為健康人。

楊森將軍論及養生，結論是不斷地從事運動，保持有規律的生活，摒絕不良嗜好，平日多喝白開水，不是養生酒，餐食淸淡，飲食有節制，忌吃太精緻。此外加上心安理得，精神愉快，不發脾氣，這便是他養生之道的全部。楊森是高級將領中最長壽而健康者之一，得齡九十有六。其次有立法委員周樹聲，還有名攝影家郎靜山，前江蘇省主席丁治磐，國畫大師黃君璧，壽齡皆逾九十，他們都很注重保健，因而健康長壽，克享期頤。又詩詞書法、藝術，竝皆佳妙。二十年前著者先母七十壽慶時，張羣、馬壽華、于右任、李石曾、周樹聲輩均曾躬臨致賀，並頒詞章壽軸，皆蒼勁有力，不愧老當益壯，尤其是張羣、郎靜山二老，已壽逾百齡，耆英人瑞，國之瓌寶。張羣曾有養生歌贈張大千，歌云：

「日行五千步，夜眠七小時，飲食不逾量，作息要均衡。心中常喜樂，口頭無怨聲。愛人如愛己，報國盡忠忱。」

青春的含義，是勇敢克服怯懦，是生命泉源的一股清新氣質，它是一種心理狀態，具有高超的想像與旺盛的感情。單是歲月的增進，並不足以使人衰老，你可以隨著自信、愛心、希望而年輕化自己。放棄自己的理想，渾渾噩噩，缺乏生趣，才會使人衰老。竭力使思慮精密，多用頭腦，倒是防止老化的方法之一，精神年輕，身體自然年輕。生命如燭光，照亮了別人，也溫暖了自己。天地不可一日無和氣，人心不可一日無喜神，珍惜你寶貴的生命，保持你永恒的青春。

優游歲月退休後

回憶于斌主教於二十年前為著者先母七十壽慶中親書「人生七十才開始」一語頒贈，書寫時著者適在其旁觀摩，他的墨寶一向得來不易，但因平素少用毛筆，寫到後來字越寫越小。著者不覺為他捏一把汗，他卻幽默而又風趣地說，後面字小表示像小弟弟越來越年輕。可見他才思敏捷、片語解窘之一斑。他本是輔仁大學校長，他的題語很有安慰和勉勵的意義。還有嚴家淦頒贈「既壽且康」，與孫科題贈「長樂永康」，其義均有健康重於長壽意味。

我們可把人生分為前半與後半輩兩大階段，前半輩子是奉獻，後半輩子則為退休後悠閒自得的晚晴期。一般說來，前半輩的日子比較難過，當學生時要受管束，進入社會時，由於經驗不足，常遇困難或挫折，或者位高責重，人際關係亦愈複雜，心理負擔與精神壓力無法絕對避免，還得負起家庭重擔，悉心教育子女等等。退休以後，無官一身輕，未來日子如何打發，可自我決定；如仍有工作興趣，振起精神，依舊會朝氣蓬勃，發揮他的餘熱予社會；倘無意再去奔波，也無隔宿之糧之慮，求個溫飽足夠，那就看破浮雲，平淡度日，培養些山水林泉、書畫藝術情趣，也算是享受清福。

建立人生退休才開始的觀念，可使生趣盎然。歸結一句，樂觀者長壽，來源於正確的人生觀及思想修養，往往可克服重重難關。生命應由自己掌握，悲哀與快樂全在一念之間，人生絕無完美無缺之事，花會凋謝，人會衰老，何不以冷靜心情回顧過去，評估自己的一生。

現在一代的社會，全走向小家庭式，子女成年後多與父母分居，子孫同堂的觀念早已式微，若干老年婦女，犧牲自我，撫育子女，最後形單影隻，孤寂哀傷，難以適應，他們多抱怨與子女的親情疏離，感到養育責任一盡，價值也隨之喪失。我國本以奉養父母爲做人之最基本道德，這種傳統包袱存在，必然與現代社會鑿枘寡合。奉勸高年長者，千萬別懷灰色思想去展望未來，縱然年逾八旬，仍需童心未泯，保持心理年輕，以免蒙上未老先衰的不良後果。

回憶逝去的青春，如今換來子孫的成長與綿延，未嘗不是一種樂趣！與其對歲月心存遺憾，何不重行規劃未來，使有生之年，活得更有意義、更有價值！

退休是另一種新生活的開始，距離人生終站還有一段漫長的時間。且看老外，他們容易適情適境，不以子女爲依仗，而願自建自樂、自由、自在之趣。他們還可透過參與各種不同組織及與社區民衆活動的機會，保持廣大的接觸面，在活力充沛的環境中生活，神經細胞就會保持年輕，繼續生長，既能提昇生活樂趣，又能延年益壽。

退休後該是享清福的時候，享清福並非閒坐不動，而是該找一點消閒的樂趣。倘若頭腦靈敏、求知慾強，仍可去學習一些文史、社經、技藝、語文、衞健等課目，充實自己，貫徹活到老、學到老的銘言。學習可以防止衰老，有助於大腦細胞的發育，培養樂觀，生活自然充實很多。

更有許多社團設有各類活動中心，依據老人興趣，培養有益身心的健康活動，如琴棋、攝影、體操、舞蹈、揷花及繪中西畫、練毛筆字等，選一兩種培養自己的愛好，作爲寄情，心境自然開朗，生活領域自然擴大，雖屬平凡，卻是很好的調劑，也能爲生活增添一絲絢麗的色彩。

此外，如老人餐會、免費老人健康檢查、折扣乘車的優待、組織俱樂部等種種社會福利措施，也當善爲利用。

總之，退休後就希望減少疾病、延長生命，維持健康有活力的身心。本此原則，第一是活到老學到老，使自己永遠能夠放寬眼界；第二是不脫離團體活動，做一些社會公益的事，會使你感到生活意義不凡，精神有所寄託；第三是從事自己喜好的文化活動和體育運動，美化人生，促進社會祥和。

身爲子女的人們，也可使父母保持一顆年輕的心，固有孝順是敬老的美德，盡心侍奉，經常給予年邁父母心理上的支持，使老人家在最後一段生活旅程中，過得更有尊嚴，而長輩們也該破除頑固、嚴厲、訓育、牢騷等等，對下一代彼此尊重，友善相處，無傷感情。要知一切頑固、沉重的憂傷和焦慮，足以爲各種疾病大開方便之門，思想老化，徒然加速衰老，實對健康不利。

衰老是每人必經的途徑，一般人六十歲以後，老化步伐加速，日月如梭，轉瞬便進入暮年，撫今思昔，輒有夕陽西下幾時回之感。竊以爲日薄崦嵫而餘暉猶麗，或能完成個人未竟事業，或能對社會有所貢獻，未嘗不大有可為。莫為白髮感覺人生短暫而消沉，達觀安命，心境恬適，無得失之思，養浩然之氣，自強自樂，盡心養性，所謂人到無求品自高也。

無貪口腹之慾
無縱聲色之樂

人食五穀，誰也免不了生病。病之根源，出於臟腑病變。按臟腑機能之強弱變化，皆有經脈聯繫，故一臟患疾，往往影響到其他臟腑之不調，因此養生延年，允宜自重視五臟六腑開始。養身之道，以養爲本，以動爲綱，在世無逾百年，活得健康首在吃得正確，家庭主婦是掌管全家安全與健康的人，她必須留意子女的飲食習慣，一分預防勝於十分治療（An ounce of prevention is worth a pound of cure），不可不悉心研討。

飲食的營養素，經通過脾胃的消化、吸收，轉化而成爲維護人體生命的必要物質，有助於身體的組織和功能的維持，同時也是肌肉、骨骼、牙齒等發育成長不可或缺的要素。

人體必需的營養素有蛋白質、脂肪、穀類、維生素、無機鹽和水。營養要持中庸之道，作平衡的攝取。孔子云：「食不厭精，膾不厭細」，中國人吃的文化早已登峰造極，一些中年、老年的人，事業順遂、酬酢頻繁，美食業已定型，很難節制口腹之慾，或改爲淡食。「福兮禍所倚」，倘無節制地縱口腹之慾，往往成爲高血壓、中風、心臟病等症的誘因，戕害生理機能。如再加以通宵牌戲、酗酒、歌舞徵逐，則其健康不受損害也幾稀。

飲食與生活方式是影響一個人享有長壽與否的關鍵因素。它與以往比較有顯著轉變。今日強調健康食品宜清淡，既養生，又養志。大體來講，人的體氣貴清賤濁，求體氣之清，應樂清淡而不求甘肥，人也不會變成貪鄙，這便是養志。古人居官有菜根香的思想，其由來在此，這頗符合現代人追求天然的需要。

人的心理可影響生理，心理不健全，生理就難以健康。甚至醫生心理也難免有偏差，其中原因或由於過多研究，工作過度，以至婚姻出問題，憂慮病人的診療等等。良好的心理，有利於體內各系統生理功能的自我調節，使各種生理活動保持在最佳狀態，故有防病治病的作用。又很多疾病都是心理平衡失調產生的，所以性格要開朗，積極有朝氣，笑口常開，是永保健康、青春長駐的法寶。

人對周圍的事物，態度上總會有反應，或者好感，或者反感，從微弱的反應到強烈的反應不等。這種情緒心理活動變化，與內臟器官生理變化息息相關。人在心情愉快時，脈搏、呼吸、血壓、消化液的分泌、新陳代謝等，都處於平穩協調狀態。如人在情緒消沉、悲傷或焦慮時，牽連腸胃致蠕動減弱，消化液減少，和生物化學調節失常；若人在情緒緊張、忿怒時，會伴有呼吸急促，血壓和血糖增高，以及由於末梢血管收縮而引起的手腳發涼。凡此異常的生理變化，主要是交感神經和副交感神經失去支配平衡的結果。所以長期的情緒不好，可以引起疾病，促使病情惡化，加重身體各器官的功能失調。

「鹽梅調和，鼎鼐生香，營衞兼備，每飯不忘。」此語爲馬壽華先生爲著者佩鏘食譜一書之題詞，雖短短數語，卻意義深長。中華民族原是個美食主義民族，愛好美食爲世界各民族之冠，烹調技藝精湛，色香味竝重，如今更注意到吃得有益，要吃出健康來，庶能保持精力，達到保健養生的願望。

健康一半得之於營養，一半得之衞生與鍛鍊。營養是保健項目中最主要的一環，它可幫助我們改善體況，增強對精神負擔之抵抗。一旦營養不足，身體抵抗力轉弱，病菌每乘虛而入。因此定期體檢實爲必備之舉。

營養學與疾病本身並無關聯，但靠營養建立健康的學問，不斷有新的研究與發展。吾人倘能對營養學有深刻認識，對食品必能愼重選擇，終能達到抗病的效果。

黃帝內經中告誡我們要飲食有節，謹和五味。因日常飲食中，對五味各人愛好不同，過於偏愛五味，反於健康有損。抱朴子云：酸多則傷脾，苦多則傷肺，辛多則傷肝，鹹多則傷心，甘多則傷腎，實有其理。玆略述如後：

㈠食之過鹹，勢必口渴多飲，鹽分多加重心臟負擔，使心臟功能衰退，造成心血管疾病，如血管硬化，誘發高血壓等，故食之過鹹，會促人壽。

㈡食之過辣，則助火散氣，特別是體質虛弱的老人，更易積熱在胃腸，導致生瘡、長痔和牙齒鬆動，故食之過辣，會敗正氣。筋急而爪枯。

㈢食之過酸，則破壞體內的酸鹼平衡，倘血液變爲酸性時，可能引起酸中毒。食之過酸，會傷筋。

㈣食之過苦，則損傷脾胃，減退食慾，食之過苦會傷骨，皮槁而毛拔。

㈤食之過甘，使身體發胖，易患冠心病、高血壓，食之過甘不益肉，骨疼而髮落。

在一年四季中，宜春季多用點酸味，夏天多用點苦味，秋天多用些辛味，冬天多用點鹹味。另外，用甘味調和四味。若在日常飲食上，用五味調和人體的陰陽平衡，可使五臟不致早衰，而收防病養生、強健延年之效果。

我們的舌頭，除了品嚐五味外，其色澤還可據之以概知身體健康狀況，正常人的舌頭是一片胭紅，而各種不同的疾病，能令舌頭變色顯示其病因。譬如舌頭變藍是中毒，變黃肝臟有問題，變淡紫血液有病，變灰黃腸胃有病，變白色腹部不安發熱，若是舌頭常爛，除缺乏維生素B_2外，可能肝臟有毛病。

內經有云：五勞則傷：久視傷血，久坐傷肉，久立傷骨，久行傷筋，久臥傷氣。憂愁則氣結，恐懼則氣陷，拘迫則氣鬱，急遽則氣耗。因此心神欲靜，骨力欲動，胸懷欲開，腸胃欲淨，體力與腦力勞動都要結合均衡，勞逸平均。故要常運動以養骨氣，省言語以養神氣，少思慮以養脾氣，寡色慾以養腎氣。

近美色淑姿，房事過度，也足以引起疾病，促成早衰、短壽的重要因素。面黃肌瘦、精神萎靡，便是意亂心迷、沉緬女色的象徵。我們要健康，不只日常生活要注意節制，做任何事情都不能超過限度。太過房勞必傷身，六氣調和方有利於百物生長。所謂六氣，便是陰陽風雨晦明。陰氣太盛會產生寒病，陽氣太盛會得熱病，風過盛會四肢無力，雨太盛會患腸胃病，不分晝夜，不注意休息，日間操勞，夜溺女色，會使心神迷亂而得心病，懂得養生之道的人，莫不是生活上有節制，在氣候變化時能隨之相適應。

多行房事則乏氣力，晨起勿大語以防損氣，入睡屈膝側臥以益人氣。身體虛弱應戒房事，疾病戒房事，寒暑戒房事，惱怒戒房事，疲勞戒房事，醉飽戒房事，剛沐浴戒房事。按五勞虛損，戒色節欲乃歷代養生家的一貫主張，切合實際的養生秘訣。不過神勞過度，例如下棋、作詩、用腦思考過度，積勞成疾也會傷身，非僅酒色才會損人。

再者，憂愁悲哀傷人，寒暖失常傷人，喜樂過度傷人，憤怒不解傷人，遠思強記傷人，汲汲強求傷人，陰陽不順傷人。若能冬溫夏涼以適身，幽閑逸樂以通神，知足無求以一志，則可悅視聽而導心於正，身心健康便能延年益壽。養心要存安靜心、正覺心、樂觀心、善良心、安樂心，遇不如意事，宜處之泰然。

體況緊張有損健康

人體情緒的變化，無論喜樂、哀傷、憂愁、煩惱、驚悸、恐怖，都會影響身心，使細胞或多或少受損失效，這種傷害身體的情緒變化，統稱爲體況緊張。倘若飲食適當，損傷可很快獲得補救，假若補救追不上破壞，疾病必然發生。

體況緊張，醫學術語稱爲壓力。身體被致病的緊張所傷害，其所需各種滋養素，遠較平時爲多。如肝、酵母、含脂肪的大豆粉、綠葉蔬菜等，應每天多吃，以應付體況緊張的需要。其他如蛋白質、亞油酸、某幾種礦物質，以及維他命A、C與所有B之需要也隨之增加。

可是營養需求大增的時候，往往是一個人最不願意飲食的時候。假如緊張持續不息，身體開始抵抗，利用體內已有的全部儲存原料來補充自己，若平時飲食適當，尚可長年忍受強度的緊張，但當體內儲存不足以應付所需，那麼枯竭階段就出現了，隨而疾病潛伏，或開始出現疾病。最顯著的莫過於大腦垂體與腎上腺枯竭，而致生命受到威脅，因之如何防備緊張對體況的破壞，是人人應知的重要知識。

緊張時，維他命C的需求隨之大增，假若供應不足，荷爾蒙產量也隨之減少。維他命C可以加速皮質素生產的速度，加強功能和延緩它的損壞，並消除它因泛酸不足而產生的缺點。因體況緊張而積存的毒性物質，更要靠大量維他命C來解除，這時從尿中排洩的維他命C比平時多，便是這個緣故。

假若飲食中的蛋白質、維他命E、B、泛酸（是多種維他命中的一種黏油質酸）、膽素等不夠充分，那麼大腦垂體就無法產生足夠的荷爾蒙。維他命E尤其重要，因爲大腦垂體腺裏面集結的維他命E最多。體況緊張者，每天服下縱逾常人所需的泛酸亦無害處，泛酸沒有毒性作用，泛酸如果有所不足，腎上腺就萎縮，並充滿血液和死細胞，同時皮質素停止生產。泛酸只要稍微欠缺，荷爾蒙產量便顯著減少。原因是大腦垂體和腎上腺的荷爾蒙，以及性賀爾蒙，都是用膽固醇製造的，如果沒有泛酸，腺內荷爾蒙用完後，就無法補充。倘能大量供應泛酸，而耗損程度又不嚴重的話，腎上腺的荷爾蒙通常可在二十四小時製造出來，如耗損過度，那麼修補恢復也慢，且未必能有把握復元。泛酸對人體每一個細胞都是重要的。

肝，尤其是猪肝，小麥胚（wheat germ）、若干種酵母、腎、以及沒有榨過油的大豆粉，都含存着抵抗體況緊張的要素。有綠葉的蔬菜也含有另一種同等作用的要素，不過跟肝裏所含的不同。從研究中獲悉，病人每天的飲食，應儘量包括這一類食物。任何一種發炎，都是身體對緊張的反應。關節炎、黏液囊炎、結腸炎，以及各種敏感症等，皆稱爲體況緊張病。

維他命B_2是腎上腺荷爾蒙合成過程所必需的東西，但如果單單服下B_2，又可能引起B_6之不足。因此這兩種維他命的服用量應該永遠相等。遇到體況緊張，維他命C與幾種B合併需求量就跟着增加。每次服時，應與強化牛奶（fortified milk）一併吞下，藉以獲得蛋白質補充。有位患了某種敏感症的人，每天服維他命C二五〇毫克和泛酸十毫克六次，另每天早晚服維他命B_2和B_6各五毫克，結果獲得極佳的效果，敏感症全消。這幾種維他命的服用量，如果不比平時多，就難以恢復健康。

當人們面臨高度工作上的要求，而又沒有太多控制力量時，就會產生工作緊張。這些人患高血壓比平常人高兩倍。高度緊張的人，應該注意心臟左心房的厚度，它通常是心臟病的前兆。

生活緊張可危害健康，最大的威脅是患心臟血栓塞症、高血壓及胃潰瘍。這些疾病，以實業界鉅子、董事級的男性較多。這由於現在商業、科技使物質文明不斷進步，也會帶來生活日益緊張。但緊張對人造成的反應是因人而異的。疲倦及工作過度與緊張不同，緊張是一種精神不安的壓力，長期累積，甚至可能引起精神與器官的障礙，同時情緒激動，可使人體內分泌功能紊亂，消化液的分泌減少，食慾減退，消化與吸收發生障礙。人遇意外事，情緒變動時，茶飯不思，不感饑餓，便是此理。激動會使心臟血管發生不適當的反應，引起血壓升高，心律跳動加速，以及失眠、多夢，工作能力和記憶力下降。過度興奮，刺激太強，都有可能擾亂神經中樞的正常功能。若在激動後，大腦失去某些控制能力，失控的交感神經，便會處於極度的興奮狀態，結果就會出現一系列內臟機能紊亂現象。

都市的人最易受情緒困擾。工作要求日高，人人都想在短期內名成利就，緊張風氣劇增，患得患失，忐忑不安，最易影響健康。

要使自己不陷於緊張，聰明人有他一定的生活原則。首先所訂的期望不要太高，而在下班以後把辦公室懸而未決的事拋諸腦後，晚上要能心安理得，抱頭酣睡。要能不憂不煩，悠閑自在。

心理學家曾推舉鬆弛神經的自療法如後：

㈠以喜歡的方式來休息；一些年輕人，甚至以跳舞、運動爲消遣，並抵消疲勞的方式，因其能使你全身肌肉保持活力，避免緊張和過度使用。

㈡多和懂得休息的人爲友，緊張會感染給病人，看到了都會下意識地模仿，儘量避免和那些坐立不安的人接觸，一些患失眠症的人，都是在性急、匆忙不停和神經緊張的老闆手下工作的。

㈢節省精神爲原則，對任何體力或腦力的工作，如果使用超過限度，便是浪費。你該安排足夠的時間從容地去搭車，對於日常事務，該設法簡化，節省精神，便是直接增加你體內的精神貯備。

㈣常作身體檢查，找出神經緊張的原因，或用眼力過多，或者飲食不調，或者體重過重或過輕，發現原因，問題就簡單了。

㈤從事自己喜歡的工作，要適合自己的能力和興趣，最佳的工作和遊玩不可分的。

㈥設法分擔你的憂慮；當有問題發生時，往往需要一個友愛而理智的人來分擔憂慮，因爲聽人忠言指導，立可由沉重轉爲輕鬆。

㈦深呼吸可幫助休息，有時在床上睡不着，可試用橫膈膜進行深呼吸，能幫助你朦朧入睡。神經緊張的人，一般都是淺呼吸者，他們在講話或走路時，都沒有充分運用橫膈膜呼吸。

㈧工作與娛樂應調和有節奏，假如你天生性急，每天該安排舒適的午餐，來鬆弛你的疲勞身心，把吃力和輕鬆的工作，輪流替換著做，如此不但工作效率增加，身心也可得到休息和調劑。

㈨每年一度的度假和一周一天的完全休息，足以減輕神經緊張，使頭腦與身體感到輕鬆舒暢，有意想不到效果。

美國神經生理學家，開發出一套精神壓力消除設備，可藉人工方式改變腦波，消除大腦疲勞，並活化大腦功能，利用的人在逐漸加多。

防止緊張可運用耳朵指壓法。耳朵是各種器官神經集中的地方。首先閉目，輕輕咬著牙關來做，用拇指、食指、中指把各部位依捏、揉、拉的重複指壓，耳垂部分用力向上拉到耳穴蓋住，耳邊正中用力向內撳，將耳穴蓋住，上端部分用力向下拉，也拉到將耳穴蓋住。最後把耳朵全部以手掌向前、向後壓倒轉九次，再大力壓住耳穴吸口氣，再迅速放開，再用拇指將耳根按摩，再按摩耳朵外圍卽可。

敏感症全是體況緊張病症

各種變態反應，俗稱敏感病症。通常是細小蛋白質微粒等外來物質進入血液的後果。外來物質是由注射藥物、疫苗和血清而進入人體。有些是化粧品、昆蟲毒液或常春藤等透過皮膚而入，有時從鼻孔黏膜侵入，如花粉、灰塵、頭屑，另一些是食物、細菌，各種霉（黴）、組胺和藥物從腸道侵入血液，這些物質所引起的反應，可能是皮膚疹、濕疹、蕁蔴疹、枯草熱、哮喘、頭痛、流鼻涕，或鼻塞、鼻竇感染、消化障礙。

體況緊張能使人體對一切滋養素的需要比平時增加，舉例說明，只要把患哮喘、蕁蔴疹（hives）或是濕疹的兒童，每天所吃的飲食略加更動，並給予任何肝臟食物和維他命B_{12}，症狀即有改進。醫生常給他們吃大量蛋白質、主要脂肪酸、粗製的碳水化合物，每天加上六百毫克的維他命C、三十二毫克的維他命E、兩萬單位的維他命A、八百單位的維他命D，和適量的各種維他命B，結果多數兒童在一個月內痊癒，其餘在兩個月內也康復了。

如果缺乏泛酸，變態反應就特別厲害，因爲沒有泛酸，就不能生產皮質素。缺乏泛酸的結果，會發生疲倦、沒有胃口、消化障礙、頭痛、躁急易怒、神經過敏、精神抑鬱、血液裏的嗜紅血球（eosinophils）增加，只要增加泛酸，敏感症狀即會減輕。

患花粉敏感的人，如先服下皮質素，就不會發生這種病症，對家裏灰塵和花粉極度敏感者，服下泛酸後，症狀減輕，漸次不再復發。

要是所吃食物全部消化，食物變態反應根本就不會發生。只有消化機能低於正常水準時，未經消化或部分消化的食物才會侵入血液，身爲外來刺激，而引起敏感。情緒煩亂，以及各種營養不良，都能干擾消化的正常效能。

蛋白質不能消化時，腐化性腸細菌就把氨基酸、組胺酸變成一種叫組胺的有毒物質，很多患者的血液裏，都含有大量的這類毒質，維他命B_6、C和泛酸都各含有反組胺作用，因此克服食物變態反應的重點，在於供應這些維他命，改善消化能力，和消滅有害的腸細菌。

患者只要繼續吃適當的飲食，肝的機能就能恢復正常，組胺會被肝臟輕易地消除。

總之，每一種滋養素對於防止外來物質侵入細胞，都能助一臂之力，作用雖然不同，功效卻是一樣。

敏感症者血液中所含維他命C特少。換句話說，人在維他命C不足時，最易敏感。維他命C能提高皮質素的功能，減低細胞被滲透性，具有反組胺作用，而且能消解侵入人體的各種毒素。

又因維他命C在解毒過程中不斷消耗，醫生曾給一些患哮喘病者每十五分鐘吃下三百毫克的維他命C，可以立刻見效；他們隨後每天服下一五〇〇毫克維他命C，哮喘就不再復發，倘若患過敏症的人，及早服食大量維他命C，就可消弭過敏症於無形。

像枯草熱患者，服下二千毫克的維他命C後，過幾分鐘，眼淚就停止不流。對於巧克力、蛋或牛奶過敏的兒童，亦可於食前先呑下維他命C，俾使症狀減輕。

患者維他命C用量，全看浸入血液的數量而定。可自四分之一茶匙至一茶匙不等。

通常變態反應症狀多在嬰兒出生後第三個月出現，吃母乳的兒童，極少發生變態反應。母乳所含唯一的糖是乳糖，它能養活各種維他命B的腸細菌，別種糖都不能幫助腸細菌滋長，不能給嬰兒吃。

也有幾種變態反應的兒童，所具特徵是鼻塞、雙眼下部出現黑圈、浮腫、性情乖僻、落落寡合，他們通常都有嗜曙紅血球增加的現象，一般人稱之爲性格問題兒童，醫生判明爲泛酸不足，對症下藥後，他們在學成績突飛猛進，性情開朗，與前判若兩人。

營養攝生之道

人體需要食物中的營養素，經過脾胃的消化、吸收轉化而爲生命所需物質，以促進生活機能。我們的飲食觀念，就是要吃有益身體健康的營養食物，與消耗取得平衡。

營養學者對於食物的選擇原則，係包含醣類、脂肪、蛋白質、維生素和礦物質五大類。因爲日常活動所需的精力是來自醣類和脂肪所產生的熱量，而生長發育的補充與損耗，則以蛋白質爲原料，調節生理作用是要靠維生素與礦物質，因此人生每天都離不開這些營養素。

選擇食物首先要考慮營養價値，同時也要顧及衞生、經濟和口味。單僅依靠一種食物，無法達到均衡需求的營養，那麼該吃甚麼、吃多少、怎麼吃才合乎營養所需，玆根據食物營養與種類，訂出一份選擇的辦法與基本要求。

一、蛋白質：它是生命的基礎，從細胞組成到人體構造，從生長發育、受損組織的修復，新陳代謝到酶、免疫抗體及激素的構成，無一不與蛋白質有關，它也是參與製造新鮮血液、各種細胞、毛髮、骨骼、體液、肌肉，及各種抗體的物質。人能保持生命活力，延遲衰老，攝取蛋白質最爲重要。

蛋白質分爲動物性和植物性蛋白質兩種。但自然界中沒有一種可以完全符合人體的需要，因此必須混合食用多種蛋白質，以期互補，提高其生理價值。動物蛋白質包括肉、魚、蝦、蛋、奶、豬、牛、羊、雞等優良蛋白質，但植物中蛋白質也不少，品質亦佳，尤以大豆、豆製品、豆漿、豆腐，以及荷蘭豆、其他各種豆類等爲最。不過蛋白質多的食物不易消化，食之過多會增加心臟、腎臟的負擔。每天供應三兩左右的瘦肉、魚或去皮的雞肉、一個蛋、一杯低脂奶、半杯豆類便足。其他如核果、扁豆、馬鈴薯等，都有很好的蛋白質。老年人代謝過程分解，更需要蛋白質，以免引起貧血。但老人消化力弱，腎功能差，每餐應注意節制，牛奶、豆漿是很好的飲料，可保健康。

二、醣類：卽碳水化合物、五穀、澱粉質，如米、飯、麵食、甘藷等，它供給人體熱量。中國人經常每天每餐可吃兩碗飯或麵，此將視性別、年齡、工作體力的消耗而增減。惟年高者應減少總熱能的供給量。又爲防止過胖，亦應減少攝取蛋糕、派餅、餅乾等甜食。糖是很容易被吸收，而產生豐富的熱量，過量的糖會轉變爲脂肪，增加血脂濃度，對心、血管病十分不利，又可導致體重增加，引起肥胖，轉發糖尿病。適量的甜食，對老人有利無害，除患有糖尿病者外，對一般素食者，只要把握不偏食的原則，米、麵、豆類，配合着吃，米中不足的離氨酸，可用黃豆來補充，而黃豆中少有的氨基酸，則可由米來補足，這種配合與動物完美的優質蛋白，殆無差異。

三、油脂：一般食用油分爲兩大類，一種是植物油，如豆油、玉米油、橄欖油、花生油、芝蔴油等，所含皆是不飽和脂肪油；另一種是動物油脂，如豬油、雞油、奶油等，所含殆皆飽和脂肪酸，油會轉爲脂肪，產生熱量，長出肥肉，所以吃高脂肪餐很不利，尤以夜間新陳代謝低，血流緩慢，熱量消耗少，更須少食脂肪。同時糖也是熱能來源，也須少食。又脂肪食之過多，有血脂升高的危險，且易發生脂肪氧化，出現老年脂褐質色素沉着，即所謂老人斑；甚至易患心血管疾病；但脂肪食之過少，則脂溶性維生素不易吸收，每天三湯匙左右正好適合健康需求。專家建議攝取脂肪不要超過總食物量的百分之三十。

四、蔬菜：人體需要各種維生素和礦物質、無機鹽及微量元素，以維持正常的生理功能。新鮮的青菜與水果、粗糧中，含有大量的纖維、無機鹽及微量元素，對健康大有好處。特別是指深綠色、深黃紅色的蔬菜，例如菜花、菠菜、芹菜、四季豆、青椒、胡蘿蔔、番茄等所含的維生素、礦物質，都比淺色蔬菜爲多。每天至少吃兩小碗素菜，其中之一必須是深綠色蔬菜。

五、水果：水果中的膠質，和纖維素性質差不多。可以防便秘，並有豐富的維他命，如橘子、柚子、蘋果、香蕉、木瓜等，每天至少吃兩種水果。

若是人人都能從這五大類食物中，每類各選食一兩件，便可達到均衡營養。所有營養素，在不同食物中，含量也有差別，大多數食物中，往往含有多種營養素，並非僅有一種，所以不致顧此失彼。如此選擇，大致可滿足成年人需要，兒童採量酌減，孕婦及青壯者則酌量增加。

營養專家曾說，一天連點心可吃六頓，但每頓都是以大量開水、新鮮水果和蔬菜爲主，再配以果汁、脫脂奶或低脂奶、酸乳酪和全麥食品、葵花子油，以及少量魚、瘦肉的蛋白質攝取，有助阻止皮膚老化作用。如經常吃煎炸類的速食餐，即不相宜，須加遏止。尤以少女過了二十歲後，皮膚老化痕跡漸現，必須營養適當，以延緩老化出現。

爲了保健，日常飲食不可偏廢，過與不足，均非所宜。美國國家科學院營養研究報告，建議五十五歲以上的人，男性飲食勿超過二四〇〇卡路里，女性勿超過一七〇〇卡路里，但據農業部調查，美國人老少平均已超過三〇〇〇卡路里，實爲不智。

飲食之中，一日之計在於晨。好的早餐是一天好的開始，可使人容光煥發，工作有勁，精力百倍。中餐吃飽，老年人吃七、八分飽，尤應少吃多餐，晚餐質量卻須節制，庶不致損害消化機能而影響健康。

餐廳飲食，菜單五花八門，充滿誘惑，類多含有高量全脂肪和高度膽固醇。不僅中年、老年，青少年也該知悉如何認識食物的選擇，尤以起士、漢堡、乳酪、披薩、和熱狗香腸等，常易導致體胖及影響血管，日久危害健康。

有人隨着夜間工作，吃宵夜成爲每天固定的第四餐，而後才能入睡。吃宵夜本是夜生活的專利，尤其在繁華地區附近，人來人去必然會出現一、二家宵夜專賣店，臺灣復又出現料理啤酒屋，已成爲混跡夜生活的一個節目、一種點綴、一項習慣，似乎情懷着人生苦短、及時享樂，吃個宵夜，放鬆一下自己，對身體有利，算算如果白天吃得不多，那麼補充一下也無不妥。只要不貪嘴多吃，沒有不可吃的理由。但該怎麼吃、可吃不可吃、開懷大嚼抑隨緣小吃，完全付諸與致來決定，則值得研究了。像一夥人聚往啤酒屋，大吃火鍋城，除啤酒外，入口的盡是油膩的高卡路里食物，加以無節制地暢吃，反足構成體內負擔，日久受害的還是自己的身體，對美容健康更是大害，還是節制一點吧！

吃宵夜要掌握既能享受美食，又不致發胖為原則。由於入晚八時之後，人體活動量開始減少，加上在睡覺時身體代謝降低，因此量絕不宜多，內容應謹愼選擇，口味宜清淡、易消化，如酸奶、牛奶，還可助於睡眠，清粥小菜爲主，或紅棗、蓮子、銀耳等，符合身體的接納，調理明日的健康。

衰老的形成與延緩

衰老的因素頗多，據研究報告：最主要的是體內內分泌系統與免疫系統，和衰老有密切關聯。其他還有遺傳與環境因素等。

生理學家在探索人體老化時，其內分泌系統和免疫系統功能漸形衰退，細胞數目減少，臟腑失調，衰老遂告不免。每個人踏入老年後，生理上趨於衰老，是不可抗拒的生命規律。但中年人未老先衰，則多屬身體虛弱。有的體虛是逐漸形成的，有些是因小產、墮胎、手術治療、或嚴重打擊等所致。如能防止身體轉向虛弱，則晚年健康益壽可告無虞。

衰老變化的原因是由於細胞與細胞間質的衰老，從而各內臟器官的實質細胞數量減少，細胞內的水份減低，結締組織中的纖維性成分增高，結果形成臟器萎縮。再者，基於臟器組織的衰變，必然引起一系列生理功能的改變，衰老表現的徵象：

㈠如視力，一般以二十歲左右最好，四、五十歲逐漸下降。由於眼內晶體發生退化，調節功能減弱，晶狀體轉爲渾濁，到一定程度時便成爲老年性白內障。其次聽力、嗅覺、冷熱覺、震動覺等，老人都有不同程度的降低。

㈡隨着年齡的增長，動脈也漸趨硬化，血管的彈力降低，再加上各器官組織的血流量相應地減少，氧氣供應受到影響，特別是冠狀動脈硬化，使心肌供血不足，因而出現心絞痛、心律不整等，故老人心臟排出的血液量隨着減少。

㈢如腦血管硬化，腦中血液循環緩慢，或再有局部腦血管功能失調，以致產生腦血栓、腦出血等腦血管疾病。腦內變化很多，除形態上的變化，如腦膜增厚、腦室擴大外，神經細胞減少，細胞內脂褐素增多，神經傳導速度減慢、腦力減退，導致記憶力降低，反應遲鈍，生理睡眠時間縮短，所以六十歲後人的動作和學習能力都趨向緩慢。

㈣腎功能減退也與動脈硬化有關。腎臟主要是萎縮變小，腎小球減少，腎小管萎縮，尿濃縮，稀釋功能也在退化。如果發生其他重大刺激，腎功能減退更明顯，且容易出現電解質紊亂。

㈤呼吸系統主要是肺泡壁變薄，肺泡變大，肺活量一般從三十五歲左右卽開始下降，而到八十歲時約下降百分之二十五，相反地肺中殘氣量則增加一倍。老年人的呼吸肌肌力也降低，支氣管纖毛的活動則減少。

㈥消化系統主要是黏膜萎縮，各種消化酶分泌減少。六十歲以上約有三分之一的人胃酸偏低或太酸，易引起消化不良或便秘。

㈦骨骼系統由於關節軟骨的退化，其附近出現骨殖增生，肌腱附着部骨化，影響關節活動，發僵，又常出現腰痛腿痠等骨關節病的症狀。復次，由於內分泌及代謝功能的變化，所以頗多老人患骨質疏鬆症。老人的骨骼彈性、韌性都減少，骨皮質變薄，骨質變脆，易於折斷。應多補充鈣質。按鈣質對人體具有極重要而廣泛的生理作用，它能調節神經興奮、細胞分泌、肌肉收縮、以及離子通道的門控等。中藥裏所提取的金絲桃甙，可調節鈣質的正常功能。

㈧免疫功能降低，防護能力也就隨之減弱。當外來的病原體，或某種化學、物理等因素侵襲人體時，便可使體內免疫調節系統紊亂，活力下降而加速衰老。免疫的能力是從人體血內有一種淋巴細胞，它能針對從外界侵入人體的抗原，產生專門的抗體。它來自胸前上方的胸腺，胸腺是人體免疫系統中最重要的部分，萎縮最早。血液中胸腺素的濃度，在二十歲性成熟時卽開始下降，因此免疫功能隨之降低。老年人在體液免疫方面，對外來抗原產生抗體的能力降低，從而易於感染，且致癌率提高。免疫功能的變化，對衰老進程深具影響，因此加強免疫力以防治疾病實有必要。中藥補品如人參、靈芝、蜂王漿、黨參、鹿茸、枸杞、銀耳、阿膠等，均有調節免疫的功能，進而能抵抗衰老。

㈨內分泌功能衰退：人體內有一種腺體細胞，可分泌各種激素，再通過對酶活性中心的調節，來控制各種物質代謝，如果內分泌功能枯竭紊亂則激素效能失去活性，性腺萎縮，如卵巢萎縮、月經停止等。由於性激素驟減，內分泌不平衡，從而出現更年期症候羣。但男性性腺變化較晚較緩，一般六十歲才開始萎縮，隨而出現各種疾病，加速衰老。中藥裏的肉蓯蓉、五味子、鹿茸等，均可調整人體內分泌功能。

㈩物質代謝功能退化：人體不斷進行着錯綜複雜的生物化學因素變化，一旦這些變化發生紊亂或不正常，生命現象便會產生異常，從而促進人體衰老。人參、麥冬、白朮等能增強酶活力。

⑽消滅自由基的功能減少：人體在代謝過程中，通常會產生一種具強烈氧化作用的基因，即自由基。它能使細胞膜變性變質，促使遺傳信息發生錯誤，使蛋白質喪失應有的生物功能，並會破壞物質代謝的規律，加速人體的衰老。乾果中如核桃、橘皮等，有幫助防止衰老的功效。

⑾體內機體的水分失去平衡：由於水是生物體中提供能源的重要物質，也是營養物質的傳送媒介。一旦新陳代謝過程中產生失水的代謝物，逐漸累積在毛細管中，阻礙體內液體流動，使新陳代謝變緩，人體就開始走向衰老，故保持體內水分平衡，是延緩衰老的要訣之一。

科學家認爲要延長人體壽命，必須探索人體衰老的原因；或者認爲衰老是機體自身中毒的過程，即是說：機體如能及時吸收和清除體內的有毒物質，便能延長壽命。

科學家曾從維他命C、E及乙型胡蘿蔔素着手，來研究抗拒老化的飲食。抗氧化劑有防止老化的效力，它可吸收血液中游離的氧原子。這些氧原子會破壞細胞和器官，並增加老化作用及癌症的危險。

由於老化的過程不同，除先天遺傳外，也還受後天複雜環境的影響，因此衰老的速率也因人而異，差別不同。

衰老可能與營養有關。較佳而平衡的營養，可以延遲老化。相反地，倘細胞得不到適當的營養，則無法執行其原有的功能，生理上便趨向老化。

其次在皺紋方面，也隨年齡的增長而不斷改變，使人體在外觀上產生變化，如臉上皺紋愈來愈多，全身皮膚鬆弛，彈性喪失，肢體運動幅度與靈活性也都下降，這是一種無言的老化警告。例如在額頭上的橫紋出現，也許與喝酒飲料以及大小腸的機能有關。額上的直紋，或是吃肉過多。雙眉間豎直紋，則有關肝臟、膽囊功能欠佳，及肉食過多。眼下瞇眼線，或喝飲料過多，和腎臟有關。鼻頭帶紫色表示血壓過高，和心臟擴大有關。鼻子腫大，柔軟多水，也表示心臟擴大及喝飲料過多有關。如果鼻子腫大而肥胖堅硬，則表示心臟有油脂包圍，服食過多的油膩食物、奶油、起士等所致。鼻子顯得油光光的，也證明所吃食物太油了。鼻旁的法令紋是脾臟和胃的關係。人中處的細紋，和生殖器官有關。集中在鼻頭和嘴唇四周的白頭粉刺或黑頭粉刺，係由於清潔不徹底，或保養品的選擇有問題。皮膚紋理乾燥或油滯，光滑或乾裂、粗糙的現象，都與飲食相關。肉中含脂多，肉屬酸性食物，應以大量蔬菜、水果補充平衡，以收改善皮膚之效。飲食過量，多餘的油脂食物都會轉化成脂肪酸，存在體內，產生臉上皮膚油光現象。

如果手、腳腋下多汗，則和飲料、喝酒過量有關，構成心臟和腎臟的負擔。皮膚兩頰自然紅潤，表示血液循環良好。倘若臉上微血管散布紅色斑點，是心臟過度用力，和平常食肉及過量用鹽有關。有些人喝一點酒，臉也會紅，表示身體健康；如果臉色灰暗，健康自然欠佳，顯出焦慮和疲倦，警告我們精神能量不堪負荷。

臉上的雀斑或咖啡色斑點的產生，多少與肝臟功能有關，吃糖、鹽、精白米飯過多有影響。有人臉上有胎記，此與母親懷孕時，不均衡飲食習慣有關。如果臉色發黃，無疑地身上的肝、胰、膽的機能有問題。患有黃膽症的人，眼白也會變黃，那得少吃鹽、肉，多吃蔬菜。紫色皮膚的人，其靜脈呈綠色，也是吃精白米、冷飲和酒類過多所致。黑色斑點或美人痣，和暴飲暴食或吃藥有關，病後產生的黑斑或黑痣，每無法消除。臉上的雀斑是由皮膚的黑色素結合而成，而黑色素的凝結，則是由紫外線和身體內的副腎荷爾蒙腺所促成。這種副腎荷爾蒙腺往往在婦女懷孕及月事時分泌最多，因此這時雀斑也較明顯，可多吸收維他命C的食物來補助，例如柑橘、草莓、青辣椒、番薯、奶粉等。此外少用化粧品，因其容易吸收紫外線，外出時帶傘或防曬油，用絲瓜、胡瓜、檸檬汁輕洗雀斑，有消除作用。有人每天用歐洲產啤酒泡沫輕輕在臉上上下左右按摩，能養顏而使皮膚柔嫩，可能是麥裏所含的天然元素，給皮膚吸收後，產生抗老作用。

適量運動，也是防止衰老的要素。若干期望長壽的人，常從事許多體力活動，增強心臟機能，如料理家務、園裏拔草，不辭勞苦，耕作攀山，騎馬馳騁，精神矍鑠，把心臟、血管和肌肉，鍛鍊得十分堅強。這些老當益壯、安享遐齡的人，皆強調心境恬淡，無憂無慮，逍遙自在，悠然自得。

衰老是基於多種體況緊張，破壞了較低層皮膚的組織細胞而由細小的瘢痕組織取代所致。而瘢痕組織收縮後，就形成了皺紋。

中藥作爲保健物品，已具二千年歷史。在中國第一部藥學專著「神農本草經」上記載，有美容作用的中藥，達二十五種以上，其中有柏子仁、人參、枸杞子、杜仲、黃芪、芝蔴等。研究查閱歷代醫藥文獻，其中涉及到理氣、理血、祛風、燥溼、清熱、瀉火等具有美容作用的中藥，竟達三百種以上，按利用中藥生產的美容品，包括人參、靈芝、珍珠（古老丹方用珍珠末和酒吞服，足以養顏明目）、銀耳、花粉、蘆薈、丹參、胡麻、當歸等，在護膚方面，確實有效。延緩衰老的中藥，還有茯苓、黃精、地黃、麥冬、巨勝子、諸實子、槐實、車前子、杏仁、棗子等，不勝枚舉。

西德科學家對中國唐代孫思邈的千金方等名著中，關於消除雀斑、防止皺裂及滋潤皮膚之中藥，發現川芎、白芷、當歸、冬瓜仁、杏仁、百合等二十多種，使用頻率甚高，於是進一步做了抗鉻氨酸試驗。按鉻氨酸酶是人體內重要活性酶之一，鉻氨酸酶活性愈高，則所產生之雀斑、黑斑、老人斑之黑色素亦愈多。而上述各項中藥卻能抑制鉻氨酸酶之產生，減少黑色素之形成，對美容起良好作用，其中尤以川芎、當歸、沙參、柴胡爲最。

一九八九年瑞士自然食物實驗所發展了一種新藥，名爲「養生細胞二一〇〇」，能永保青春，無論青年人或老年人，服之皆能獲益，長駐芳顏。此藥並已獲美國藥品管理局核准出售，相信應有幾分效應。

細胞生物學者過去一直認爲人類老化是生命中的必然現象。隨着身體各項機能衰退，心臟病、關節炎、癌症等之誘發，一併增加，據研究，老化是因爲人體內有一種化學破碎物質在攻擊體內各種細胞所造成的。這種化學破碎物質，是爲游離基。正因游離基不能平衡，任意飄盪於體內細胞間，失卻控制，衝撞器官，久之造成細胞外膜之殘缺，形成細胞內的垃圾，這便是老化色素。按老化色素是一種有色多脂肪體，在細胞膜內逐漸佔據百分之三十以上的空間，更隨年齡增長，老化色素積聚更快，從而正常的細胞功能減退、緩慢，終於消失，人類就是這樣步入老境的。

我們可以用高倍電子顯微鏡來了解一個典型的細胞生命周期，進而明瞭細胞逐步老化的過程，如未受到游離基侵害的健壯青年，細胞是完整無缺，並含有水分解微粒，它是強力的消化液，能夠消化並清除剛形成的老化色素。

游離基是人體內每天產生不可避免的物質，倘若要求生命有活力，老化過程緩慢，維持青春容貌，便須設法抑止游離基損害細胞的化學反應。加州大學醫生主張使用抗氧化劑，如維他命A、C、D、E以硒元素，來清除細胞內部分游離基。不過尼布拉斯加大學醫學院哈蒙醫師闡釋游離基的理論時，認爲細胞器官間一旦有游離基形成時，其數量就會急劇增加，卽雖有強力的抗氧化劑存在，這些游離基仍能傷害細胞器官。

人類體質的退化，早始於二十五歲。由於游離基在細胞內的破壞行動，導致色素積聚，日久便趨老化。上述「養生細胞二一〇〇」，係與人體內複合細胞膜營養料相同的食物，有助於健康、延年、益壽。它含有細胞質和磷脂類的養分，能深入細胞，和細胞器官膜相結合，強化細胞膜，足以抵禦游離基造成的傷害。實驗證明「養生細胞二一〇〇」竟使某種動物壽命延長百分之五十，皮毛顯得潤滑有光，生理機能和性能力都較其他類似動物為高。

又在試管內培養人類細胞，用這種養料處理後，生存時間顯著延長。這種食物能使人精神更集中，肌肉更堅實，消除慢性疲勞，減輕因緊張而引起之頭痛，幫助睡眠。由此看來，倘能長期服用，則六十歲猶如四十壯年，百歲老翁身心，也不過七十模樣。

養生細胞二一〇〇藥片在美國有六十粒瓶裝出售，可服用三十天，同時加服一顆多種維他命，確保體內有足夠吸收游離基的抗氧力，以鞏固細胞不受破壞，便能獲得長壽健康。

另一種防止人生老化的要素是核酸的健全。核酸健全，則細胞健康，生物就不會老化和退化。專家又揭開人類老化與退化性疾病的基本原因，包括癌症、糖尿病、肌肉萎縮、關節炎、白內障、心臟病、肺氣腫等上年紀的人，因細胞老化所引起的各種疾病，認為核酸是支配生物細胞的關鍵分子。從前營養學家沒想到核酸可以從體外補充，只以為是體機內自然合成的化學物質，甚至有些醫生認為核酸內成分是嘌呤（purine）類，這些物質會提高尿酸值，攝取過多時，會患痛風或腎結石，因而警告患此病者不可吃含核酸太多的食物。

事實卻卻相反。人體固不可缺乏核酸，食物中也不可缺少核酸。核酸豐富的人可以長保青春。人過了二十歲後，製造核酸能力減退，核酸漸感不足，影響所至，細胞核裏染色體開始變質，細胞機能退化，並逐步進入老境。例如骨細胞老化，會變成骨質疏鬆，易於折斷；胰臟細胞老化，導致胰島素不足而轉生糖尿病；呼吸器官細胞老化，會發生喘息、肺氣腫等，關節的結締組織細胞老化，會演變成關節炎。而當細胞老化變質到某種程度時，便是癌症的發生。

核酸能從食物中補充，攝取含核酸較多的食物，便能延緩老化，並具有防止退化性病變的效果。當然向機體注射核酸精（nucleric acid extract）比從食物攝取核酸更爲迅速有效，此謂之高核酸療法。但注射總沒有從食物中攝取來得方便，何況含核酸食物，都是日常的普通食物。

攝取富有核酸的食物，能賦予細胞新的能量，使全身呈現青春與活力，旣防癌又延緩老化。健康的人卽使攝取再多的高核酸食物，也不會發生痛風或腎結石。可是血液中尿酸值原本甚高的人，便會產生障礙，因此必須飮用大量的水，使尿酸隨水分排出體外，無論隨着尿液、或隨着汗液排出，均無不可。

食物中含核酸量最豐富的是大豆粉（soy bean powder），每百公克含核酸 1,358mg（毫克），普通豆腐一百公克含核酸五三毫克，小魚乾含 1,187mg（毫克），沙丁魚罐含五九〇毫克，而鮪魚卻只含五毫克，所以同類食物所含核酸大有高下。又如花斑豆（pinto bean）和小扁豆（lentilis）都含有四八〇毫克，而豌豆乾片（split peas）只含一七三毫克，至於新鮮豌豆則只含六三毫克。

牛奶與鷄蛋幾乎沒有核酸，而生蛋的母鷄，和產牛乳的牛肉裏則含豐富核酸。因爲核酸只存在細胞裏，鷄蛋看來雖不小，但只能算是一個細胞。牛奶是分泌物，並不是細胞，所以這兩種食物雖含有豐富的蛋白質，卻沒有核酸。

當一個人從事劇烈運動時，能量代謝旺盛，會產生乳酸而溶解在血液裏，成爲酸性血液，使心臟功能低下，全身疲乏。是以跑馬拉松的選手，口含一塊檸檬，雖是酸味卻屬鹼性食物，用來平衡血液裏的酸性，以減少疲倦。人類食物多以肉類及穀類爲主，必然產生酸性血液，致使身體易感疲憊。在這種情形之下，如能補充核酸，即可解除疲乏，如選的食物含核酸値高，又是鹼性強，那就更理想。

補充核酸不像補充其他營養物之有所顧忌。不像水溶性維他命C與B須不停補給——今天有過量，就排出體外，造成浪費，不久又因缺乏而致疾病。核酸接受補給時，隨時收進貯存，身體有需要時，隨時釋放應用。核酸也不像油溶性維他命A與D，因貯存太多入肝臟，會發生副作用，導致中毒。但核酸食物應該顧忌的，在於核酸食物其他營養的過量。例如肝類、牛肉、火腿、魷魚、猪肉里脊等都含有高量膽固醇，同時含有多量蛋白質。我們爲防癌，不可缺少蛋白質，可又不能攝取過分，要維持營養的平衡。

一般食物中，每百公克

牛、豬肉類含核酸　　一五〇毫克

磨菇乾含	六三四毫克
糙米、洋菇、四季豆含	六二毫克
蕎麥粉含	一三三毫克
花椰菜、菠菜各含	九六毫克
包心菜	二一毫克
甜青椒	一四毫克

我們一周內吃三次小沙丁魚罐，罐裝愈小愈好，因遭受汚染的機會較少。不要吃烟薰或鹹魚，以其中含鈉過多，爲防癌所忌。每周可吃一次新鮮鮭魚，或罐頭鮭，可吃一次蝦或牡蠣，這些非脊椎類海產，種類繁多，可經常更換。不過這些海鮮，含膽固醇量高，倘你體內膽固醇含量已高，可改食膽固醇量較低之魚。每周內吃一些動物肝臟，吃小牛肝或猪肝、鷄肝。但鷄肝含膽固醇較猪肝高近雙倍。唯有蔬菜、水果和五穀，不含膽固醇，每天應在蘆筍、白花椰菜、芹菜、洋菇、青葱、洋葱、小紅蘿蔔中任擇一、二種。每天最好喝兩杯脫脂牛奶，服用多種維他命，按照藥品上指示攝取。每天應喝一杯蔬菜、水果汁，至少四杯水，以助健康。

再論衰老的成因與防治

科學家指出，導致衰老的物質，經常存在於食品中。例如經多次煎炸的食油，會產生大量過氧化酯。又如魚乾、醃肉、鹹魚及含油較多的食品，放置過久而與空氣中的氧發生氧化作用後，也會產生大量過氧化酯。過氧化酯進入人體後，會破壞體內細胞，影響肝、心和腎等內臟器官，使提早衰變，當它沉積到神經和肌肉內時，便發生細胞分裂，從而未老先衰，使衰老提早。按過氧化酯是一種不飽和脂肪酸的氧化產物。它在人體內隨年齡增加而益多，倘增加過速，則衰老亦隨之加速。某些人五十來歲，卻髮禿齒落，體力衰頹，行動不便。有些七、八十高齡，仍然神采奕奕，體氣澄清，可見飲食的安全衞生，與預防衰老有密切關係。

皮膚的養分供給系統，隨著年齡增長不斷遭受破壞。我們除了外在保養外，還應補充內部養分，以使身體益發健康，皮膚活力與彈性愈益充足。補充皮膚養分最佳的物質是抗氧化劑，維他命A、C、E屬之。此外氨基酸和鋅，及適量的脂肪，均有助於防止皮膚衰弱。不過脂肪宜攝取未飽和脂肪、單一不飽和脂肪，它富有亞麻仁油脂甲基，可強健細胞壁。而應儘量減食使膽固醇增加的飽和性脂肪。

人體衰老的主因是細胞染色體斷裂。維他命E是一種氧化防止劑，可保護染色體，使其不致因氧化而發生斷裂，維他命B_1能促進體內碳水化合物的氧化過程。維他命C參與體內氧化、還原過程，並有防衰老作用。

茶葉中所含的單寧酸，具有抗氧作用，可抑制人體內過氧化酯的產生，可防止人體機能老化及成人病的發生。研究報告顯示，茶葉中和氧化劑的能力，防止老化的效果，相當於維他命E的二十倍。由此可見茶葉抗老化的作用，遠勝於維他命E。茶宜常飲，但不可過濃過量，否則容易傷胃，影響睡眠。至於過氧化酯，也是心臟血管疾病的誘因，故飲茶還可防止成人病。

現代生物學家認爲細胞內的核酸，是調節生命活動的基本物質，生長、發育、衰老和疾病，皆與核酸有關。細胞核內長鏈分子脫氧，核糖、核酸功能失調，便易趨向衰老。衰老雖是自然的生命過程，但可致力延緩。

中醫認爲腎是先天之本，將腎比喻爲生命的根本，臟腑的調節中心。五十歲後腎氣漸衰，而人亦趨衰老。腎與內分泌關係密切，尤與性腺密切相關，腎衰後，性腺分泌隨之減少。腎虛患者免疫功能顯著降低，免疫功能低，是導致衰老的又一原因。

脾胃是後天之本，爲氣血生化之源。人到七十歲，脾虛從而整個身體走向衰退。人體合成蛋白質的原料，須由腸胃吸收而來。膠原蛋白質佔人體蛋白質的三分之一，隨年齡增長，可出現滲透腫脹、酸性溶解度減低，以及對消化作用產生抗力等變化。減少能量是減慢膠原蛋白衰老的良方。吃得少一點，可以延長壽命。如胃腸功能亢進，多吃則產生能量過大，會促成蛋白質變化，從而加速衰老。但胃氣太弱，食之過少，也會導致蛋白質變化而衰老。特別是維他命缺乏，也會加速衰老。

衰老是一種整體性變化，除與脾胃密切相關外，與其他臟腑亦有關係。五十歲肝氣始衰，目始不明；六十歲心氣始衰，血氣懈惰；八十歲肺氣虛，魄離，言多善誤；百歲五臟皆虛，神氣皆去。說明五臟六腑的虛衰，也是衰老的有關因素。不過如採取積極措施，衰老是可以延緩的。

我國獨特的攝生學，其延老防衰，主要包括：

㈠生活規律、勞逸適度，應注意溫度變化，避免過勞。人體各器官，適當運用則發達，不用則易退化。老人則宜適當用腦，以積極預防大腦老化。

㈡睡眠適當，有益於健康。注意預防風寒、感冒，臥室內保持空氣新鮮，睡前用溫熱水泡腳，或飲少量酸牛奶，可助睡眠。

㈢飲食有節，營養適度。偏嗜五味，有損五臟。酸甜苦辣鹹，五味應調和，方能滋養五臟，是延緩衰老的一項重要措施。

㈣心曠神怡，度量寬宏。按心情舒暢，少憂寡愁，有助於健康。情志暴躁，喜怒不節則傷臟，臟傷則病，也是引致衰老的重要原因。

㈤尋覓適合個人體質之保健與運動方法，持恒實施，但要循序漸進，控制適度，切忌操之過急，身體不適時，不宜勉強運動。散步是最簡易的運動，外丹功、太極拳及氣功，倘運用得法，對老人養生及防治某些慢性疾病，有良好的輔助作用。

㈥藥物調養。古代延年益壽方藥，考其作用有補腎、健脾、益氣、養血、滋陰與助陽等等。選藥必須恰當正確，小劑量長服用，倘急於求成，或亂增劑量，或與多種延緩衰老藥物同時服用，會引起種種不良反應。故老人不能單純依賴藥物，必須採用綜合措施，長期堅持，始能有效。

㈦老年保健，應戒每餐飲食過多，或葷食豐宴，或生冷硬和刺激性食物，並戒煙酒，過量活動，避免行路慌張，情感驟變，體位突變，大便乾燥，與寒暑轉變等。

在養神保健方面，指出精神安乎形而年壽得以延長。其中有：

1. 清靜養神：機體抵抗力強，可以不受外邪侵害，保持健壯而長壽延年。

2. 安心養神：遇事不可過憂，養成理智與冷靜的品性。人生憂患總不可免，遇事須泰然處之。身遭逆境，必須善自排解；遇困境，則抱既來之則安之的態度，從容應付。

3. 省思養神：人皆有所思，過分思慮則傷神而損壽。攝生養性論：汲汲而欲神則煩，切切所思神則敗。掃除雜念，湛然不侵，則神自全。神全則身安，身安則壽永，此乃修身之大要，心靜神安是養生的重點。

4. 舒懷養神：人各有嗜好喜愛，有好書畫者，有好琴棋者，以暢胸懷，調養神志。小酌半醺，澆花觀水，澄心靜坐，焚香煮茶，讀書吟詩，漫遊山林，可以暢懷悅性，增加情趣，樂觀長壽，有利養生。

至於中醫看法，比較重視節欲，保精養腎，所以延年益壽；認為房事過度則傷腎，故欲不可縱，縱則精竭氣衰。反之，精盈則氣盛，氣盛則神全，神全則身健，身健則病少，故善養生者，必寶其精。房中補益論及五十歲一月兩泄，六十歲一月一泄。弱者閉精勿泄，壯者一月兩泄足矣。年高之人，血氣既弱，必愼抑之。老年放縱色欲，有損年壽。但完全禁絕，亦非所宜。抑忍久而不泄，致生癰疽，均非計之善者。按性交排精，是一種正常的生理現象，老年體質轉弱，精氣已虛，在性生活方面適可而止是已。今人提倡節制生育，蓋多生多育，耗傷人體精氣殊甚，精氣虧損乃是衰老的必然原因。

食物的酸鹼性別與健康影響

維持個人的健康，除了考慮要攝取均衡的營養外，仍要注意食物的酸鹼平衡。唯有經常補充鹼性食物，使血液呈弱鹼性，才能達到人體的眞正健康。

食物有酸性與鹼性之分，體液也有酸鹼値，端視其體內氧化代謝的最後產物如何而定。倘最後產物中所含的鈣、鎂、鉀、鈉離子等之鹼性無機物，多於磷、硫等酸性無機物時，則認定爲鹼性食物，反之則列爲酸性食物。

體液的酸鹼値必須保持恒定，否則構成細胞的蛋白質會變性，各種酵素活性也會減弱，這些改變對身體的影響很大。

食物酸鹼性並非由味覺品嚐決定，例如水果中的檸檬、橘子味酸，但屬鹼性，因其所含的有機酸在體內代謝後，產生水與二氧化碳，其灰分中含有較多的陽離子，故爲鹼性；惟梅、李卻爲酸性，因其所含有機酸，爲不能代謝之一種芳香酸，留在體內呈酸性反應故也。不要輕視維護血液酸鹼平衡之無機物，雖然人體對體內生成或外來的酸鹼有處理能力，仍以攝取酸鹼平衡的食物爲尙。

動物性食物均屬於酸性食物，而一般蔬菜、水果等植物性食物則多屬鹼性食物。經常攝取鹼性食物，可保持良好血質，進而增強身體之抵抗力。如果偏愛食肉、魚、蛋、糖、酒等酸性食物，而不補充鹼性食物給予中和調節時，則經過一段時日後，就容易變成酸性體質或酸毒症的人。按酸性體質爲百病之源、健康之敵，尤其中年人更易患諸如糖尿病、高血壓、心臟病等成人病。

食物分酸性、鹼性及中性三大類。所謂酸性食物，是指食物在身體內經過代謝之後，所產生的陰離子，像肉類含硫酸根多，五穀類含磷酸根多，因爲過多陰離子在體內容易形成酸而呈酸性反應。至於鹼性食物，則是食物在身體經過代謝後，陽離子多於陰離子。因爲陽離子可使體內保留較多的重碳酸根離子，而產生鹼性反應。

日常營養，應注意酸鹼平衡。唯有保持弱鹼性血液，才是健康指標。只要飲食營養平衡，自然會達到酸鹼平衡。

1. 酸性食物：一般含氯、磷、硫元素較多的食物，在體內會形成酸性物質。如各種肉類、魚、蛋、五穀、核桃、花生、梅、李、蠶豆、豌豆、竹筍、啤酒、玉米、麵包、米飯、糖、奶油等。

2. 鹼性食物：一般含鉀、鈉、鈣等元素較多的食物，在體內會形成鹼性物質。如牛奶、蔬菜、水果、杏仁、棗、葡萄乾、檸檬、酸梅、捲心菜、海帶、蘿蔔、蔥頭、白菜、胡蘿蔔、黃瓜、茄子、菠菜、豆豉、蛤貝、柑橘等。

3.中性食物：如植物油、蜂蜜、咖啡、茶、蘋果、香蕉、桃、栗、番茄、豆芽菜、大豆、柿子、藕、草菇、粉絲等。

測試食物的酸鹼度，須俟食物進入人體，全部消化吸收經分解成細微分子，爲各細胞攝取，完成食物的全部燃燒過程後，把剩下灰燼溶入水中，才可測出。

登山的人當感到疲倦時，咬一口檸檬，可以恢復精神。檸檬、酸梅屬於鹼性，所以胃酸過多的人吃酸梅，也收平衡胃酸之效。檸檬消除疲勞，是身體肌肉在劇烈運動後，由於能量代謝旺盛，會產生多量乳酸，乳酸在血液中溶解，使血液變成酸性，導致心臟機能減弱，身體就容易疲勞。血液在一般情況下，PH值（卽酸鹼值、或稱氫值）在七點二至七點四之間，呈弱鹼性。當傾向酸性時，便處於異常狀態。檸檬的鹼性可以中和酸性，使血液保持在弱鹼的正常狀態中。

在弱鹼物質中，鈣元素所在遍布，含量最多，對維持酸鹼平衡起主要作用。正因這些鈣離子能維護人體的新陳代謝，與血液的酸鹼平衡，故能調節中樞神經的興奮或抑制。而糖是一種不含鈣的酸性物質，攝食太過，必然與鈣發生衝突，破壞平衡，從而體內呈現弱酸狀態，減低免疫能力，某些疾病自然醞釀而生了。

總之，人體健康貴在平衡，過猶不及。譬如橋樑或大厦，一旦失去平衡，就會傾塌；人體酸鹼失去平衡，某些疾病便能乘虛而入。

烹調應考慮到營養

烹調旨在求美味，但不可忽視營養。烹調包含燒、烤、炸、煎、煲、焖、燉、燴、涮、燙、炒、醉、糟、煨、醃、泡、溜等數十種技巧，各擅其勝，各具美味，然鮮注意及營養。按烹調與營養具密切關係，即使烹調技術高明，而營養科學知識不足，仍無助於健康。

動物性食物經過烹調後，其細胞膜便告破裂，肉類中的結締組織分解爲明膠，易於消化。蛋白質煮熟後經消化器官的消化酶分解爲氨基酸，就更易爲人體所吸收。植物性食物經加熱後，堅韌的細胞壁卽遭破壞，細胞間的果膠和纖維質便告軟化。

烹調時應該注意如何避免大量營養素的流失與減低食物的營養價值。由於時間的長短、維生素本身耐熱的不同，因而遭破壞或損失的程度也有差異。

蔬菜是日常生活不可或缺的食物，其中含有極豐富的維生素，營養成分比肉類更普遍。在今食物重菜輕肉的趨向下，要提倡多食蔬菜。不過蔬菜中維生素如C、B_1、B_2和胡蘿蔔素等皆屬水溶性，很易受光、高溫或鹼性物質破壞，因此科學、合理的加工或烹調，應儘量避免維生素的減少或破壞。

蔬菜應先洗淨，而後切好，立卽烹調。科學實驗顯示甘藍菜切後再洗，維生素C損失爲五

%，如再用開水燙漂片刻，損失可達四五%。馬鈴薯損失能達三〇%以上。倘切洗後再擱置一段時間，其維生素損失更大。如黃瓜切洗後再擱置半小時，維生素C損失爲三〇%，青辣椒爲一七%，若是在熱水中燙過，損失則達五〇%以上，維生素隨水流失，故不宜切後再洗。如切好擱久，由於長時間氧化，維生素C還會繼續損失。許多餐館無綠不成菜，爲防止所炒的菜變黃，在八十度C熱水中放點小蘇打（baking soda）汆燙一下，足以保持菜色的青翠美觀而又柔軟，但其中的維生素C已爲鹼液破壞殆盡。

蔬菜應現炒現吃，旣衞生又能保持菜餚的色香味，更能避免營養素的損失。如果吃剩後擱置五小時以上，其維生素C變化損失隨之加大，如四季豆損失由二六%增加到四八%，而甘藍菜由二七%增加到五二%，青瓜或黃瓜由三六%增加到七七%。由此可知，煮熟的菜，擱置時間越久，其營養素損失也愈多。

炒菜時多餘的湯汁切勿傾掉，因其中養分殘留很多，倒去可惜，且屬浪費。妥善之法，在炒菜時不要加太多水，或倒出湯水加以太白粉，作爲勾芡液汁，可使菜味較濃而美觀。

炒菜無論是肉類或蔬菜，當放在鐵鑊中以熱油炒拌時，必須炒拌均勻而迅急，均勻則不致有不能殺死的寄生蟲存在，迅速急炒則可保留大部分維生素，特別是維生素C，可保留九〇%。急炒食物鮮美可口，營養價值也高。

炸是把食物投入熱油中炸熟。油溫平均在攝氏二百度以上，如須油溫提高，只須在油中加少許食鹽便可。由於食物中浸入過多油脂，吃了不易消化。食物在油中炸時，其表面蛋白質、澱粉等凝固甚快結成硬殼，內部可溶性物質不易流出，因此吃時感到味美多汁。但塊狀過大，變成外熟而裏不透；倘炸得太焦，就會產生苯幷芘的一種致癌化合物，有害人體。即如炸油條，其維生素B_1全被破壞，B_2也破壞過半，除了美味外，幾乎談不上營養了。

烤是藉烤箱的熱氣來烤食物，烤溫也多在攝氏二百度以上，其作用與炸相似。由於高溫作用，食物表面蛋白質或澱粉凝固，內部汁液損失較少，但維生素受破壞則大，平均在五〇%以上。

煮煲是將食物投入攝氏一百度沸水中滾煮，由於肉類不導熱，當湯滾開時，肉的內部溫度仍低，要使其深部血水改變時，則需煮約二小時之久。食物在滾煮時，常導致百分之五的蛋白質、礦物質和其他有機物溶於湯中，所以凡煮過的湯水宜加以應用，煲煮時間則不宜過久。

吃火鍋或涮鍋則係將牛、羊、豬、鷄、魚、蝦等各種肉類薄片，和各種生菜，以泡燙的方式在沸水中氽溜後，蘸沙茶醬或鷄蛋取食。此種吃法對蔬菜與肉類中的維生素破壞較少。但蔬菜必須鮮嫩，而且要洗得乾淨，如茼蒿、白菜、豆腐等，隨己喜愛調食。肉片要薄，又不宜太肥，才能在沸湯中殺死微生物和寄生蟲卵。切忌太燙的食物不宜入口，否則易導致癌症。

蒸食比較鬆軟柔嫩，它是利用蒸氣高溫將食物蒸熟，浸出的汁液少而易於消化吸收。此種烹調方法比較理想，其營養素保存率較高，維生素B_1可保存五三%左右，B_2可保存八五%左右。

腸胃氣體的形成與影響

人體腹內經常有氣體存在，氣體包括氮、二氧化碳、氫、氧和甲烷等五種，其含量因人而異，一般以氮含量最高，多半是吞下空氣而來，或用餐時太快。氫、氧和二氧化碳呈平行增加，是屁的主要來源。氣體來源不外由於吞下空氣，和胃腸道內所產生的氣體，以及由血液滲透的氣體。一般腸道內氣體有百分之九十來自嚥下的空氣，其餘百分之十是食物腐敗發酵而來的氣體。這些氣體，一部分由血液吸收再經肺排出，剩下的以放屁或打嗝等方式排出體外。

我們吃東西時，多少會吞下一些空氣，而焦慮緊張，心神不安的人，或有腸胃疾患者，往往會吞下更多的空氣。二氧化碳和氫都是由大腸的細菌代謝作用產生的。在吸收不良、或吃多量豆莢、粗磨麵粉等更甚。小腸黏膜異常的吸收不良，和因膽、胰疾患所引起的消化不良，都會使腸胃氣體增加。

胃、小腸和胰通常產生無定量而具有消化作用的酵素，但營養不足時，會降低或阻止這些酵素的合成。從而不能有效吸收食物的滋養素，引發消化不良，形成大量氣體。

食物中最易製造氣體的是豆類，其次是番薯、芋頭、洋芋、栗子、包心菜等，再次爲帶酸性食物，也易發酵而生氣體，牛奶也在其中。消化力強的人吃了會消化掉，胃力薄弱的人，就蘊積在腸胃中發生氣來，肝胃氣實際上便是胃部積滯物質太多，因而發酵所致。如果體內氣多，再吃這些食物，就會產生大量腸氣，俗稱腸風，實卽放屁。喝過太多蘇打碳酸飲料，常會迅速使胃脹氣。

易放屁的人，如果氣體以氮爲主，那就是因吞入空氣引起，倘氫、二氧化碳和甲烷含量高，表示腸內製造或吃入不吸收的醣類，在大腸內發酵而產生；如含大量氫，就可能是吸收不良。

前面講過，吃得太快或情緒不安時會吞下太多空氣。這些氣體，昇高到與體溫相等時，就開始膨脹。打嗝的力量，可能把強烈的胃酸，帶進食管，刺激柔弱的食管膜，結果發生胃灼熱不適癥象。服用抗酸藥和鹼性藥劑，或用小蘇打都能中和寶貴的胃酸，可是妨礙消化，減低礦物質的吸收量，使各種維他命破壞無餘，甚至損及腎部。結果暫時解除痛苦，可能造成永久的傷害。

最普通的消化障礙是腸內有氣體。這種氣體包括吞下的空氣和倚賴未消化食物爲腐化性細菌分解所放出來的氣體。不過吞下的空氣從肛門放出來並沒有臭味，而不曾消化食物所造成的氣體卻是很臭的。

每逢消化力過低的人，其消化性酵素便不足以應付。如果吃下的食物能如數消化和吸收，就沒有殘留的食物來供應那些有害的細菌滋生茁長，因而無法製造氣體。消化力健全，和肚子裏沒有氣體，全仗身體產生鹽酸、膽汁，以及各種消化分泌和酵素。通常消化不良的人應該多頓少餐，並用吸管攝取飲料以預防吞下空氣。再加酵素、膽汁和鹽酸的暫時補助，避免在疲乏時或情緒不寧時進食等。須知喜悅可以增進消化，飯後作輕便步行也有助於消化，營養的吸收也會調和。

預防這些腸胃氣，要避免服食脹氣的食物，如乾豆、花椰菜、菜花、芥藍、包心菜、薯仔等。

通氣開膈的食品如金橘，或稱金柑、金桔。它是黃色橢圓形的果實，冬春兩季有新鮮貨品上市，其他季節可選糖漬或壓乾金橘餅取食。可是要連皮嚼食，因爲橘皮內有辛辣的小泡囊，內含揮發性氣體，進食後可通氣，胸膈大暢，功用都在皮的部分。還有檸檬皮也能疏通肝氣，開胃消食，應用時也是皮肉並用，切薄片煲茶飲。

陳皮能健胃，調中開膈、通氣、化滯、驅風、鎮痙的效果。陳皮各有製法不同，但都是疏通胃氣的健胃藥。此外，尙有佛手、香橼、柑或柚的皮，都可以切片烘乾後煮茶；或在茶葉公司買玫瑰花瓣，與紅茶一同沖，也能通氣，香味尤佳。

薄荷油、萬金油之類，塗抹腹部，可促進腸的蠕動，也有助於屁的排出，而消除脹氣。

不論放屁或打嗝，都是說明一個人體內有氣。脹氣的結果，會讓人早晨看來臉浮腫，下午眼眶下陷，且造成皮膚粗糙、老化、鬆弛等。體內如有氣體存在時，就會導致內臟活力的虧損。肚中常有氣的人，不能掉以輕心，控制脹氣的產生是掌握健康之鑰。不要吃入不合自己體質的食物，因其不能消化而在腸胃內滋生氣體，成爲脹氣，不但胃不舒服，也可能造成頭部、肩部的沉重僵硬。氣體若滯留在腸內，影響腸子對營養的吸收，而引起貧血、低血壓、頭昏、頭痛、腰痛、睡眠不佳等症。

老年人脾胃虛弱，飲食不節，饑飽失調，導致胃氣不和、腹脹，腦力、體力皆易趨疲倦。又老年人久坐久臥，亦會傷氣損脾，腹脹不適。此可用山楂乾泡水飲，也可服香砂六君丸，作用是健脾益氣、消脹和胃消化不良，食少噯氣，腸鳴便溏。還有香砂養胃丸，功效是健胃消食，助氣止痛，用治腸胃衰弱、消化不良、胸腹痛、腸鳴泄瀉等。人參健脾丸功能也是健脾開胃，用於脾胃虛弱、脘腹脹滿、食少便溏等。

西藥中消脹氣的藥有 SIMETHICONE 80mg 每日四次，飯後口嚼一片，沒有脹氣時就停服。此外尚有：

1. 以運動助放屁之法，即雙脚張合運動：先俯臥床上，膝部用坐墊稍許墊高，雙手按在下顎擡頭，挺着上半身，膝部以下的小腿向上舉成直角，用雙腳互打腳後跟，自由地運動雙腳，這種運動可消除屁氣，且可熟睡。

2. 以運動助消化之法：頭、背、臀、腳跟緊貼着牆壁，然後雙手向上伸過頭，手心向牆壁，往上拉，腳跟蹺起，雙目向下看，並行深呼吸，然後還原重複，連做幾次，對你胃部很有助益。

不該嗜酒如命

酒非食物，人喝酒亦非爲了營養，但進食時能有酒相伴，可促進人體吸收食物中的礦物質。葡萄酒較烈酒在血液中爲安全。葡萄酒中的某種物質，能使酒精進入血液的速度緩慢而均勻，威士忌則不然。適度飲酒，壽命可能較長於不喝酒的人，更能保持身體健康，更能降低血壓，和減少焦慮，晚餐時飲兩盎斯葡萄酒，能增加老年人的自尊、自信與自愛、改善脾氣等。

本來飲少量的酒，可增加胃液分泌，促進食慾，如飲過量，受害最大的是肝臟，同時終日耽於醇酒，而酒精能亂性，挑起慾火，表現失常，酒醉倒眞言，毆人肇事，發生車禍之外，還會百病叢生，尤以烈酒爲甚。烈酒如白蘭地、威士忌、高粱、大麴等，最易引起肝硬化，而肝硬化則是肝病中最難醫治之惡疾，他如肝癌、心臟病等，均有演化可能。人遇高壽而疾病纏身，絕非至樂，富與貴均無福消受，倘若僅活到五、六十歲便撒手塵寰，更非家庭幸福。

酒的主要成分是酒精，學名乙醇。酒精主要在肝臟中分解，經過吸收代謝，一杯酒約需一小時，始能完成此一分解過程。酒精首先分解爲乙醛，而乙醛直接危害肝臟，使肝細胞發炎受損，同時妨礙肝糖原的合成，讓周圍組織的脂肪進入肝內，加速肝內脂肪合成，增生肝內脂肪和結締組織，觸發肝脂肪病變；甚至發生酒精中毒性的肝硬化，從而發展成肝癌，是以患肝病的人，一定要戒酒。

再者酒精可增加心臟的氧消耗，使血壓增高，心臟負擔加重，乃至產生心肌病。由於酒精能使血液中低密度脂蛋白濃度增高，可促進動脈硬化，從而發生冠心病和腦血管意外等。又因酒精可溶解在血液與脂肪中，它能迅速在人體內擴散干擾到腦的正常功能，遂至爲害腦與神經系統，它不但使人的記憶力和定向能力減退，還可發生肌肉震顫。孕婦大量飲酒，還能輕易穿過胎盤，影響胎兒發育，甚至產生殘障或低能嬰兒，或者流產，或者經由母奶遺留影響於嬰兒。

總之大量飲酒，不論對胃、腸、肝、胰、心、腦都有不良影響，它可引起咽喉炎、急慢性胃炎、潰瘍，甚至胃出血。蓋酒精能抑制胃液之分泌，且減弱胃蛋白酶之活性，切忌飲不可過量，尤不可多飲烈酒。

如果減肥得忌酒，尤忌猛喝，暢飲會不知不覺中灌進許多身體不需要的熱量，再者，飲酒必佐以菜餚，更增加了多餘的卡路里吸收，造成熱量過剩。一小杯的威士忌或白蘭地，幾乎產生八十卡路里；更何況喝啤酒，普通都是以海量相較，最糟的是它會使人體堆積層層的皮下脂肪，引起身體發胖。如大量飲啤酒，不食其他佐菜，或食得很少，不注意營養平衡，也會發生蛋白質、維生素缺乏現象。

飲少量淡酒可以舒經活血，促進血管擴張。有人以爲喝酒可以禦寒保暖，酒中所含酒精雖能在體內氧化發熱，產生較多熱量，但酒性過後，體溫反而下降，甚至較酒前更覺寒冷。老年人飲酒禦寒，很易招致感冒、氣管炎、肌肉關節受涼而發生肌肉痛、腰膝痛等病。又倘嗜酒者常食薑類，久則肺炎。

酒對人體的危害除酒精外，還與酒裏所含的甲醇、醛類、鉛等有關。越是不符國家衞生標準的酒，含這些雜質越多，而且對人體危害越甚。如慢性甲醇中毒，會引起頭痛、視力減退，對神經系統和視網膜有毒害作用。有的還會因原產地土壤中含有劇毒的氰化物，帶入酒中，導致中毒，結果不問可知。按酒精確實具有破壞細胞及使細胞變性的作用，只要一、兩杯鷄尾酒的酒精濃度，便會產生上述作用。

白酒如茅台、高粱、大麴，都是蒸餾酒，主要成分爲酒精，外加十多種高級醇、二十多種有機酸、三十多種酯類、醛類等。其中很多物質能增加酒的香氣、甜味，使酒醇厚、稠和。含酯量過多的酒，會使人不適頭暈。

黃酒、葡萄酒和果酒則是釀造酒。黃酒含十五至二十度之酒精，另加糖、糊精、醇類、甘油、有機酸、氨基酸、酯類及維生素等，是營養價值豐富的飲料，酒名有元紅、女兒紅等，出自浙江紹興，烹飪時常用以調味或解腥。

葡萄酒和果酒含十二至二十四度之酒精，主要成分爲水、酒精、醇類、酸與酸性鹽、糖、鞣酸、蛋白質、氨基酸、果膠、芳香油、礦物質和維生素B_1、B_2、B_{12}及C、P等。葡萄酒有乾葡萄酒、甜葡萄酒、加料葡萄酒、起泡葡萄酒卽香檳酒。至於白蘭地則係經過蒸餾和陳釀工藝而成之葡萄酒，酒度在四十至四十三之間。果酒種類繁多，如山楂酒、蘋果酒、烏梅酒、柑桔酒等。配製酒是用釀造酒或蒸餾酒，加香精、色料和糖配製而成，露酒如青梅酒、玫瑰酒屬之，酒度一般爲三十左右，但竹葉青則有四十五度。藥酒也屬配製酒，品種極多，著名的有虎骨酒、參茸藥酒、人參酒、五加皮酒、鹿茸酒、十全大補酒、首烏酒、三蛇藥酒、虎骨木瓜酒等。

啤酒含酒精爲百分之三至五，它是由麥芽、啤酒花釀造而成，內含維生素B_1、B_2、H、菸酸、泛酸、葉酸以及可溶性蛋白質、多種氨基酸、酵母、糖類等。啤酒花的浸出物、鮮酵母及二氧化碳能促進消化液分泌，增進食慾，幫助消化。但每瓶啤酒能產生五百卡路里的熱量。夏天喝冰啤酒是一種享受，但飲用啤酒時，應小心開啓瓶蓋，不要敲打，以防受搖動而噴出泡沫。杯內不能有油分，否則會失去表面張力，而使泡沫消失。適當的泡沫有覆蓋作用，可防止啤酒因接觸空氣而被氧化，使你味覺較佳。而香料所產生的苦味，能緩和酒精的刺激性。啤酒以冰到攝氏八度至十度時味道最美，也最易起泡，過冷便不起泡。不冰的話，苦味太重。通常最好在想喝前三、四小時前放進冰箱，喝時不必加冰塊。斟酒時宜猛倒入杯中，以利起泡，酒杯不要傾斜承接。啤酒瓶多用深茶色玻璃瓶，主要在防止太陽的照射。如果從出廠到飲用時間短，亦可改用透明玻璃瓶裝。一般鋁罐裝的，郊遊攜帶方便。中國避暑勝地青島，靠了嶗山礦泉水的清純芬芳，和德國的釀造方法，而產生名滿天下的青島啤酒，青島葡萄酒亦負盛名。

天天喝啤酒，固須防止發胖，也要當心患肝病或乙狀結腸癌，據統計：喝酒的人患結腸癌的機率高於滴酒不沾的人四倍，而喝啤酒的人則高出十二倍，結腸是大腸的一部分，它與酒精有驚人的關聯。啤酒可能引起腸移動的不規則，或者結腸癌可能與食物特鹹和低纖維所引起。又喝啤酒過多的人，易患腎結石，易使哺乳婦女回乳，易使慢性胃炎患者惡化，而患口腔癌的機率，較喝烈酒者高出一倍，而較常人高出二十五倍。長期大量喝啤酒，會發生心臟病變，能使心肌中的脂肪組織增加、沉積，從而降低收縮功能，便導致心臟擴大，心功能減弱。

紹與酒素有東方名酒之冠之稱，產地在浙江紹與鑑湖畔的東浦鎮。「東浦十里聞酒香」，誠然。古代越王勾踐曾以此酒贈送吳王夫差，香醇味美，天下聞名，其原料為糯米與麥麴，利用鑑湖的湖水釀造。鑑湖水為硬水，濃郁的酒香，即因此而來。

葡萄酒可以補血活血，有益身心。葡萄豐收之年，所釀品質較佳，釀造年份越久，越為名貴。此外由酒瓶標籤上可知該葡萄酒是否是當地名產，例如法國一級酒坊有：Antonin、Rodet、Alexis Lichine，西班牙名酒坊有 Torres，義大利名酒坊有 Ruffino是。

在歷史上，人類大多藉酒為社交潤滑劑，飲酒不外為放鬆自己，並友善地帶給人們精神愉快為目的。西餐桌上飲葡萄酒，如菜屬海鮮、白肉時，則配用白酒，如為猪牛排濃味深色菜餚時，則用紅酒。中國餐式亦可仿此。紅酒中之單寧酸，可除去口腔內、或腹中之油膩。如食川湘菜，鹹辣兼備，倒以啤酒為宜。西餐餐前尚有鷄尾酒、香檳酒，餐後另飲具薄荷之綠色甜酒，所用酒杯亦各自異。又如預防酒醉，可在宴會前飲一杯鮮奶，吃點芝士或點心，以中和酒精之作用，餐時，酒與菜同時並進，亦可減緩酒精發作之威力。

歐美人酒量均大，酒徒、醉猫多被列為酒精中毒者。酒精為車禍喪生之因，而服用古柯鹼者尤甚。古柯鹼服用幾分鐘後就會飄飄欲仙，也可能充滿攻擊性，暴躁易怒，心神恍惚，焦慮不安，意圖冒險，尤想喝酒，酒後昏迷十二小時以上者，危險更大。

此外女性受酒精之害遠較男性為烈。因女性製造胃酵素（酒精脫氫酶）遠比男人少，而胃酵素能在酒精進入血液前分解酒精，缺乏胃酵素則酒精易迅速發展為肝病。女性酗酒者，幾乎不製造胃酵素，當酒下肚，直達胃部，而後入腸，穿過腸壁，進入血液，一旦循環到腦，就醺醺然莫知所之，這等於把酒精直接注入血管，使紅血球與白血球製造數量降低，轉而貧血、出血、潰瘍，以及可使精蟲缺少活力，傷害未來子女之學習能力。孕婦每天喝六杯酒的人，生產嬰兒約有三分之一具嚴重缺陷，包括癡呆、發育不全和面部畸形。此外酒於男性，可以挑起慾火而不能持久，甚至中途鎩羽，一無能為。

酒在中藥角度來說，是一種藥物，它能調和氣血、舒筋活血、抵禦寒濕、興奮腦神經中樞，蓋酒精能擴張血管、加快心率、促進血液循環，藥酒便是藉酒精能溶解多種藥物之性能而成。藥酒種類頗多，能治癒多種不同病患。玆舉兩種略述如後：

桂圓酒：功能養血益顏，強壯且鎮靜神經，當歸四兩，龍眼肉二兩，浸入好米酒一斤半，俟半月後，每天飲一兩。

鹿茸酒：治陽虛萎弱、小便頻繁、勞傷虧損等，用鹿茸一隻切片，淮山三兩，浸米酒三斤。

虎骨酒：治腎虛、膀胱寒痛、腰疼腿痛、舒筋活血、散風止痛、四肢痲木、關節痛等，用虎脛骨一具炙黃，浸酒三斤，孕婦忌服。按虎骨能追風、定痛、健骨、驅傷、壯陽。參茸虎骨膠係先用酒浸幾天使軟，再隔水蒸與核桃肉同吃，每天一匙。

酒一直被很多人認爲是促進高血壓的元兇。但從統計上看，法國波爾多以產葡萄酒馳名，但這地方患高血壓者並不比別的地方多，而不飲酒的女性，也有不少患高血壓的。復次已患有高血壓者，嗜酒而不知節制，便易造成腦充血。其實極少量的飲酒，可增加好的膽固醇，並減少冠心病的發生，問題在如何節制。

再者，精神緊張也是形成高血壓的主要原因。淺酌薄飲，本可解除緊張，但一過量，常人血壓會增高，高血壓患者不啻抱薪救火，因此而血管破裂、腦出血或心臟病俱發者比比皆是。

容易酒醉或頭暈、聽力不佳的人，不可勉強喝酒，否則酒的影響累積體內，造成數年後小腦上蚓部萎縮或神經細胞變形，而數十年後出現走路不穩、平衡失調等現象。

高血壓患者不僅宜戒酒，對飲茶與咖啡也得有限制。雖說茶素與咖啡因能使微細血管擴張，有強心之效，但飲用無度，會引起過度興奮和失眠。

老年人豪飲者不多，但愛酒者不少。在健康許可下，偶飲葡萄酒、黃酒等低濃度的酒，尚無大礙。可是酒精刺激胃酸分泌及胃黏膜的萎縮、損害，導致營養吸收不良，出現血糖過低，造成肝病。如老人患有心、腦、血管、肝、胃、腸、肺等器官疾病，應絕對禁酒。

酗酒者幾乎每飲必醉，無法自制，長期酗酒者，肝和腦皆爲酒精所侵害。酒精極易爲腸壁吸收，而後進入血液，送往全身。它既能穿過胎盤影響胎兒，又能經由母乳傳給新生兒。血壓高時酒精會破壞細胞膜，妨礙養分及其他重要生化物質進出細胞。長期飲酒者酒量會逐漸增大，從而使肝臟機能負擔過度，而喪失分解酒精和其他毒物的能力。茲將酒精對人體各種器官爲害情形略述如後：

一、肝臟：酗酒者肝臟往往會產生與硬化有關的瘢痕，它會使肝細胞被摧毀，不能再處理食物中的營養。據研究指出，男人每大小飲三杯，女人一杯半，卽有罹患肝硬化的危險。

二、腦神經：酗酒者會造成腦細胞喪失，也會切斷神經細胞間之聯繫，久而久之腦部與神經系統受到嚴重傷害，產生多發性神經病變，心智迅速退化。

三、胃臟：葡萄酒會刺激胃分泌胃酸，啤酒與稀釋的威士忌亦復如是，只是程度較輕。胃的內部會發炎，造成消化性潰瘍(pepticulcer)，還有酗酒者常患腹瀉，損傷大小腸吸收養分的能力。

四、心臟：長期酗酒往往引起高血壓，增加中風與心臟病之可能，它會直接損害心肌，引起心肌病變。再者，酒精會抑制紅白血球之製造，導致貧血、減弱抵抗感染之能力。

五、生殖系統：酒精進入血液後不久，性荷爾蒙顯著增加，但大量飲酒時反會下降。由於酗酒，兩性可能都無法到達高潮，男性舉而不能持久，其實酒精就足以導致陽萎。

六、癌症：長期酗酒能使消化管道罹患癌症，口腔與喉部首先受到傷害，如果飲酒者又愛抽烟，則肝、胃、結腸感染癌症的比率亦隨之增高，婦女還易得乳癌。據統計，每周喝三杯至九杯酒，就可使患癌率增加百分之三十。

酒後反應遲鈍，故不能駕駛車輛。酒醉者行路猶且踉蹌，駕車不啻縱容肇禍。按車禍發生之原因，過半由於飲酒，酒精爲害，豈可勝言！巧克力人人愛吃，但巧克力的主要成分葡萄糖，會在胃中發酵成爲酒精，特別是在空腹中，極易使血液中酒精含量增加，換句話說：多吃巧克力會讓人醉，開車者不可不知。

飲酒有關心境，其效果亦隨環境而異。有人認爲酒可解憂，曹操名作短歌行中有云：「慨當以慷，憂思難忘，何以解憂，唯有杜康。」然而借酒澆愁愁更愁的事例，卻所在多有。杜甫詩：「艱難困苦繁霜鬢，潦倒新亭濁酒杯。」范仲淹詞：「酒入愁腸化作相思淚」，醉酒頹廢，一片哀怨。也有因酒而寫出悲壯詩篇的，如王維「勸君更盡一杯酒，西出陽關無故人。」「醉臥疆場君莫笑，自古征戰幾人回。」也有因酒而創不世名作者，如王羲之醉酒寫蘭亭，文字並垂後世；李白斗酒詩百篇，其清平樂三首描寫楊貴妃與牡丹，乃不朽之作。也有描述兒女情長的，如李清照詞：「昨夜雨疎風驟，濃睡不消殘酒。」柳永詞：「今宵酒醒何處，楊柳岸曉風殘月。」也有因酒而見其豪情曠達的，如李白「五花馬、千金裘，呼兒將出換美酒，與爾同消萬古愁。」杜甫「酒債尋常隨處有，人生七十古來稀。」高菊卿「人生有酒須當醉，一滴何曾到九泉。」蘇軾「明月幾時有，把酒問青天。」也有以醉酒爲樂的，如淳于髡「一斗亦醉，一石亦醉。」陶淵明「既飲輒醉，每醉必退，曾不吝情去留。」張演「桑柘影斜春社散，家家扶得醉人歸。」至於伊藤博文「醉臥美人膝，醒握天下權。」此大丈夫得意之秋；而岳飛「直搗黃龍，與諸君痛飲。」雖因宋高宗孱和，不克實現，亦可想見其雄心萬丈，讀史至此，莫不扼腕。然而，濫醉如泥者畢竟戕賊身心，戰國時魏公子信陵君功高震主，退隱於趙公子平原君府中，終日唯醇酒婦人爲事，未多年，病酒而卒。東晉劉伶，鎮日沉於醉鄉，醒則持鋤頭、畚箕，踉蹌而行，囑謂「余死於何處，隨即就地鋤土而埋。」故終是一名酒鬼。總之，有兩句名言該記：「美酒淺嚐微醉止，好花須看半開時。」

重回醫學保健方面來談，豪飲、狂飲較淺酌、微飲易醉，且有害身心，因酒精能使大量的鎂從小便排出，造成神經過敏。而缺鎂和缺少維生素B_6的人，肌肉都發生抽筋、震顫現象。

雞尾酒是多種酒的混合，又皆攙合汽水，在體內揮發快，易使人醉。而雞尾酒中含有congeners的非酒精成分，能在次日令人發生噁心、頭痛現象，酒中如bourbon、Scotch、brandy、rum等含congeners量最高，vodka、gin最低，白酒又比紅酒低，奉勸飲者適可而止。

總之，酒的主要成分是酒精，學名乙醇。它進入體內，基本上起破壞作用，人體神經系統對酒精極爲敏感，長期飲酒會使心肌變性，失去彈力，心臟擴大，尤以長期飲啤酒者爲甚，它也降低呼吸道的防禦功能。又肝臟是酒精在體內循環必經之地，一次大量飲酒會引起急性醇中毒性肝炎，長期飲酒會使肝臟的脂肪與結締組織增生，終於導致肝硬化。

此外，酒也屬於誘癌物質，以其中含有致癌的亞硝酸胺，不僅因酒的辛辣刺激而已。夫婦醉酒後的性生活是危險的，因酒精能危害生殖細胞，累及後代。飲酒本是害多利少，薄飲確可使消化液增多分泌，從而提高食慾，這是酒的好處，除禮儀社交需要外，不要每餐必飲，更不要縱酒狂歡。

速速戒煙　永不爲晚

吸煙戕賊身心，影響公共衞生，使周圍的人蒙受其害，已成爲全人類的共識。現在先進國家，公共場所限制吸煙，甚或禁止吸煙，十分普遍，這該算是戒煙好的開始。

無得異說，戒煙能使你：

㈠因吸煙而受損害的心肺得以康復；

㈡更能享受食物的美味；

㈢由於吸煙而引起的咳嗽，將會自然消失；

㈣潰瘍病的治癒率得到提高，神經功能失調的症狀得以改善；

㈤家人得到健康保障，永不再吸你的二手煙。

煙草內含有多達四千種的化學物質，其中尼古丁、苯幷芘、焦油、一氧化碳等是主要的毒素。一支香煙中約含二十毫克的尼古丁，它對中樞神經系統具有興奮和抑制雙重作用。吸煙時，部份煙霧進入體內，其中甲醛與尼古丁中和，旋又被人體組織解毒，故多爲慢性中毒。尼古丁能使人體組織腎上腺釋放兒茶酚胺，致使血壓升高，心肌缺血，同時也會使四肢末端血管壁增厚，管道狹窄，血液循環受阻，而發生血管閉塞性脈管炎。又煙霧中之尼古丁吸入體內，會使身體的中小血管痙攣收縮，長期下去便造成局部血流減少，使組織器官缺氧，心臟冠狀動脈收縮、痙攣，血供應少，從而產生心絞痛，甚至發生心肌梗塞。吸煙且會使血脂增高，血中游離脂肪酸增加，發生心律失常、冠心病。它還可刺激氣管，使分泌物增加，從而破壞呼吸道裏具有保護功能的纖毛和黏膜，影響抑制肺的防禦功能，易致繼發感染，並導致慢性支氣管炎，老年人中，患慢性支氣管炎者，多具有吸煙歷史。

煙草中的苯幷芘，是很強烈的致癌物質，不只引起肺癌，還會發生胃、十二指腸潰瘍，且不易癒合。點燃後的煙霧中，所含毒物更多，有一氧化碳、一氧化氮、氫氰酸、煙焦油、丙烯醛、苯酚、亞硝胺以及微量的鎘、砷等。煙霧中的氨，能破壞口腔黏膜，使之出血。煙焦油滯留在牙齒上能引起牙周炎、牙根炎，損壞牙齒。煙焦油裏含有多環芳烴、亞硝胺、酚等，這些都具致癌作用。故吸煙者患癌率高。其中肺癌最爲普遍，而喉癌、食道癌、膀胱癌、胰腺癌患者亦所在多是。由於吸煙，口脣、口腔的癌前病變而生的黏膜白斑，更屬數不勝數。煙草中致癌物質如此之多，吸煙不啻慢性自殺，香煙的黑色煙粒成千上萬點佈滿在肺部，經年累月肺被燻汙成銹鐵一般，再加上支氣管末梢對排出異物的能力薄弱，進而引起各種炎症，又因血管收縮而呈貧血狀態。

根據研究統計，吸煙者較不吸煙者罹患肺癌的可能性高七倍，而重煙癮者較不吸煙者則高二十四倍。美國每年死於肺癌者有十一萬一千人。又癮君子因慢性支氣管炎、肺氣腫等長期病磨至死者，較常人高逾六倍至十五倍，而罹患心臟疾病之機率，較常人高出百分之七十。

此外，吸煙的人也是公害製造者。由於他噴出的煙霧，散佈空中，轉而爲與他生活或工作在一起的人吸入，所謂吸二手煙，此無異散佈煙毒，傳染煙毒，損人而不利己，公共道德淪喪殆盡，言之可慨。

吸煙有害無益，該立志戒絕。戒煙須有恒心與毅力，可常向公共場所如巴士、圖書館、戲院等禁煙地方走動，或試服中藥（地龍、魚腥草各十二克，遠志十五克，加水五百CC，煎汁半小時，空腹服），另藥方：地龍十五克，魚腥草三十克，霍香十克，遠志十五克，薄荷十克，人參五克，甘草十克，水煎，每日一劑。還有戒煙的尼古丁膠糖、戒煙茶皆可試用。此外，該把多餘的精神與時間，寄託於其他活動上。

吸煙的人如不能戒除，不得已也該注意維他命B、C的補充。須知一支香煙會破壞二十五克的維他命C，吸煙可使血液內維他命C迅速枯竭，而尼古丁對維他命C、B_6、B_{12}的需要量也大增，是故抽煙的人，對維他命B、C的補充，應較常人多一倍。並宜多攝取蔬果、開水，遠離咖啡、紅茶、酒精飲料，以讓體內的尼古丁緩慢排出。

品茶消閑　有益身心

中國是世界上飲茶、栽茶、製茶最早的國家。

茶葉是山茶科常綠灌木，在中國已有數千年歷史。唐代陸羽（公元七三三至八〇四年）著有《茶經》，這是世界上最早有關茶葉生產及用途的科學名著。

茶葉爲中國最主要的飲料，早產爲茶，晚採爲茗，所以茗是茶的代稱。

茶葉在中國古代視同藥物採用。李時珍在《本草綱目》中指出：茶甘苦微寒，久服可去人脂，令人瘦，可利尿、止瀉、治痰喘、咳嗽。茶葉中的單寧酸，可防治心血管病。烏龍茶還可防癌，但飯後勿飲濃茶，因其影響消化吸收。睡前喝濃茶，會使大腦皮層過度興奮而妨礙睡眠。

茶葉主要成分含有咖啡因（咖啡鹼）和鞣酸，以及微量的茶鹼、可可鹼。咖啡因也稱茶素，是一種興奮劑。紅茶含茶素較綠茶爲多。一杯紅茶約含一百毫克茶素，而一杯綠茶約七〇毫克。鞣酸也稱茶鞣質，紅茶中含百分之五至六左右，綠茶卻含百分之十至二十四。咖啡因在茶葉中大部分與鞣酸結合存在。茶葉還含有揮發油，是茶中香氣的來源。茶葉並含有維生素C、B_1、B_2、胡蘿蔔素、維生素P活性物質、A、E、K、煙酸、泛酸、少量蛋白質及無機鹽，如銅、鐵、氟、鈣、鎂等微量元素，這些都是人體所需的營養物質。

茶裏所含的維他命C，不易被熱破壞，飲之使人明目、思維活動迅速、清晰、輕身、消除睡意、精神振奮、聯想完善、感覺敏銳、使腦力活動持久等。濃茶可解酒，是因為鞣酸對酒精和尼古丁有中和解毒作用。茶素還能興奮骨骼肌，能消除肌肉疲勞。茶素和茶鹼都能擴張心臟冠狀動脈、擴張支氣管，因此對改善心肌供血及支氣管痙攣引起的氣喘有好處。茶鹼利尿，能幫助溶解脂肪，有消食解膩之功，甚至能減肥。茶素能增強代謝作用，以致興起了烏龍茶的減肥熱潮。鞣酸對胃腸道黏膜有收斂作用，又能在黏膜上形成薄膜起保護作用。還能凝固菌體蛋白，對發生腸道細菌感染時，有抑菌止瀉作用。花茶和綠茶的抑菌作用大於紅茶。茶有高度維生素P活性，能保持或恢復毛細血管的正常抵抗力。它能降低血壓。夏天飲茶有消暑作用。紅茶含氟量較高，有抗酸、防齲能力。綠茶中的茶多酚可使甲狀腺機能亢進者改善。

鞣酸能防治放射性物質，能防治癌瘤，抗拒衰老。矽酸促使結核病灶形成疤痕，從而制止結核桿菌擴散，還有使白血球增多，抵抗傳染，解消百毒。

李時珍的《本草綱目》中云：茶對皮膚有收斂作用。小孩子如生瘡，用飲後茶葉敷在瘡疤上，有消毒及收斂傷口之用。中國綠茶具有防癌及抑制作用，可預防亞硝基化合物在人體內的合成，因而阻斷致癌，其阻斷率達百分之九十以上，烏龍茶、紅茶次之。茶中的澀味，具有殺菌效用，對內服金屬或食物鹼類毒物在未吸收前，可用濃茶以延遲毒物吸收；或呼吸中樞受抑制時，以濃茶救治或含嚼，均能收效。

不過濃茶雖含大量鞣酸，能阻止人體對金屬毒物的吸收，也會影響人體對營養物質的吸收，特別是對脂肪、蛋白質的吸收，出現維他命B_1、鐵吸收障礙等，是故飯後不宜立即飲茶。再者，多飲濃茶，易形成營養障礙，並引起便秘燥結。清茶喝太多，會覺涼性，對某些人不適合，雲南普洱茶較佳。

茶能醒酒，此係一般通論。但中醫也有認爲酒後不宜大量喝茶者。由於酒味辛，先入肺，飲酒取的是升陽發散之性，使陽性上升，肺氣增強，促進血液循環；而茶素味苦，屬陰主降，酒後飲茶，酒性必驅於腎，腎主水，水生濕，而濕被燥，於是形成寒滯，導致小便頻濁，有致腎寒、陽萎的害處。

總之，茶有提神，清新頭目、生津、止渴、利尿、袪痰熱、解毒、收斂、消食、下氣、除煩、去膩之效。根據現代科學分析，茶葉含有三百二十多種天然化學成分，玆擇其重要者簡述如後：

1. 單寧酸（茶多酚）：又稱鞣酸，是一種強有力的抗氧物質。它具有收斂性，能刺激唾液分泌，故飲茶能生津止渴，且能保護腸胃膜，幫助消化。

2. 咖啡鹼（咖啡因）：它是神經中樞的興奮劑，具有促進血液循環，幫助人體新陳代謝的功能。此外，清除腎內的毒素，使小便暢通，排除體內的廢物，所以飲茶提神外，很少有泌尿系統的疾病。

3.芳香油：它能溶解脂肪，幫助消化肉類食物，增強體內組織對氧的吸收。

4.氟：人體在新陳代謝的過程中，需要適量的氟來補充。氟和牙齒的琺瑯質鈣化後，會減低牙齒表面的溶解力，增加抗酸力，可防蛀牙。

5.葉綠素：它能淨化人體血液、養顏，對貧血也有補益。所含維他命C和P等，能減慢皮膚老化，對糖尿病、高血壓之防止，也有助益。又葉綠素有防止動脈硬化與擴張血管的功能。

6.無機鹽類：茶葉中微量的鉀、鎂、鈉、碘、矽酸、氧化鐵等，可保持血液於弱鹼性，並能治甲狀腺的疾病，但甲狀腺機能亢進的病人，不宜飲茶。

總之，茶對人體健康的好處很多，但宜飲淡茶，而非濃茶。濃茶往往含咖啡因過量，能造成心動過速，或過度興奮，心律不正，引起消化不良、血壓和血糖增高等，因此有冠心病、肺心病、高血壓的老年人以清淡少飲爲宜。濃茶能引起便秘，是由於鞣酸有收歛作用，老年人應當注意。同時爲避免引起消化不良，飯前飯後不要立卽飲茶。

一般服藥，不要用茶水送服，因爲茶中鞣質可和藥物結合爲不能溶解及不爲身體所吸收之沉澱物，以致改變藥性，影響藥效，或白白浪費吃下去的藥。各種酵素劑、鐵劑，也避免用茶水吞服，以其將阻低其效力價值。

含單寧質的植物，不僅是茶，其他藥材如桂皮、山楂、烏梅、芡實、檳榔子、金櫻子、沒食子、鷄血藤、地楡、芍藥、大黃等，也含有單寧。

泡半發酵的鐵觀音，數秒鐘應倒出飲用，久浸則苦。

泡茶要領在不用一百度的沸水，否則於短時間浸出大量鞣酸，於健康不利。又茶水呈暗褐色，久置後，水面漂浮一層棕色的油污狀物，如此茶水香氣盡失而味帶苦澀。

一般泡茶先行燙杯，再以九十度左右煮沸過的水爲宜，可保持茶的淸香，三、五分鐘後即可飲用。忌用熱水瓶水，否則會使茶味失眞。喝茶最好隨泡隨飮，放置時間太久，或隔夜涼茶，微生物和細菌與時俱增，茶被汚染，易起變化，對身體有害。不過隔夜茶含有豐富的酸素、氟素，如患口腔、鼻炎、舌痛，可用來濯洗含漱，屬於皮膚濕疹、皮膚出血，可用隔夜茶洗滌，如眼睛出現紅絲，或莫名其妙的流淚，每天用隔夜茶洗眼多次，會有較佳效果。此外隔夜茶用來洗頭，可止癢和消除頭皮。如果吃畢蝦、蟹、海鮮後，用茶洗手，可以去腥及油膩。

鑑別茶葉的品質優劣：在選購時可觀察茶葉形狀、色澤，泡後聞香味、觀茶色、嚐滋味。高級的茶葉品質，其形狀較爲細長，茶條緊實身重，色澤鮮艷、深色、油潤，茶汁水色鮮明、深濃、潔淨、甘潤，香氣淸高、純和，滋味醇厚。次級品特性，其形狀較粗短，條鬆身輕、片碎，色澤烏暗、枯燥，茶水暗而混濁，滋味淡薄、苦澀。劣品茶則有霉味、酸味、煙臭味、靑草味，這些茶以不飮爲佳。如用手搓揉茶葉，易碎的水分含量少，不易碎的有彈性，含水分多，旣不能久存，且易變質。

好的茶種，大抵分爲壽眉、六安、普洱、香片、鐵觀音等。在中國雲南盛產之雲南沱茶，可降低血脂肪、治高脂血症，與服用降脂藥物相比較，結果沱茶的療效不僅高，且無副作用。一天喝二、三杯，一個月後，血液中的脂肪，幾乎減了四分之一。靈芝與沱茶，對人體內血脂肪和膽固醇之降低，皆各具奧妙作用。沱茶在水中溶解後，有促進新陳代謝平衡和節制膽固醇的奇效。靈芝沱茶的特色，味道香純，入口甘美，沒有副作用，如每餐後飲用，一個月後，膽固醇平均減百分之二十。只要將一茶包沖入開水三分鐘後，便可飲用，確是令人滿意。

茶葉保存方法不當，會發生變質。因爲茶葉易受濕氣、溫度、光線以及受他物氣味之感染而產生異味。爲防茶葉變質，應將之密封於內套玻璃紙或毛邊紙之鐵皮茶罐，並貯存於陰涼處。貯存普洱茶則以瓦質器皿爲佳，普洱茶貯存時間越久，價値越高，以其葉綠素自然發酵完全，香味愈益純美之故。又如香片，亦應貯放在密封處，貯存時間卻不宜太久，否則花香難以持久而不變。

茶因品種不同，產地各異，其所含元素及分量亦有差別。茶葉傳往西方，在十九世紀。其時東印度公司以茶爲東方貿易主要產品，漸次成爲風行英國社會之飲料。英國的下午茶，尤以倫敦馳名於世。英國人飲茶，計有左列多種，與中國茶各異其趣。

1. **阿薩姆茶**：是印度東北部阿薩姆省一種野生茶的後代，適宜生長於海拔較低之地。茶味濃郁，色深醇厚，加上牛奶，更覺鮮香味美，極合於早餐時熱飲。

2. **錫蘭茶**：生長於錫蘭（今稱斯里蘭卡）海拔六、七千呎之高山上。茶湯呈淡金色，加上檸檬，更添香氣，是吃德州菜或墨西哥菜等味重菜餚時之佐餐飲料。

3.爾格瑞茶：係中國紅茶與大吉嶺紅茶混合而成。茶色略暗，具佛手柑之清香與柑橘屬淡味，可加檸檬飲用，吃海鮮及甜點時飲之甚宜。

4.大吉嶺茶：生長在北印度喜馬拉雅山麓大吉嶺地帶，海拔一千至六千呎。純茶價格昂貴，一般皆混合他種出售，茶色琥珀，芳香甘美有似葡萄酒，熱食冷飲皆宜，加奶或檸檬，可作下午茶。

5.俄羅斯紅茶：十八世紀茶被引進俄國，飲茶即成爲俄國人的嗜好。高加索茶因生於苦寒氣候，故味薄，宜加檸檬飲用。

6.草藥茶：草藥茶多具醫療功能，如肉桂茶、薄荷茶、番紅花茶等。

7.冰茶與茶袋：爲美國人之重大改革貢獻，從此改變了西洋人的飲茶習慣。

今日下午茶不僅爲英國人專利，許多紐約客也雅好此道。

品茶是從精神與文化藝術之層面出發，去欣賞一杯茶。品茗講究有閑有情，小壺泡有小壺泡的品味，大杯有大杯暢飲的快意。尤其是炎炎長夏，唯飲茶足以解暑、消渴。紅茶、高山茶、文山包種、鐵觀音等，皆適合爲調味茶，或冰飲茶，可以清涼、解毒、消暑。

中國和英國，飲茶已成爲社交上不可少的一種方式。摯友相聚，話語淙淙，正猶生活藝術家重氣氛，文士愛幽雅，亦如賞花須結豪友，登山須結逸友，只有在這神清氣爽、心平靈靜的境況下，才能領略到茶的馨香滋味。

茶爲靜品，能引人進入一個默想人生的境界。飲茶以客衆喧囂爲忌，喧則雅趣乏矣。獨啜曰幽，二客爲勝，三、四則曰趣。凡眞正愛茶者，烹茶、搖摩茶具，亦足有其自娛樂趣。將茶當作日常生活必需品，經年適量飲用，可以悠閑自得，延年益壽，強化機能，保持青春活力。

咖啡興奮的利弊

咖啡在許多歐美國家，都設有露天咖啡或咖啡屋，巴黎似乎更多，且各有其獨特風格。不論多忙碌紛亂，咖啡桌邊一坐，即能享受片刻安閑，而將種種塵囂困擾，暫拋諸九霄雲外。咖啡可謂已成爲人類生活的一部分，舉凡家人聚會、朋友約會、交換意見，或閉目養神，或舉首四望，或看書、聊天、寫稿，幾無不與咖啡爲友，咖啡屋已是觀光客的歇腳場所、重振精神的理想園地。

由於咖啡能刺激中樞神經系統，並放鬆某些肌肉，據調查花甲之年的夫婦，喝咖啡者比不喝咖啡者之性能力爲強。此外對氣喘患者，每天喝一兩杯含咖啡因之咖啡，有助於改善氣喘病況，此與擴張支氣管有關。午後及睡眠欠佳者免飲。

某些人清晨空腹，只飲杯咖啡便去上班，直到中午之前，胃中空無一物；當與顧客交談時，也會再喝兩杯，草草吃頓中飯，到夜晚加班，精神欠佳時，往往再來一杯，結果形成胃液分泌過多，使胃黏膜無法再執行其保護作用，徒成爲胃部沉重的負荷。對女性而言，空腹飲咖啡，可能造成便秘，與皮膚粗糙等現象。

咖啡中所含之咖啡因較茶中所含爲多，飯後飲之使人興奮，消除睡意，並提高腦的活動能力。老人忌喝濃咖啡，以其會使心跳加速、失眠、影響體力恢復。有些人喝咖啡時愛加糖，會引起糖代謝紊亂，老年人對糖的承受力差，要限制糖量，因糖能促進肝臟合成脂類，提高血糖、膽固醇等，促進動脈硬化，誘發糖尿病。咖啡因能升高血脂，據研究結果：咖啡喝後約二小時，血中游離脂肪即升高，血糖、乳酸、丙酮酸都升高，此對動脈硬化及冠心病患者皆不利。故患有動脈硬化、高血壓、心臟病老人，宜勿飲咖啡，而以淡茶代之爲佳。

咖啡含有單寧酸，有刺激胃壁作用，分泌胃酸；且刺激神經，使人興奮而無法安眠。故患有潰瘍的人，以不飲咖啡爲宜；體弱失眠的人，亦以不飲咖啡爲宜。

在科學上，咖啡因被列爲有刺激作用的藥物（drug），因此喝咖啡的人日漸減少。據統計，十歲以上的美國人，一九六二年每人平均飲三點一杯咖啡，到一九九〇年降爲一點五杯。但研究人員卻再發現：含咖啡因的咖啡，反而可以減少心臟病的危險，而膽固醇的增加，也受到抑制。目前咖啡加工廠商，是用高溫的水將咖啡豆中百分之九十七之咖啡因去掉，如此會產生化學作用，增加飲咖啡在血液中的壞膽固醇，史丹福大學對一八一名喝不含咖啡因的咖啡的男性研究，顯示增加百分之七的壞膽固醇。而荷蘭研究，用歐洲煮沸法沖調的咖啡，使血液增加百分之十的壞膽固醇。

咖啡起源於東非衣索匹亞，公元九百年傳入阿拉伯，一五五四年傳入土耳其，一六一六年傳入義大利，一六四四年傳入法國，一七一七年傳入西印度，一七七四年再傳入巴西，使成爲世界最大的咖啡王國。如今哥倫比亞、印尼都是世界上主要的咖啡生產國。又世界上第一消耗咖啡的是美國，其次是德國，但平均個人消耗量卻不及北歐瑞典、挪威、丹麥、芬蘭諸國。目前咖啡消耗中，百分之四十屬卽溶咖啡(instant coffee)，這是一九〇一年芝加哥日裔化學家加藤所發明製成的。

咖啡種植過程是先在苗圃中育成咖啡苗，生長一年半後移植到種植地，五年後開始結實，八到十五年是生產最好階段。一棵咖啡樹一年只生產八磅至十二磅的咖啡豆，最長壽命可維持三十年。採摘咖啡豆全靠手工，採下後去皮取果、發酵、曬乾、分類、鑑定而後出售，進口國再將咖啡豆在華氏五百度高溫下烘焙五分鐘，卽可供飲用。

咖啡豆中含百分之一至二的咖啡因，百分之十至十四的脂肪，百分之五至八的蛋白質、碳水化合物、無機鹽和維生素等。大多數的卽溶咖啡含有百分之三至四的咖啡因，一杯煮的咖啡，約含一五〇毫克的咖啡因。

咖啡最好現磨現煮，如不能做到這點，可把磨好的咖啡放在緊密容器和冰箱中，七天內仍不失其新鮮。整粒的咖啡豆放在冰庫中可維持一個月。磨咖啡豆時，不同的煮法用不同的磨法。用咖啡濾壺煮的，磨成粗粒的卽可，滴漏法用中粒，蒸氣煮用細粒，每六盎斯水配二平匙咖啡，當視自己愛好而定。煮時宜用含礦物質的硬水，如用軟水會有怪味。煮就後立刻將滓渣丟去，以免咖啡變苦，煮好後要立刻喝，不要把冷了的咖啡拿去加熱。因爲咖啡極易吸收其他味道，所以煮咖啡的器皿一定要非常乾淨。

藥物剝奪營養

每種藥物多少帶有毒性，絕無例外。從藥物學的標準來看，一切藥品都是潛在的毒物。但是許多藥品的毒性，還可靠適當的飲食來中和，縱不能完全中和，也可以大部分中和。藥品具有消滅滋養素，阻止身體吸收滋養素，增加滋養素排泄量等性質，因此服藥後，身體會出現營養不足的現象。

許多藥倘只短期服用，害處較少，長期服下去，必然有毒。長期服鎮靜劑，便是著例。大量服用尼古丁酸（nicotinic acid）以減低血中膽固醇，也是可以中毒的，只要服用一年以上，就易患胃潰瘍、糖尿、肝嚴重受損等，男性甚至變成性無能，類似例子不勝枚舉。維他命C有解毒作用，能防止藥毒和藥品所起的敏感症等。一個人服藥時，血中維他命C必然劇減，如巴比特酸（barbiturates）、腎上腺素（adrenaline）、雌激素（estrogen）及阿斯匹靈、甲狀腺素、阿托品等類藥品，都不斷毀滅維他命C，並使它大量從尿中排出，甚至在停止服藥後一個半月內，還是如此。許多藥對肝有害，要服維他命C，才能使肝不受傷害。食物裏維他命E和蛋白質如果不足，肝所受傷害就特別大。維他命E有防止肝受損的功效。要肝發揮正常功能，必須先有充分的維他命A，假若缺乏它，肝即易受藥物毒害。

藥品毒性有高有輕，像阿斯匹靈就屬於毒性輕的一種。可是它也會妨礙消化及體內澱粉的生產，和組織蛋白質的生產，甚至妨礙細胞吸收糖分等作用。阿斯匹靈會使血凝轉慢，使身體對氧和各種滋養素需求量增加，同時加速鈣、鉀、維他命B和各種維他命B從尿中排出體外，中了阿斯匹靈的毒而發生意外的人不少。嚴重的人會發生潰瘍、耳聾，特別是用阿斯匹靈治療關節炎的病人。

一般人頭痛、及患關節炎者，往往服用阿斯匹靈，久之會使葉尿酸從尿液中流失，也會使腸道輕微出血而損失鐵。阿斯匹靈是大量消滅維他命C的藥品。孕婦最後三個月內不宜服用阿斯匹靈，否則會傷害胎兒、及分娩併發症。兒童及未成年的人不應服用阿斯匹靈來減輕感冒症狀，否則可能導致雷伊氏併發症，如剛從感冒復元的小孩，有昏睡無力、嘔吐、腦傷害等現象。

如患流血不止，或高血壓患者，或將進行手術，或腸胃潰瘍、長期胃病、藥物過敏，或肝、腎疾病、痛風者，均不宜服用阿斯匹靈。

有些藥物如長期服用，對腎有毒，例如鎮痛解熱的非那西汀、阿斯匹靈、抗菌素中的廣大霉素和卡那霉素等，切勿隨意使用。降低膽固醇的藥，會阻止脂肪及脂溶性維他命的吸收。許多用來降低血壓的藥，在與酒精一併服用時，可能引起血壓驟降，甚至導致休克。

對高血壓、心臟病、腎臟病所用的利尿劑，雖有降低血壓消腫作用，卻增加了與鈣的排出體外。使小便暢通的利尿劑，還可造成鉀、錳、多種維他命B，以及一切在水溶性之滋養素大量排出體外。

利尿劑（磺胺類藥品和抗酸 anti-acid）往往使腎受損。這一類藥，以及苯齊巨林、某些抗生素等，都會增加血凝結的程度，因此對心臟病患者特別危險，須服維他命E以資對抗。某些對心肌有害的藥，也可用維他命E來對抗。

治療血凝塊的dicumarol，會抑制維他命A的功能。只有多服維他命A來增加其藥效。防治血凝塊的抗血液凝結劑，能阻止維他命K之被身體吸收；酒精也會增加阿斯匹靈的抗凝血功能。但兩者同時服用，可能導致出血。

口服的抗生素，會引起出血與葉酸、多種維他命B不足的現象。原因是它們破壞了腸裏有益的細菌（有益的腸菌具有合成維他命K和B的作用），對老年人服用抗生素藥物應特別愼重。其他如可的松類（腎上腺皮質激素）制劑，容易導致消化器官潰瘍、加速骨質疏鬆等。

鏈霉素、卡那霉素、慶大霉素等能影響聽神經及控制身體平衡的內耳前庭功能和腎功能，漸次引起聽力減退、頭暈、走路不穩等現象。在老年人中，耳聾發生率甚高。

白念珠狀菌（fungus monilia albicans）不但在腸內成長，而且能在陰道、肺、嘴（鵝口瘡）、手指和指甲下生成，有時還可能引起結腸、或大小腸的潰瘍，或是肛門奇癢。預防或療法是大量服用多種維他命B，如果吃酸乳酪（yogurt）而使腸內有益細菌獲得營養，幾天後腸內這種細菌可以盡消。

凡是服了某幾種含有 benzothiadiazines 藥品，計百分之十二，後來都患糖尿病。

當老人必須合用幾種藥時，須注意藥物間的相互作用。如在地戈辛與利尿劑聯合使用時，不補充鉀，就容易出現洋地黃毒性反應。利尿劑往往引起鎂、鉀和各種維他命B的不足。鉀和鎂是防止心臟病突發的要素，缺乏鎂、鉀，血塊就容易在心臟和腦裏凝結，缺少B_1和泛酸，血液的循環率就減少，也是引起血凝結成塊的因素，心肌隨着退化。

關於降血壓利尿劑，忌與含有中藥裏的甘草製劑過食；特別是與 thiazide 利尿劑，或如 furosemide 汞利尿劑併用時，將使鉀離子損失甚多，而造成低鉀血壓。由於中藥處方中百分之九十均含有甘草，不可不注意及此。又服用含有麻黃製劑，會使血壓上升。

便秘時所使用的通便劑多爲礦物油，它妨礙了脂溶性維他命A、D、E的吸收，並使磷可從骨骼中釋出。

瀉劑忌含有大黃及芒硝之製劑，若與瀉劑併用，會增強瀉出之效果，但若不注意，也會造成脫水或脫腸。

消炎劑、鎮痛劑及抗生素，對腸胃機能常有妨礙，避免併用。中藥裏的地黃、麻黃、桔梗、當歸及芎製劑，服後會降低食慾。又發炎、疼痛及感染病時不宜吃補藥，否則病情會加重。

藥能治病，本無中西藥之分。消炎藥的抗生素，都是用於治療炎症性疾病的藥物，統稱爲消炎藥，但一般口服抗生素和磺胺藥，或多或少，可能有腸胃道反應，例如食慾減退、噁心、嘔吐、便秘等，胃腸功能全然紊亂。

四環素、土霉素、強力霉素均可引起不同程度的肝功能損害。如果有腎功能不全的老人，最好不用四環素。因爲它可直接加重已有的腎功能不全，還會促進代謝分解，終於導致酸中毒，甚至影響生命。

氯霉素可使白細胞、血小板下降，或能引起再生障礙性貧血。鏈霉素、卡那霉素等有可能引起腎功能損害，及不可恢復的耳鳴、耳聾、頭昏等。不適當地使用磺胺藥，可造成腎功能損害，以致發生尿少、尿閉、或皮疹等副作用。消炎藥除非經醫生指導，切勿濫用，否則有害：

其一：易產生抗藥性，如果身體發生某種感染，再使用這些消炎藥時，就失去治療作用。

其二：長期使用消炎藥，抑制了一種或多種細菌的生成，使人體正常細菌羣失調，因抗生素和磺胺藥對一般細菌有抑制或殺滅作用，而對霉菌無作用。

抗生素及磺胺藥僅對感染性疾病有效，而且每種抗生素有其特定範圍。青霉素或紅霉素對細菌引起的咽喉炎、氣管炎常常有效，但對痢疾、結核病無效，青霉素對紅斑性狼瘡引起的發熱，不僅無效，反而加重。消炎藥對身體害多益少，切莫輕易亂用。老年人腸胃功能紊亂，往往並非炎症，用之無益，反引起過敏或抗藥性。

安眠藥或抗生素是與維他命B_2相敵對。這些藥導致B_2無法被身體利用，或是先把B_2消耗掉。抗氧化劑如特丁基羥基甲醚、特丁基對苯二酚等，會引起腸中分解出胺，使肝腫大。

鎮靜劑和抗組胺藥與酒精混合後，會令人失去警覺性與判斷力。

治療肺結核病的雷米封(isoniazid)也有毒，但可用維他命B_6來消除，防止神經系統反應和肝功能損害。療程中避免與痲黃素、顛茄類、乙醇制劑藥物並用。對癲癇或精神分裂症者忌用。

盤尼西林可以造成腦部的損害，但要它無害，可以加服維他命B_6的用量。

注射過四環素(tetracycline)的小孩，牙齒上都有一層不太明顯的黃色素，原因是這種抗生素把維他命E消滅了。

鏈黴素(streptomycin)有消除錳的作用，使身體許多酵素系統得不到錳。初生嬰兒如服過鏈黴素，可能發生驚厥、癱瘓、失明、耳聾；成年人則會目眩、耳鳴、耳聾，但小麥胚(wheat germ)含錳，如果在飲食內加上小麥胚，可以避免鏈黴素的毒性。

醫生如果開出「盤尼西林」(penicillin)一類藥物，要你服食一周，或五天、十天的抗生素，必須遵囑全部服完，方能完全消滅細菌，不要吃兩天好了就停服，否則會使體內增加細菌的抗藥性。某些人對這類藥會過敏，該告訴醫生採用無過敏的一類。流質的盤尼西林，應放在冰箱內，使用期限不可超過兩星期。

保泰松與口服降糖藥物聯合使用時，容易出現低血糖現象，而低血糖對老人十分危險。所以聯合用藥時，藥類與用量盡可能少或小。

抽筋、小兒驚風的抗痙攣藥，會阻止維他命D及葉酸的吸收。

卻病延年話養生

中國古代就有長壽秘方，對養生之道提出適應自然環境、調攝精神、注意飲食等等，但行者不多，行之而能持久者更少。按養生之道，不僅在勤，還應配合生活起居、情緒等，全面照應，方克有濟。昔人有攝生知識二十宜一篇，特簡述如後：

髮宜多梳　面宜多擦　目宜常運　耳宜常彈　舌宜舔顎　齒宜常叩
便宜緊口　濁宜常呵　體宜常動　肛宜常提　身宜常浴　足宜常洗
精宜常固　氣宜常養　心宜常寬　神宜常存　營養宜備　飲食宜慎
起居宜時　勞逸宜均

一、髮宜多梳：每晨梳髮數十次，可以疏風散火，明目清腦，益髮生長，促進腎功能及頭部血液循環，頭腦本爲身體各部門之總指揮，每日晨午善用拳頭在頭頂四周輕輕敲打以資運動。髮不宜每天洗，否則易使髮脂消失，頭髮枯燥變黃。乾性髮質宜用油質洗髮精。

人類的頭髮平均在十萬根以上，每根頭髮的髮命由三年至五年不等。髮可長到六十六公分。

長得長短因人而異，到了一定時間必然脫落，新髮接着生出。梳頭時落一些髮是正常現象，但大把脫落，則可能係疾病的朕兆，應當注意。禿髮的原因除遺傳因素外，也有因內在的情緒緊張和心理壓力所引發，其中睡眠不足，也可能是誘因之一。醫界認爲適量運動和休閒，不但避開慢性病的威脅，多少也有防禿作用。

梳頭是一種古老療法，頭是主宰，頂有百會、率谷、承靈等穴，頭維在前頭髮角、後頸髮腳處有風池、風腑、天柱、瘂門等穴位，百脈所通，故梳髮能治某些疾病，明目袪風，尤以長期伏案坐椅者，運用此法，將覺頭腦清新，足徵梳頭能流通血脈，對神經衰弱、高血壓病、動脈硬化、神經性頭痛等慢性疾病，皆可用此法治療。白髮脫髮防治效果也佳。

梳子要選一把牛角或木質梳，梳齒較疏的一種，從額頭開始，要貼緊頭皮，着力適中，向後順着頭髮平梳，一直梳到頸部，髮際周圍可用梳齒反覆快速搔刮，以舒適爲度。每晨梳約五分鐘左右，當頭皮有熱、脹、痳的感覺時，則已達到目的，下午可再梳一次，晚上則避免。由於反覆梳頭，不斷接觸和摩擦，可產生電感應，刺激頭皮末梢神經和毛細血管，使神經得以舒展鬆弛，其新陳代謝更加旺盛，對大腦發揮了有利影響，提高思維活動和記憶能力，但貴在持之以恆，方有療效。

二、面宜多擦：晨起宜用冷水洗面，以期緊縮皮膚，另以雙手搓擦面部十八次，但應向上推搓，不要向下垂拉，不然易皺鬆弛。更以雙手輕輕拍打，直俟面部呈熱，可使精神煥發。

三、目宜常運：久視傷目，常運目有益，早晨起床後、或用眼時間過久，宜運轉眼珠，首向左而右，向下還原，再從右方行之，各運轉九次，然後閉目稍息一會再睜眼，用指壓近眉邊穴道。先從眉頭攢竹穴道開始，一點一點逐漸沿眼睛上緣的骨邊按壓到眉尾的絲竹空穴道，重複數次，接著從內眼角的睛明穴道，沿眼睛的下緣骨，緩緩按壓到外眼角處的瞳子髎穴道，然後再以眼睛下緣靠鼻兩側突起的四白穴道爲中心點，用左右二指朝眼睛的方向，以摩擦法按摩太陽穴，它位於眉與外眼角的中間，略向後方的部位，既能保健益眼，又可消除眼睛疲勞。

四、耳宜常彈：每晨用手指將兩側耳朶彈動，及搓捏三十六下，拉耳垂稍重，不論對全身或眼睛均有益。用兩手掌分別緊壓左右耳門，再用中指和食指叩擊後腦，會發出咚咚小鼓聲。每彈擊九次，兩手掌離開兩耳門一次，如此重複數次，聽覺特別靈敏，並有保腦作用。經常揉耳摩目，使局部氣血流暢，可以耳聰目明，防止老化。倘常按摩兩耳後骨骼凸起處的風池穴，各十八次或卅六次，早晚行之，對預防感冒頗有效。常按摩耳後下溝窩處，可幫助降低高血壓，便秘可重捏耳窩部。

五、舌宜舐顎：口宜常閉，液宜常嚥。把它嚥下去，既可幫助消化，又能殺菌解毒。舌尖宜有意無意間舐住上顎，可以促使津液的分泌，不致口乾舌燥，並防止病從口入。口津是舌上之水，是活命之酶，故須惜唾如金。科學研究證實，口津是一種消毒酶，有多種抗菌原素、免疫球蛋白等，因此免疫力特強，受武術與氣功家的重視。

六、齒宜常叩：唐代白居易有叩齒三十六的詩句，宋代陸游也有類似詩句。所謂叩齒即上下對咬作聲，並兩手拇指緊壓耳門，每晨行之，可以健牙齦，對飲食與口腔衛生更爲重要。飯後須漱口除殘物，睡前須刷牙勿偷懶。

七、便宜緊口：就是小解時咬牙，對健齒有助。它屬於內養功，人體有十二條經脈，腎經是其中之一。西醫所謂泌尿系統，和生殖系統，並腎經能通於腦，連於髮齒等。故每當小便時，都咬緊牙，使與腎經活動相關聯。

八、濁宜常呵：清晨日出時，宜在水邊山地、人少而植物多的地方行深呼吸，倘能結合肌肉的活動，對人體更爲有利。氣體的清潔，對保健有關。人體的濁氣、碳酸氣須能儘量呼出，它留在體內是一種毒素。古代有吐納術，就是現代行的深呼吸法，旨在吸氧吐碳，吸清呼濁。新鮮空氣中陰離子多，它是空氣中的維他命，對人體更加有益。

九、體宜常動：生命在於動，經常埋首伏案、坐著不動，肌肉關節會發生萎縮，彎胸駝背、腰酸背痛、頸肩僵硬等，皆緣於此。防治之法，即腰宜伸、胸宜挺、腹宜常收、肢宜常搖。

十、肛宜常提：此對防治痔瘡頗有效驗，其法是有意識的收縮，和放鬆肛門的括約肌，早夜行之，每回三十六次。

十一、身宜常浴：常浴可增強人體神經和心臟血管功能，促進新陳代謝，活潑生理機能。進行日光浴以上午八至十點，下午二至四點爲佳，日光中紫外線較多，飯前飯後不宜進行，因周身血流雖增加而腸胃血流減少，會影響食物消化。日光浴對少年兒童特別有意義，但不宜曬得太久，以防皮膚炎或癌變。若是老年人，由於骨骼硬化，也不宜多曬，更不宜照射頭部，夏日外出更須張傘。

冷水浴可預防感冒、扁桃腺炎等，在冷水作用下，皮膚、神經系統、心血管系統之功能得以加強，其他器官組織之功能從而改善，對增強體質有良好作用。冷水浴鍛鍊只有青壯年方能適應，可從夏季循序開始練習。

目前有超音波泡沫澡，係利用空氣唧筒，噴射出泡沫，在一定速度、一定分量下產生一種超音波，主要關鍵能有洗淨、溫熱和按摩三大功效，對人體血液循環有益。超音波能除去毛孔內的細微汚垢、脂肪和老化廢物。棒球選手以超音波浴爲復健工具，其故在此。

十二、足宜常洗：雙足是承載一身的體重，又係行路的重心，每晚睡前以溫熱水泡腳，是健身要訣之一，既可改善血液循環，防止睡時抽筋，又能鎭靜安眠。勞力者泡足，可以消除疲勞，恢復體力；用腦過度者，思考一天，血積頭腦，容易失眠，泡足可使頭部積血引向下肢，降低血壓。洗後再用手掌摩擦足心涌泉穴三十六次，至發熱爲止，可以強心降壓、防治神經衰弱，並可保養腎氣。其實泡足使之溫熱，乃是一種享受，它能刺激足部穴位，達到舒經活絡、壯腰健腿，氣血通暢，促進新陳代謝，從而達到延緩衰老、防治疾病的目的。

十三、精宜常固：古諺云：毋勞汝形，毋搖汝精，此長生之道。房事過度，產生腎虛，並影響身體機能，如耳鳴、耳聾、頭暈、目眩、健忘、心悸、精神不振、腰背酸痛、髮脫齒落、女子月經不調、男人陽萎滑泄，各種早衰現象，不一而足。年輕濫交，女子易誘發子宮頸癌，男子易患陰莖癌。年屆五十，衰老已呈顯。從生理生化來說，它的分解代謝高於合成代謝，即精氣少，腎氣衰，此時更應節制，保持充沛精力，以延緩衰老的來臨。能節慾必長壽，將精力與情慾轉注到事業上、學問上、鍛鍊上、勞動上、技術上、藝術上，寡情慾以養精，正思慮以養神，反會氣象一新、趣味盎然，生活多彩而多姿。

十四、氣宜常養：氣爲人生四大患之一，所謂酒色財氣，必須加強克制，不可放縱。氣之中以怒氣爲最凶，林則徐易怒，以「制怒」二字用作座右銘，遇事不怒，所以自勉也。蓋忿怒傷肝、暴食傷脾、淫欲傷腎、憂悲傷心、思慮傷神。孟子云：吾善養吾浩然之氣，中國武術重運氣、道家盛行望氣，氣之爲用，不可不明。

十五、心宜常寬：心胸開朗、精神舒暢、排除雜念、摒絕私欲，提得起、放得下，要學到心底無私天地寬的境界，則心泰胸坦矣。再者，情宜常怡，前途自有無限希望。

十六、神宜常存：神卽靈魂，宜凝聚而不散。古人云：要健身須凝神，要凝神先養氣，神凝則氣聚，氣充滿則邪不入，神能御邪，可祛病，閒時宜習技藝，如琴、棋、書、畫、或氣功、種菜、蒔花等，可寄以精神，專注思想與感情，故自古以來，書畫家、花農、菜農長壽者多，除工作八小時外，並寄情於一技、一藝、一詩、一畫，與趣盎然，這是凝神養生的妙法。

十七、營養宜齊：營養物質是生命的基礎，人的營養必須與消化取得平衡，營養不足，其他一切養生要訣都流於空談。營養合理與健康息息相關，爲配合現代的醫學理論，菜肴以清淡宜人、香遠益清爲原則。少肉多菜，是指減少肉類，而非戒絕。素食者也宜少鹽、多醋、少糖、多果，少食多嚼，有助於消化，並減少膽固醇，避免高血壓。

十八、飲食宜愼：病從口入，飲食當然要講究衞生，且定量節制。古人云：薄滋味以養血，寡言語常簡默以養氣也，飯食有六宜，卽食宜少些、淡些、暖些、緩些、早些、軟些，爲養脾之法，現代研究結果，表明多餐少食，可減少消化系統疾病與心血管病。不要吃一頓管一天，好吃的東西不多吃，節日時不大吃、不偏食、不亂吃、不挑食、酸鹼平衡，注意營養素的合理攝取。煙須謝絕，酒須少飲，對於酒無節制者，頭髮生長，不易維持正常。

十九、起居宜時：生活起居作息要有規律，夜臥閉口，是閉養元氣，起床時先拍胸三五掌，以防感冒。起居作息一如生物，與太陽出沒成正比，日出而作，日落而息。人的生理活動與時間變化十分密切，並具有保護機能作用。凡到他鄉旅遊，舟中旅邸，須防腹部受涼，不要空腹出門。手足凍傷，先以溫火烘熱，雙手揉擦，令血脈回暢，再用熱水洗之。痲木凍傷之足，不可用過燙熱水浸泡，以免灼傷廢疾。

二十、勞逸宜均：內經云：五勞所傷，卽久視傷血、久坐傷肉、久立傷骨、久行傷經、久臥傷氣。要形勞而不倦，體力與腦力勞動在時間上、強度上都應有一定限度。興奮與抑制，緊張與鬆弛，須有適度調節，勞逸結合保持均衡，方能無損健康。學習時學習，工作時工作，娛樂時娛樂，休息時休息。他如心宜常靜，背宜常暖，腹宜常摩，手宜常搓。古人云：口中言少，心頭事少，肚中食少，自然睡少，神仙可了也。

中國古代帝王中，以清代乾隆帝享年八十九歲活得最久，號稱古稀天子。他的長壽秘訣是吐納肺腑、活動筋骨、四勿五常、適時進補四句共十六字。

1. **吐納肺腑**：卽天亮起床，不貪懶睡，早餐前入庭園，多作深呼吸，日日行之不輟。

2. **活動筋骨**：積極進行體育鍛鍊，增加抗病能力。

3. **四勿**：卽食勿言、臥勿語、飲勿醉、色勿迷。

4. **十常**：卽齒常叩、液常嚥、耳常彈、鼻常揉、睛常運、面常搓、足常摩、腹常旋、肢常伸、肛常提。

5. **適時進補**：人屆年邁後，需飲食調理，補充富養分而易消化的食品和滋補品。

這些秘訣，實有類前述的二十宜。古人重視養生，講求衣物調節，防四時邪氣，節制房勞，更注意性情修養，心平氣和。情緒上起伏無定，是快樂的大忌。要心情開朗，喜怒泰然，少酒戒煙、少憤多笑、少憂多眠、少車多行，樂觀而進取，自能充滿青春活力，卻病延年，進一步發揮餘熱，爲家庭社會作更多貢獻。

總之，養生一項，盡於養、動、淡、忍四字。

如何使魚水之歡趨向美滿

性是表達愛的一種方式，也是人與人之間最深刻、最徹底的溝通行爲。它是人類生活的一部，也是正常的生理反應，現代人對於性已不再隱晦。要得到性的歡樂，必須精力充沛，情緒安定，有良好的健康與趣，性生活就可以和生命一樣地長久，青春長駐，白首常新。

人人心裏都有溫柔與憐愛，而且有全部表達的慾望，藉以滿足對方的需求。夫妻間的性生活，有賴於雙方共同努力，方能愉快和諧，到達盡善盡美、如醉如癡的高潮境界。

男女任何一方疲倦、頭痛、頹喪、憤怒、說話囉嗦又不中聽、吹毛求疵等，對性行爲的表達發生顯著影響，或是指一方口臭、煙臭等，這些雖看起來無關緊要，卻足以阻止女人情慾之走向高潮，也可令男性勃起難以持久。情緒有劇變時，應避免性行爲的發生。配偶間的信任、尊敬和親密，有助於營造美滿的性生活。夫婦間必須以愛情爲基礎，施以視覺上、觸覺上的刺激，這種刺激傳入大腦後，轉而刺激快感中樞，對治療男子的性無能與女性的性冷感效果較佳。

關於營養影響性的表現問題，必須先有充分的蛋白質的供應，加上脂肪酸、維他命E、和其他各種維他命、礦物質、鋅等，才能製造出性荷爾蒙。缺乏蛋白質會使精蟲減少，對性趣降低。倘若得不到維他命E的供應，連睪丸都會退化，用來刺激性腺的性荷爾蒙和垂體荷爾蒙俱告減少。垂體荷爾蒙是促進性腺激素，有助於性行爲的表現。維他命E還有保護性荷爾蒙的功效，使免遭受氧的破壞。欠缺B_6的男人，曾有不舉情事。體況緊張時，性慾和精蟲產量均會減少。精蟲的活動和生殖力，跟精液裏的維他命E含量多寡成正比例。

醫學上性功能失調的起因，大部分爲心理因素所致，餘則爲生理因素。如內分泌功能失調、糖尿病、慢性酒癮、陰部血管粥樣硬化、脊椎神經受傷者，以及某種抗高血壓與鎮靜藥物的影響等。男性有早泄、陽萎、遲滯射精情事，早泄甚普遍，遲滯射精則爲房事時間過長，導致兩相無趣的一種性障礙。女性有高潮障礙、性慾障礙、性交疼痛、陰道口痙攣情事，其中以高潮障礙爲最多，應請婦產科、泌尿科醫師診治。

根據世界衛生組織報告，青少年生活衍生的問題愈來愈多，男生擔心的是性病和性教育，甚至現代的愛滋病；而女生擔心的則是懷孕、墮胎問題，在十八歲左右的女孩中，機率特別高，人命關天的事，不斷地重演。由此看來，性教育與性治療同樣重要，教育是預防在先，治療則補救於後，生理、心理雙方面給予輔導，始能發展出健康的性，克享美滿和諧的生活。

男子性功能障礙，一蹶不振，會影響家庭生活。陽萎這個名詞，望文生義，往往被認爲大丈夫的象徵，從此萎謝。其實阻礙正常的勃起，或不能持久，都不過是過度疲勞、或夫妻剛鬧過彆扭、或精神過度緊張所致。換下環境，休息一下，消除了障礙，便能恢復固有功能。避免破壞性的干擾，可獲得良好圓滿的性生活。

如果長時期都有勃起障礙，就要請醫生查出原因，譬如心臟病、糖尿病、腎臟病、肺結核、肝硬化均會影響性機能，至於甲狀腺、前列腺、睪丸以及周圍神經等，也得時加檢查，俾免貽誤。又如若干藥物，像鎭靜劑、過敏症藥、潰瘍、痙攣藥，安眠藥、降血壓藥等，也會干擾勃起功能。此外油漆顏料中，如含有鉛，經長期接觸後，也會影響性慾，睪丸激素減少，導致睪丸或陰莖腫脹，或收縮；有些藥物甚至會引起乳房畸型發育，減少精子數量，以致降低生育能力。

藥物對於女性的干擾，有阻滯或破壞高潮，減弱或增強性慾，改變乳部大小或引起觸痛，經期改變，陰道潤滑減少，遂致造成性交不快，生育能力降低。還有非藥物本身引起的神經系統失調、糖尿病等，都可能引起表面神經的痲木，而減低性反應。

其他生活中會引起性干擾的包括憂鬱、沮喪，不僅影響月經周期，也會導致疲勞、降低性慾。毒品易使陽萎，煙酒則減少氧輸入細胞，減低性能力，甚至引起陽萎。據統計，七十歲以上男性，有半數性無能。至於四十歲以下有此病的，通常多由於糖尿病、高血壓、動脈硬化，或腎臟機能有病引起的。男人一旦性無能，難以啓齒，加以生性保守，不免服壯陽補腎的成藥以求補救。這類成藥，類多摻有男性荷爾蒙，須愼防副作用，多服了會破壞人體肝臟機能，或誘發攝護腺癌。

作爲病者，聽到這些名詞，在行房事時，不免心懷恐懼，或心事重重，未有必要。只要知道自己是精神因素，或因生活作息、藥物，以至由於其他疾病的影響，障礙勃起，只要訪醫診治，可收立竿見影之效。

從陽萎早泄形成的研究來說，男性生殖器官在生理學上包括睪丸、輸精管、精囊、射精管、前列腺、陰莖等。睪丸是產生精子的器官，有兩個，呈卵形，位於陰囊中，有生精作用。精蟲之生長在較低之體溫中進行。精蟲稀少與否，與人體各臟腑功能具有密切關係。男性一般十六歲有生精現象，可說發育漸趨成熟。倘過度出精，如手淫出精、意想滑精、交媾出精等，則精蟲日少，活力減低，甚至精水稀薄。精蟲稀少的人，中醫所謂腎虧，腎藏精蟲而不能妄泄，精盈則氣盛，生機強固，精力充沛；倘不節制，施泄無度，則陰陽並衰，精氣竭絕。

遺精者，即睡夢中夢與交媾而出精，也有無夢而遺精者，稱爲滑精。如果遺精滑精太多，有損精蟲之生長，而導致腎虧。尚未結婚而意淫妄想，神經衝動，用手摩擦生殖器以達到性的快感與泄精者，是爲手淫。手淫是一種惡癖，長期手淫不能自制時，自然發生腎虧。結婚之人青春年少，精力過多，縱慾無度，精力漸呈衰退，長久以往，呈現未老先衰現象，此卽腎虧，如陽萎、早泄、頭昏、腰酸、背痛、疲勞、倦怠等隨之發生。腎虧乃不孕原因之一，男女交媾，精蟲與卵子相結合，此卽受精成胎。精弱量稀則無法與卵子結合成孕。精蟲到達女性子宮後，最多能活三十六小時，逾此則喪失能力。先哲云：「精氣神爲人身三寶，精能生氣，氣能生神，神自靈異。」因此宜寡言語以養氣，寡思慮以養神，寡嗜慾以養精，精氣神充足，必獲長壽。

飲食方面，中醫內經云：「五穀爲養，五果爲助，五畜爲益，五菜爲充。」此爲營養之來源，俾使人身產生熱量，對機能、組織及時補充與調整，維持健康美滿的生活。人果能終生有優異的飲食，產生充沛的精力，自無問題。有些女性爲了保持身材美好，吃極低熱量單位的飲食，結果疲倦、頹喪、緊張、無性慾、無情趣，自然影響閨房情趣。有些男人不多吃東西而靠美酒來滿足熱量，不但營養不足，而且缺乏性慾，或舉而不堅。倘改善飲食，這兩種毛病隨著消失。

藥補方面，幾千年來，中國醫藥界累積了豐富經驗，對人類健康貢獻良多，但各人體質不同，用藥亦須對症配合。

一、鹿茸：其成分含有鹿茸精、蛋白質、膠質及刺激素等，是強壯、興奮的滋補劑，能亢進性機能。適用於陽氣虛弱、發育不全、漏精、陽萎、精蟲稀薄、精力衰退等現象。

二、人參鹿茸虎骨膠：使先溶於酒中，燉熟，日食一匙，可以強精、壯陽、去風濕等，按虎骨酒尙有溶化膽固醇、預防老年動脈硬化等作用。

三、海豹腎：其成分含有激動素、蛋白質、脂肪酸、醣類等，其功能爲補精、充實精髓、壯陽暖腎、治陽萎，爲性腺強壯劑，適用於性慾缺乏、體力衰弱與精神不振等。

四、菟絲子：爲補精強壯劑，能強壯性腺、益精、補腦，對精蟲稀薄，活動力不夠，配合補腎強精藥物服之，有卓效。

五、補骨脂：能治五勞七傷、風虛骨冷，爲興奮壯陽、強壯性腺之劑，治療陽萎、遺精、早泄、腰痛等。

等。

六、仙靈脾：能壯陽固腎、益氣強心，爲性神經強壯劑，適用於生殖機能減退、子宮寒冷等。

陽萎是性神經衰弱的一種表現。食療有：

1. 豬腰杞子湯：豬腰洗淨去筋膜切片，與杞子一兩煮湯，加鹽調味服食。
2. 大蝦炒韭菜：大蝦肉四兩，韭菜半斤洗淨切段，油鹽起鑊同炒作菜餚。
3. 鯉魚燉酒：鯉魚半斤重一條，洗淨留鱗鰓，去腸臟，先用油泡，後入盅內，加米酒三兩燉服。

遺精在青壯年每月有一兩次是正常的現象，遺精次數頻繁，甚至一夜多次，並伴有精神萎靡、腰痠、腿軟者可以食療：

1. 蓮子煲飯：即以蓮子煮熟後，與米同煮作餐。
2. 豬肚蓮肉湯：豬肚用麪粉與食油洗淨後，與蓮肉同煮服用，二、三日內見效。
3. 豬肚杜仲湯：杜仲一兩與豬肚一只洗淨熬湯食用。
4. 豬腰胡桃湯：豬腰洗淨去筋膜，與胡桃一兩連皮熬湯，加鹽調味飲服。患遺精症者不宜多飲啤酒。

第二篇　維生素與礦物質

概　說

維生素又稱維他命（vitamine）是機體維持正常代謝功能所必需的物質，體內不能自行合成，通常從食物中獲得。

經過今日昌明的醫學證實：維生素和礦物質是維持人體健康的重要元素，使身體機能趨於正常與平衡，增強體力，事前防範，和抗拒人體易感染疾病的侵襲，加強皮膚和黏膜的機能，預防眼病、心臟病、癌症及鍛鍊肌肉等，均有莫大助益。維生素好比機械的潤滑油，能保持青春，促進細胞的生長與新陳代謝。它確實具有超出我們想像的功能，改變了全人類的生活和生命。

正常人需要維生素少，但由於食物中供應不足，或經常偏食，不愛吃素菜，機體的吸收或應用發生障礙，甚或因高熱、甲狀腺功能亢進、姙娠、授乳期間等導致需要量增加，就需要適量的維生素製劑來補救、治療或預防。一般預防，應從飲食方面考慮，如加用維生素來補充營養，只給日需量口服已夠，對不缺乏維生素的人們，未見有效。脂溶性維生素消受較慢，過多則易產生毒性。常人不必服高單位，過量或缺乏，兩不相宜，端視身體的需要來補充。

要得到所需的維生素量，才可以維持良好的健康，但對大多數人來說，是無法得到完美均衡的食物。隨着年紀增長衰老，對營養吸收已不如往昔，日常飲食又未必符合標準，每天補充適量多種維生素與礦物質，實有必要。多種維生素補充劑，對孕婦、哺乳婦女、或長期攝取低卡路里的人、或素食者、慢性病患者、或禁止某些食物的人，更爲重要。一項報告指出：懷孕期間每天服用多種維他命的婦女，比較不會生出脊椎或神經系統有先天缺陷的嬰兒。

維生素通常分兩大類，一是脂溶性如A、D、E，過量服用後會堆積在肝臟和脂肪組織中，可能導致肝、腎的損壞；另一是水溶性，如B、C，過量服用會造成神經方面失調。每一種維生素對生命都有其重要性，維持各種細胞功能正常的化學物質，有A、B、C、D、E、K，其中以維生素B種類較多，所以稱爲B羣，它包括B_1、B_2、B_6、B_{12}、泛酸 (pantothenic acid)、葉酸 (folic acid)、膽素 (cholin)、肌醇 (inositol)、生物素 (biotin)、雙氨安息酸 (PABA)、菸鹼酸 (niacin)，這些維生素，有天然的，也有用人工合成的。

儘管維他命和礦物質片劑、丸劑作爲每天飲食的一部分，但食物卻是最重要的一項。飲食平衡就是天然維生素，而水果和蔬菜則是天然的抗氧化劑。古云：藥補不如食補，事實上維生素製劑已經脫離藥物的範疇，而成爲補充營養的食物。它是來利用食物無法滿足的需要量，改以錠劑補療，甚至可達到預防疾病的目的。

我們爲了應付現代緊張繁忙的生活，就必須瞭解維生素，加以適當攝取，以維持精力充沛的身體。維他命B羣缺乏的現象非常普遍，缺乏的人，頭髮易於轉白，脾氣暴躁，睡眠欠佳，心跳氣喘，容易疲倦，尤以缺乏B_1爲甚。至於消除緊張，每日可多攝取維他命C及B羣。

維生素

脂溶性維生素A

維他命A一名維生素甲，爲生長發育所必需。它能維持上皮組織如皮膚、角膜及多種黏膜的正常功能和結構的完整，能幫助視網膜上視紫質的合成。視紫（rhodopsin）能吸收光線的感光性能，並與腎上腺皮質類固醇的形成亦有關係。

在夜間看東西要靠視紫，如果A不足，無法產生足夠的視紫，而眼睛的網膜內有桿狀體，與錐狀體的視覺細胞。但錐狀體只能發揮辨明顏色，桿狀體則能辨明暗，卽在暗光下也能看到物體，要是不能發揮其作用，便會產生夜盲症。同時維他命A可以保護細胞膜結構，防止老年人常易患的皮膚乾燥病，加強皮膚對牙齒、指甲、頭髮、骨骼的保養與生長。它能對人體細胞膜起活化再生作用，有助於體內軟組織和黏膜的機能修護，阻止感染性有機物的侵襲，保護細胞，有防禦癌變的效果。

維生素A不足的人，對一般發育期中的人而言，手腳雖在增長，但骨骼生長速度慢，身材矮小，皮膚和脂肪的分泌減少，易趨老化。諸如皮膚粗糙、鷄皮疙瘩、乾燥鱗狀皮膚炎、青春痘、對眼、角膜軟化症、結膜炎、夜盲症等，皆由於缺乏維生素A所致。由於眼睛上皮細胞角質化，而致眼球保護性的分泌減低，使眼睛灼熱、發癢、發炎，而後角膜乾燥渾濁，影響視力，嚴重時角膜軟化，甚至引致失明。有時上皮細胞角質化皺縮，手臂腿肩背腹臀部會有鷄皮似的毛囊出現。

維生素A口服易吸收，除在脂肪吸收障礙時，吸收受影響外，肝臟有病時也會妨礙吸收。此外，胡蘿蔔素在腸內吸收也較維生素A爲差，膽汁缺乏時吸收亦隨之減少。

維生素A在體內多貯藏於肝臟中，如長期大量服用，數月後聚積在體內會引起過剩的後遺症，表現爲皮膚發癢、易激動、毛髮脫落、口乾、頭痛、作嘔、肝脾腫大、骨膜增殖性改變等。兒童服用逾量，會增加頭顱內壓。長期逐日服用時間越長，血液中的視網酯濃度越高。視網酯是一種純淨的維生素A，雖然無毒，但在血液中會轉變爲視網醇，而視網醇則屬有毒。它如長期存在體內，會使肺臟骨骼受損，引起關節疼痛，以及皮膚炎、皮膚呈鱗片剝落等。此時應該停服，並從食物中除去維生素A，大致短期內這些症狀可告消失。或者服下大量維生素C亦可。又含胡蘿蔔素太多的食物，如紅蘿蔔、木瓜、橘子等服食過多，可能發生高胡蘿蔔素血症，使皮膚發黃，但眼白不黃，也無上述症狀，多飲清茶、吃番茄可消失。

食物的自然來源：動物中肝、腎、牛奶、乳製品、鷄蛋黃、魚肝油、河蟹、對蝦、黃色或紅色蔬菜、番茄、甜薯、柑桔、杏子（尤以乾杏爲最）、西柚、芒果、木瓜、柿、桃、櫻桃、香蕉、甜瓜、冬瓜、尖青辣椒、胡椒粉、海藻、胡蘿蔔、玉米、芹菜、菠菜、油菜、莧菜、韮菜中，均含有豐富的維他命A。黃色和綠色蔬菜、與水果中，都含有一種胡蘿蔔素，在腸內經膽汁酸鹽的幫助，可吸收至體內轉變爲A，故又稱爲維生素A元。成人每日約需五千國際單位，由於這類A元較難吸收，因之須取服一些維他命A製劑以資補充。但飲食裏蛋白質豐富時，維他命A的補充不妨略少。食蛋要受精的，因所含A較高；蔬菜中含維生素A之多寡，依次爲菠菜、蘆筍、玉米。而奶油、油脂、全奶、乾酪、蛋黃、肝臟等，雖含有豐富的維生素A，但爲了含有多量的膽固醇和卡路里，只能適量地食用。

脂溶性維生素D

我們皮膚上有一層油，經過夏天陽光照曬，就變成維他命D。但冬天陽光是製造不出來的，一般食品也少有這種滋養素。

維生素D包括D_2和D_3，是動物在生活期間受到日光紫外線照射後，由無活性前體變成有活性的維生素，是人體中鈣質吸收與分配時不可缺少的物質，人的皮膚內也含有它。維生素D經紫外線照射後變成D_3，酵母則含有較多的維生素D_2，D_2又稱骨化醇（califerol）。

維生素D具有調節鈣、磷代謝作用，因磷與鈣結合成不溶解的磷酸鈣，隨糞便排出，故也影響磷、鈣的吸收。維生素D正常，可控制體內鈣質分量，骨中流進及流出的鈣質，將會工作良好。

但須注意者，倘兒童服用過量，就會增加主動脈的瓣膜上方血管狹小的發生，後果影響嚴重。按維生素D是所有維生素中毒性最強者，與維生素A相比，中毒更爲可怕，由於D中毒通常沒有警告，它會直接破壞身體組織，它會不斷地從腸內吸收鈣質，一旦鈣質進入血液，便會到處流竄，乃至進入腎、心和肺臟。D中毒與隨之而來的鈣過高，會導致腎臟衰竭、成人心臟病和癡呆等。

老年人骨質疏鬆，易患骨折，故每長期服用高劑量的D，而可能引起高血鈣症，其症狀包括肌肉軟弱、噁心、嘔吐、腹瀉、骨痛，倘腎臟受損，更會出現蛋白尿、高血壓和心律不整，甚至軟組織鈣化，應及時定藥，給予維生素A，以減輕毒性反應。一般人每天服四百單位已足，D被吸收後，大部分貯存於肝內，足量時可供身體數月之需。

可是四百單位對青春少女和患有多孔骨骼病人是不夠的，如鈣的吸收減少，造成低血鈣症，並可引起繼發性甲狀旁腺功能亢進，更進而導致骨膜受害。維生素D注射或口服均能吸收，但腸內吸收，須靠有膽汁存在。

又如人患病而產生體況緊張時，D的需求量亦隨而增加。當D缺乏時，會產生佝僂病（rickets）。佝僂病是一種嬰兒與兒童在骨骼尚未鈣化時所產生的疾病，如骨骼發育不全，骨骼軟化易碎，關節增大，腿呈「了」形，脊骨、骨盤畸型，嚴重時阻礙生長，手足搐搦（tetany），均由於鈣、磷代謝失調，如鈣與D吸收不良，甲狀腺干擾，將產生手足關節彎曲、肌肉痙攣、顫搐等。

成人易患骨質軟化症（osteomalacia），此乃由於缺少日光照射，或長期缺鈣所致。於是骨骼鈣化不良、易碎，脊骨、胸骨彎曲畸型，腿部、臀部疼痛，行走困難；此外缺D還會造成牙齒遲生、蛀齒等。又研究顯示，大多數老人維他命D不足，多由於不愛喝牛奶或吃魚肝油，而此二者乃維他命D之主要來源。

至於食物來源則有蛋黃、肝、牛奶、沙丁魚、鮭魚、鮪魚、鰲魚、魚肝油等以及日光照射。倘服D逾量，可連帶服C，以資解毒。倘若維他命A、膽鹼和C（特別是C）都有適量供應，則D的毒性不會發作。

脂溶性維生素E

維生素E是強有力的抗氧化劑，它可保持人體氧氣的平衡，保護細胞和細胞膜，爲產生性激素和腎上腺激素所必需。在絕經期後尤爲重要。它可減少或阻止不飽和脂肪酸和維生素A的氧化，能使血中的卵磷脂增加與膽固醇減少，對促進人體新陳代謝，增強機體活力，深具功效。它又能維持血液循環，緩和細胞衰老，保持毛細管壁的強韌，減少導致心臟病突發和血液凝塊而中風。

維生素E對某些靜脈曲張有療效，能減少皮膚瘙癢，保護皮膚光滑，防止肌肉萎縮，抑制脂褐質的形成以抗衰老，維持正常生殖機能，治療習慣性流產，預防不孕，對有纖維性及囊腫性的乳房病婦女頗有幫助。人體當各種組織衰老時，細胞內可出現棕色的色素顆粒，脂褐質隨年齡增大而加多，如給予E後，可減少腦組織等組織細胞中的脂褐質，且可改善彈性，減輕性腺萎縮現象，人體細胞在豐富的維他命E的作用下，可分裂一百二十次，還綽綽有餘，如E不足，分裂五十次就死亡了。它分佈於人體各部組織內，對人體健康和恰當功能起重要作用。

維生素E還可以強化心肌，有時還能幫助利尿，把體內多餘的水分清除，上升的血壓減低，這或許是因為它具有刺激腦垂體荷爾蒙的作用，防止大腦垂體和腎上腺的荷爾蒙受到氧的破壞。它並可促進眼部血液循環，對神經肌肉患疾也有治療之效。E能防止瘢痕組織的產生，它能溶解疤痕，減少膽固醇在血管壁的附著，保護心肌和心血管系統的正常功能，改善冠狀動脈和周圍血管的微循環。

維生素E近年多用於老人保健方面，它可促進免疫系統功能；如於飲食中補充抗氧化劑，則有助於降低白內障之發生。

維生素E是一種醇質，即甲種生育醇，缺乏它則男子的睪丸與女子的卵巢均不發達，乃至不育。維生素E有四種，即a、b、y、g。其中以a生育酚的抗大白鼠不育症效能最高，g生育酚抗氧化的能力最強，動物缺E其生殖器官受損而不育，而雄鼠發生不可恢復的曲精管上皮變性，妊娠鼠可因缺E而使胚胎死亡或習慣流產。

又缺乏E時，紅血球脆性增加，易遭破壞而導致貧血、手腳冰冷、記憶減退、衰老迅速，中年人易生皺紋。紅血球生命縮短，嬰兒會產生巨赤血性貧血、紅血球溶血、肌酸尿肝壞疽，成人易發生腸胃吸收不良，又E能治療慢性肝損害，缺乏E則肝細胞多壞死。

維生素E在脂溶性中含毒性最低。它能儲存在體內之數量，一般婦女可達八千毫克，到需要時再釋放出來，男子只能到三千四百五十毫克，故知婦女壽命較男子為長。但所服過量，仍不免導致頭痛、噁心、視力模糊、嘴唇乾裂等症。

維生素E多存在於植物組織中，麥胚芽油內含量最多，豆類和蔬菜亦有之，食用油中以沙拉油含E最高，其次為植物油，如棉子油、紅花子油、玉米油、黃豆油、蔴油、花生油以及牛奶中的奶油。動物性食品含量較低。食物來源，不外為堅果種籽、豆莢、芹菜、萵苣、綠色蔬菜、麥胚芽、全穀類、花生、玉蜀黍、豆芽、蛋、肝、肉食類。

大抵素油中所含維生素E，每半杯之內只有十個單位，而且有九成在烹調時消失，我們每天從食物中取得的也不過十五單位，僅佔總需要量的十分之一，而且不吃加工食物才能得到這微不足道的分量，因此欲求充分取得，必須服維他命E丸。

談到每天需要量，幼童約需三十單位，青春期中和成年人至少需一百單位，如油類食物吃得多，E的需求量就增加，在生病期間，更須增至四百到六百單位。

脂溶性維生素K

維生素K能促進肝臟合成凝血酶原及血漿因子，能幫助血液凝固，是形成凝血元素所必需，協助形成紅血球細胞及骨骼新陳代謝。倘缺乏它，會使凝血時間延長而容易出血的傾向。

維生素K主要用於：

①低凝血酶原血症；

②阻塞性黃疸、膽瘻管手術前；

③新生兒出血素質、嬰兒小腦出血麻痺與脊骨出血病；

④香豆素類藥物過量應用所致之出血。

天然來源的維生素K為脂溶性，必須有膽汁存在方可吸收。故在膽道疾病、膽汁缺乏時，維生素K的吸收發生障礙。維生素K受用於肝臟，是以肝功能衰退時，K的利用也遭遇到障礙，如果應用維生素K五十至一百毫克，肌注或靜注，三至六小時後可使凝血酶原時間恢復到安全水平。

維生素K天然產品來源於紫花苜蓿的為K_1；如來源於腐敗魚肉的為K_2，人工合成的亞硫酸氫鈉甲萘醌和乙酰甲萘醌分別為維生素K_3和K_4，甲萘醌本身是脂溶性，難溶於水；人工合成的K_3和K_4則是水溶性，口服有效，但作用不及天然的K_1及K_2，而毒性卻較大；又K_3係水溶性，故吸收時不需膽汁或膽鹽存在。維生素K可以自給自足，它蘊藏在身體裏，不需要特別補充劑。其實腸內細菌通常都能製造，只有長久使用抗生素患者，由於腸菌遭消滅，K不足，身體任何一部都有出血可能，才需要特別補充。當口服抗生素之後，應該每天喝酸乳酪或酸奶培養物，相當於七十至一百四十毫克的維生素爲已足。

綠色蔬菜、肝和其他不加工的食品，都存有維他命K，食物來源可從多葉的綠色蔬菜、花椰菜、菠菜、包心菜、胡蘿蔔、番茄、猪肝、酵母、豌豆、全脂豆粉、肉類、水果、植物油、穀類中攝取。

維生素K_1可作肌肉或靜脈注射，靜注時不宜過速，一般每分鐘在五至十毫克之間，以防低血壓出現，新生兒則限於一毫克，以肌注爲宜。

水溶性維生素B_1

維生素B_1（硫胺、鹽酸硫胺）vitamin B_1 (thiamine, hydrochloride) 因其分子中含有硫和氨基，故稱硫胺。其功能使腸道工作正常，促進食慾，強化乳汁分泌，協助糖類的氧化作用，並預防心臟腫大。

維生素B_1是水溶性，易遭鹼性破壞，通常在小腸上段（即十二指腸）即被吸收。B_1在體內形成焦磷酸硫胺，此物爲醣代謝所不可缺少者。在正常情況下，神經組織所需的能量幾乎全部來自醣代謝，B_1能幫助人體充分耗用碳水化合物，如果飲食中碳水化合物分量增加，人體所需的B_1亦隨而增加。酗酒會引起B_1不足，而愛吃生魚和介殼類海鮮的人，也常會發生維生素B_1的不足現象。某些人腸中潛伏着腸細菌，這種腸細菌，往往會破壞維他命B_1的酵素。

B_1具有抗氧化劑性能，防止體內丙酮酸中毒，對調節神經系統活動有效，可鎮定神經，能消除疲勞、四肢無力、肌肉疼痛、下肢浮腫，促進生長，預防便秘、肌膚老化、心力衰竭，調節心律並防止神經炎等作用。

人體內缺乏B_1時，則醣代謝發生障礙，腸胃機能轉弱，蠕動緩慢，神經組織的能量供應不足，乳酸在神經組織內和心肌內堆積，從而影響神經和心臟正常功能，視覺神經障礙。授乳期中倘母乳缺乏B_1，嬰兒就會患視力衰弱。還有情緒不穩、易怒、沮喪、頭痛、失眠、心跳加快、喜爭善忘、無神疲倦、多疑無情、不修邊幅、厭惡瑣事、末梢多發性神經炎、血壓降低、心功能障礙、腿部發軟、肌肉痙攣、腳痲木等，如獲得充分供應，不久症狀自會消失。

倘B_1長期不足，則將發生腳氣病(beriberi)、腳腫，並伴有消化不良現象，食慾不振。患者同時可多吃栗子、柑桔、黃皮果類食物，其原因B_1對膽鹼酯酶有抑制作用。缺B_1時乙酰膽鹼水解加速，神經傳導受影響，從而造成消化液分泌減少等消化功能障礙，與胃腸不適，甚至肌肉無力痙攣，下肢癱瘓，心臟擴大，呼吸困難。高熱和甲狀腺功能亢進患者，由於消耗過多，亦應適當補充B_1。

呋喃硫胺（TTFD）為維生素B_1新衍生物中療效較好、毒性較低之一種長效化合物，在體內能迅速轉變成活性型硫胺，特別對神經系統疾病有較顯著的療效。主要應用於各種神經痛、神經炎、小兒痲痺後遺症、小兒夜尿；亦可用於劇烈運動後之疲勞消除、手術後痲痺或感覺障礙、鏈霉素引起的聽覺障礙等。但此藥副作用有頭昏乏力與噁心，停服卽能消除。如注射部位有硬塊，停藥熱敷亦能消失。

丙硫硫胺（優硫胺）為新維生素B_1之一種，功能用途與B_1相同，而有吸收快、作用強、排泄慢、不被硫胺分解酶分解、維持時間長等特點。

食物來源有酵母、穀類胚芽、麥麩、小米含量特豐，蛋、瘦肉、黃豆、紅綠豆、豌豆、花生、蔬菜、豬肉、舌、肝、魚、牛奶次之。胚芽米含B_1較馬鈴薯高，而馬鈴薯又較煮熟番茄高，故知B_1受烹飪損失頗大，B_1每天要攝取，縱過量亦能隨小便排出。

水溶性維生素B_2

維生素B_2又稱核黃素（riboflavin）或乳黃素（lactoflavin），它是構成脫氫酶的主要成分，為活細胞中氧化作用所必需，在蛋白質、脂肪、醣類代謝中佔有重要地位，同時能防止皮膚和眼睛失調，是維持視網膜正常功能所不可少。B_2又能促進成長，使細胞活潑，有益於肌膚、指甲和頭髮，能治結膜炎、口角潰瘍、舌炎、陰囊炎、外陰炎、月經不順、脂溢性皮膚炎等，並可保護黏膜、防止感染和製成抗體。

維生素B_2是建立和維持人體組織不可或缺的要素。缺乏時，眼睛對光敏感，必戴上太陽眼鏡始覺舒服。這種畏光的人，多犯有B_2缺陷、視力轉弱、眼皮下充水，對眼睛過度揉擦而血絲四起，也是B_2不足訊號。它如鼻頭出現微血管暈，恍若酗酒過度的酒糟鼻，還有眼睛發癢、視力模糊、流淚、疼痛、充血、嘴唇龜裂，口部有皮脂溢出，稱口唇炎（cheilosis）、皮膚炎和生殖器官皮膚病、陰道癢、白內障、胎兒畸型，皆缺乏B_2所致。兒童嚴重缺乏B_2時，勢將發育不良，只須視孩子舌苔色澤便可斷定，如粉紅色，則屬健康，如淡紫色便知有病，此法雖已成舊，迄今仍可適用。又成人患失眠症、頭昏、眼花、手腳顫抖、輕度貧血、經常鬧小病者，可以懷疑爲B_2不足。此外藥物破壞維生素B_2甚劇，像避孕藥、鎭靜劑、酒精、荷爾蒙、抗生素等，均會妨礙身體對維生素B_2之吸收。

維生素B_2和A兩種營養素，對甲狀腺功能均具有強烈影響。甲狀腺是人體最大的內分泌腺體，其重量只有一盎司，全年分泌的荷爾蒙也只有一茶匙，但別小看，它實際上管制人體所有細胞進行新陳代謝的速率，過度缺乏時，荷爾蒙分泌將告減少，壓抑卵巢和睪丸的機能，還可令各種腺體機能發生變化。

細胞健康受營養素、氧氣和甲狀腺荷爾蒙三項因素左右，由於人體健康是建築在細胞健康的基礎上，因此B_2確扮演著左右人體健康的角色。

很多人不相信自己吃得好好，會缺乏營養素，其實這很難講。維生素B_2易溶於水，也易受光線破壞，怕鹼性物質侵害。再者人體不能將它儲存，即使B_2過量，也只有隨尿排出。還有肉類的冷凍與解凍，如解凍一次，將損失百分之九的蛋白質、百分之十的維他命B_1與B_2。如解之又凍，凍之再解，則營養所剩無幾，棄之不足惜矣。

老年人患白內障已成常態，白內障是眼球內凝聚視力的晶狀體，其中蛋白質發生變化，使患者陷入霧裏看花的困境。如果白內障是一種老化現象，那麼延緩其形成時間也是一大德政。據科學家表示，藉維生素B_2之助，白內障的形成，可望延後十年至三十年。B_2濃度高的老人，類皆有良好視力，其晶體清晰而不渾濁。而患白內障的老者或畏光者，皆普遍缺乏維生素B_2。

科學家解釋B_2有護眼效果，它能促進膠氨基硫(glutathione)的形成，而膠氨基硫則能保護眼睛晶體的蛋白質使免於損壞。現在白內障除手術外，尚無更好的治療方式，故B_2的護眼效果值得重視。

營養學者建議宜每日補充二十五毫克，然而身體有特殊需要者，即使服下一百毫克的B_2亦不致中毒。但須注意有無皮膚發癢，或燒灼感、刺痛感，否則須減服，以免超過身體所需。

食物來源有口蘑、肝、腎、舌頭、牛肚、鷄肫、蛋黃、螃蟹、比目魚、草魚、甲魚、乾豆類、花生、小米、牛奶、油菜、青椒、菠菜、蘆筍、龍眼、包心菜、綠葉蔬菜等，而全麥麵包、乾酪、全脂奶、健素（酵母 brewers yeast）、肝粉（desicated liver）含 B_2 尤豐，橘汁次之。

水溶性維生素 B_3、B_4

維生素 B_3（菸草酸或菸草醯氨）對形成和利用性激素，有幫助改善血液循環和減少膽固醇的作用。但大多數人都能由自己體內產生所需的 B_3，而且多數食物中含有 B_3，因此缺乏 B_3 的人少之又少。如有胃潰瘍、低血壓或糖尿病的人，千萬別補充服用 B_3，否則易引起併發症，過量的菸草酸能導致皮膚發紅、發癢和發熱的感覺。

B_3 的功能是促進成長，對皮膚神經系統、呼吸器、消化器、血疾病患均有大效，爲細胞中碳水化合物、新陳代謝所必需，有促進神經系統、腦和血液循環的正常操作。

食物來源有牛肉、奶、蛋、肝和釀造啤酒所用的發酵菌，尤以鷄和金槍魚爲多，深綠色多葉蔬菜、玉米、馬鈴薯、甜瓜、橘子等。

維生素 B_4（6-氨基嘌呤磷酸鹽 adenini phosphates）是核酸活性部分，對細胞生長，特別是白細胞的增生，有促進作用，能防治各種原因引起的白細胞減少症，尤其是腫瘤化學治療時引起的白細胞減少症，著有顯效。口服：成人一至二片一次，一日三次，每片十毫克。肌肉注射：

成人二十至六十毫克一次，一日一或二次，針劑每支二十毫克。

水溶性維生素B_5

維生素B_5又稱泛酸（Pantothenic acid），是構成人體某部的神經，調節身體和荷爾蒙，也是輔酶A的一部分，這種輔酶，是新陳代謝中所必需的。人體能把吃下的食物，諸如蛋白質、脂肪、澱粉等轉化爲「能」，吸收利用的營養成分，主要是體內一種特殊物質「酶」在起作用，促進抗體的形成。又因它能加強白血球，常被醫生用來開方，幫助創傷的痊癒。人在生病時，特別需要各種維他命B，尤其是泛酸，如果不每天從天然食品與補劑中獲得補充，身體是無法迅速復元的。

泛酸還具有潤澤皮膚的作用。

泛酸缺乏時會胃腸不適、神經炎、疲倦、頭痛、嘔吐、肌肉痙攣、心跳、血壓上升、供應不足、易怒、沒精打彩，更不願與人往來，夜間失眠，白日卻昏昏欲睡。

食物來源有酵母、肝、鷄蛋、花生、米、麥、糠類、全穀、肉類、豆莢、草菇、鱈魚等。

水溶性維生素B_6

維生素B_6是人體色氨酸和糖代謝的必需物質，婦女的雌激素和皮質激素代謝也極需要B_6，它並是一種天然利尿劑，與維他命C一起幫助構成與鎮定情緒、睡眠有關大腦化學的物質。

維生素B_6可抗皮炎素，具有抗貧血、解毒、孕吐等效果，主要在蛋白質和脂肪的新陳代謝方面發揮功能，維持健全的黏膜組織，是免疫系統的重要成分之一。它並能協助製造血紅素、調節體內荷爾蒙，甚至有助改善脫髮作用，例如因失戀、離婚、精神受打擊而脫髮者。它也是暗瘡的救星，能防皮膚炎、健齒和齒齦。它是氨基酸使用和某些蛋白質形成必不可少的物質，即B_6與氨基酸的合成與代謝有關。維生素B_6學名為 pyridoxine，具有使食物變成能源的功能，並能使中央神經系統維持正常，由於它廣泛存在於動植物食品中，所以無虞匱乏。

B_6雖屬水溶性，倘過分攝取，亦足引起神經損害，如步履不穩、腳麻、行路艱難、手腳喪失反射作用等。

B_6能治哮喘，每日設服一百毫克，哮喘將大為減輕。又婦女痛經，每天服一百毫克B_6，亦可收效。

B_6不足時，會引起肌膚老化、角膜粗糙剝離、眼瞼浮腫、神經過敏、失眠頭痛、口臭放屁、嘔吐及對化粧品過敏等。

食物來源有麥芽、豬肝、香蕉、胡桃、葵花子、牛乳、肉類、鮭、鯪、葡萄、薯仔、鱷梨、酵母、梅子、鷄、金槍魚等。就中以麥芽、香蕉、豬肝三者含量最高。

水溶性維生素BT及U

維生素BT（康胃素 carnitini chloridum）是一種胃腸功能調節劑，可促進胃腸功能，使消化器官的唾液、胃液、胰液、膽液及腸液之分泌增加，增進消化酶的作用，改善胃液的酸度，並調整消化器官的運動，對於因消化液分泌減少，及消化器官運動障礙引起的各種症狀，如胃納差、噁心、噯氣、腹脹、慢性腹瀉或便秘等，具有良好效果，改善消化功能失調。但須注意者：

1. **對胃酸過多與胰腺炎急性發作患者，有加重病情可能，不宜應用。**
2. **忌與鹼性藥配用。**

片劑爲每片五十毫克，口服，通常根據年齡、病情，給服二至十二片一日，分三次服，幼兒酌減，療程自三日至二月以上。

維生素U：早先有人稱爲抗潰瘍因子，動物實驗發現有促使胃黏膜再生、潰瘍面癒合的作用。臨床上用於潰瘍病則緩解症狀較慢，但也有效果較佳者。片劑爲每片五十毫克，飯前或空腹時服，一日三次至四次，成人五十至一百毫克一次。

水溶性維生素B_{12}

維生素B_{12}（氰鈷胺 cyanocobalaminum）是一種深紅色、高複合物結晶，是體內多種代謝過程中必需的輔酶，它參與核蛋白的合成，是血紅蛋白合成的要素，和某些氨基酸中甲基的轉換以及膽鹼、脂肪和醣的代謝有關，有助於骨髓造血功能、神經系統與消化系統上皮細胞功能。

B_{12}在食物中以內臟、肉類、蛋、乳中含量較多，它與蛋白質結合呈複合物狀態，在胃酸和酶的作用下，使維生素B_{12}游離，再與由胃壁細胞或主細胞分泌的內因子結合，進入腸腔，主要在迴腸吸收。內因子能促進維生素B_{12}的吸收，若攝入大量維生素B_{12}時，還可通過小腸細胞的瀰散作用而吸入。正常人體內維生素B_{12}平均約四至五毫克，其中百分之五十至九十在肝內貯藏，從膽管排洩入腸道後，可與內因子結合而一部分被再吸收，小部分從尿中排出。臨床上可用於肝炎、肝硬化等，肌肉注射50-200mg每日或隔日一次，由醫師指示。

維他命B_{12}a（羥鈷銨 hydroxocobalamin）爲用於惡性貧血，缺乏B_{12}所引起的其他各種病變；此外，其大劑量還可作爲氰化物的解毒劑，使氰化物轉變爲氰鈷銨，注射後血中濃度高於同劑量的B_{12}，尿中排泄甚慢，持效長久。

缺乏B_{12}時，口酸舌痛，神經、月經俱不正常，背部僵硬，舉步艱難，惡性貧血等。

B_{12}是唯一無法從植物食品中取得，只有在動物食品如腎、肝、牛肉、沙丁魚、鯪魚、蛋黃、乳酪、奶類、水生貝殼中攝取。再者，人類的腸子善於再度吸收人體所排出的維生素B_{12}，循環使用，無虞匱乏。嚴格素食的人，可能招致貧血及兩腿兩臂疼痛的危機，應補充B_{12}丸劑。

水生貝殼動物如蜆、蠔、蚌等均含有豐富的蛋白質，以及人體必需的微量元素—鐵、銅、鋅，特別是鋅。是以貝殼動物乃合成維生素B_{12}之主要來源，不過貝殼類蛋白質與人體蛋白質結構迴有不同，有些人吃下貝殼類蛋白會引起過敏，甚至哮喘、風濕等症狀，應予避免。貝殼類食物一般不易嚼爛，較難消化，胃腸消化力弱者以及幼兒、老人咀嚼力差者，均不宜食用。同時貝殼類食物在運輸保藏過程中，易遭細菌汚染，特別是沙門氏菌和嗜鹽菌，食用前必須洗淨，烹調時宜注意熟透，千萬別貪圖鮮嫩可口或生食，而使病菌得逞。又須加放葱、蒜、白胡椒，使其味美而又能殺菌，現煮現吃，勿留隔夜。

葉酸

葉酸（acidum folicum）在未確定化學結構前，它有維生素Bc、維生素M等名稱，是維生素B羣中能增進免疫功能之一種。葉酸本身無活性，在體內還元轉變爲甲酰四氫葉酸，爲重要輔酶；對於造血系統與維生素B_{12}有密切關係。可預防貧血，幫助小腸適當發揮作用，是人體某部蛋白質與細胞核遺傳物質形成所必需。葉酸有止血作用，還可協助預防巨紅血球貧血，其特性使正常血球不斷增加。

缺乏葉酸供應時能引起一種大細胞貧血症（large cell anemia），口舌腫痛，有時也會出現一種灰褐色的皮膚色素沉着，鐵質絕不能治療這種病，對於因維生素B_{12}缺乏而生的神經系統損害，葉酸治療非但無效，反更有害。

葉酸又可降低脊柱脆裂與其他神經管殘障的危險。

葉酸來源於酵母、肝臟、新鮮綠葉蔬菜、蛋黃內爲多，只是烹調易於破壞，其他廣泛存在於自然界，肉、魚、牡蠣、鮪、黑麥、小麥、麥芽、豆類、豌豆、菠菜、芥蘭、芹菜、蘑菇、花生、杏仁、草莓等。

國家研究會建議成年人攝取量爲二百四十毫克，婦女爲一百九十二毫克。

葉酸排泄量與血漿濃度成比例，一般由腎臟排出，排量甚少。若是大劑量注射後，二小時有百分之二十五可見於尿中。通常以口服爲主，吸收不良者可改行肌肉注射，它可治療缺乏葉酸之貧血症，如服用葉酸，一定要與B_{12}一齊服，否則不能生效。

煙酸

煙酸（acidum nicotinicum）也稱尼古丁酸（niacin, nicotene）或煙酰胺（nicotinamidum），按煙酸到體內會變成煙酰酸，它是涉及醣、脂肪、蛋白質代謝之輔酶Ⅰ和輔酶Ⅱ之主要組成成分，具有促進細胞新陳代謝之作用。兩者均可用於防治煙酸缺乏症、糙皮病、舌炎、口炎、腹瀉等。煙酸能擴張血管，增加通向身體各部的血流量，而煙酰胺無此作用，但煙酰胺對日光性皮炎有一定療效，煙酸又可用於冠狀動脈供血不足，血栓閉塞性脈管炎，因腦血管痙攣引起的頭痛以及內耳眩暈症。大劑量煙酸可降低血漿之低密度和超低密度脂蛋白，故而膽固醇和三酸甘油酯均可降低，適用於高脂蛋白血症，其作用可能減少脂肪組織之游離脂肪酸之釋放，減少內生性三酸甘油酯之合成，煙酰酸則無此作用。

使用劑量大時，初期有噁心、嘔吐、胃部燒灼感、腹脹、腹瀉、心悸等胃腸反應。它使血管擴張、顏面潮紅、感覺異常，伴以搔癢，也可能出現蕁蔴疹等。如長期應用致糖耐量障礙、糖尿病惡化，以及引起高尿酸血症，甚至影響肝功能。忌用於潰瘍病與孕婦。

食物來自肉類、魚類及罐裝鮭魚、麥類、未加工之穀類、花生等。

煙酸缺乏時會產生癩皮病，牽連皮膚、胃腸、神經系統，其徵狀開始疲倦、聽覺衰退、食慾不振、頭痛、口舌疼痛、吞嚥困難、脣舌顏色異常。倘體內缺乏鹽酸，會產生類似惡性貧血症狀，日曬後手背、肘、腿、膝蓋、脖子發生皮膚炎、皮膚紅腫觸痛，如不治療，則皮膚變粗鱗片，破裂潰爛，日曬更糟。

由於煙酰胺是維他命B的一種，缺乏它可以使人精神迷亂意識模糊，心生幻覺，甚至神經錯亂，又會使人變成暴躁多疑，怨天尤人，萎靡不振，這些普通病，足以破壞家庭的快樂，但在獲得煙酰胺供應二天後，精神卽可恢復正常。

煙酸肌醇酯 (inositol nicotinatum 或六煙酸肌醇酯 meso-inositol hexanicotinate) 在進入人體後逐漸分解成煙酸和肌醇，二者皆有降低血清膽固醇的作用。其血管擴張作用比煙酸溫和，它也有降低血脂的作用。主要用於治療各種血管性疾患，如閉塞性動脈硬化、肢端動脈痙攣症、動脈粥樣硬化症、高血壓病、偏頭痛、及凍傷等輔助治療，口服成人〇・二至〇・四克，一日三次，片劑每片爲〇・二克。

肌醇（inositolum）能降低血清膽固醇，用於動脈硬化症，口服〇・五至一・〇克一次，一日三次，片劑每片爲〇・二五克。

水溶性維生素C

維生素C又稱抗壞血酸，爲白色結晶，易溶於水。當和空氣、熱、光或銅、鐵金屬接觸時，會被破壞。維生素C是膠原（collegan）的形成，膠原是凝固物質，在體內擔任細胞與細胞連結聚合的任務。同時C在氨基酸—酪氨酸正常代謝中有其重要性，對腎上腺功能亦有其影響。爲保持腎上腺的健康，在絕經後必須藉維他命C使產生雌性激素。

維生素C是一種蛋白，爲組成人體肌肉、靱帶、脈管組織、骨骼和軟骨，牙齒堅實、血液與皮膚所必需，是結締組織的主要蛋白，並能幫助人體對鐵的吸收。由於缺乏C，導致鐵質無法吸收，於是連帶呈顯缺少鐵質，結果引起貧血。維生素C有助於傷口癒合，還能增強抵抗病毒的感染，預防貧血和抵制氧化。

維生素C是有效的解毒劑，對眼睛、皮膚、牙齦都有益，在壓力狀況下具有保護及緩衝作用。它又可增強人體的免疫能力，小至感冒，大至癌症以及骨的膠質，都可藉C而使抵抗力加強。C還能保護吸煙者氣管的黏膜，故吸煙者宜多食富有C的蔬菜和水果。

現代人由於工作緊張，身心容易煩燥，而C有促進血液循環、加速新陳代謝的作用，有助於緩和身心緊張，應較常人多加攝取。此外常飲啤酒的人，也該多食水果蔬菜，以解除啤酒中對身體有害的物質。

維生素C能促進副腎荷爾蒙活躍，防止老化，增強老年人的免疫力。又C有防止壞血症的功能。壞血症（scurvy）症狀有三：

1.由於膠原凝固作用之失去而發生。

2.全身溢血或毛囊周圍出現紅色溢血。

3.牙齒鬆動及細胞的變化，齒齦出血、皮膚斑點腫脹、手臂腿部之短暫觸痛。

很多人為了抗拒傷風，服食維他命C往往超過一克，此固偶然會引起腹瀉，間或造成腎臟問題，但對大多數人而言，不致發生任何流弊。

按維生素C與E有助於防止動脈硬化，動脈阻塞的機率降低，可增強血管的韌性，降低血清膽固醇。

維他命C的確妙用無窮，它可用來抑制皮膚惡化，促進皮膚正常功能，例如關注容顏的人，認為它有漂白作用，抑制雀斑及黑斑的滋生，又能化解火氣，進而消除青春痘。

維他命C一旦缺乏，會產生關節痛、牙齦出血，會有精神疾病或智能減低的現象。嬰兒生長障礙、貧血、呼吸短促，易受感染，血管轉脆，手肘輕撞，即會皮下瘀青。

但維生素C如攝取過量，會出現噁心嘔吐現象，使血清和尿中的草酸鹽濃度增加，形成草酸結合，轉而爲腎結石。此外，當服用抗凝血劑之後，尤應避免攝取維生素C，否則可能出現溶血性貧血症狀。

維生素C對任何進入血液中的物質，似均有所反應。倘供應不斷，可以把人造糖、鉛、苯、四氯化碳和藥品的毒性解清。至於服用過量A與D所引起的毒，一樣可賴維他命C來解除，從尿中排出體外，因此C之需要量大增。

食物來源有番石榴、白文旦、草莓、柑橘、櫻桃、檸檬、芭樂、鳳梨、甜瓜、木瓜、番茄、苦瓜、甘藍、綠菜花、捲心菜、白蘿蔔、燈籠椒、菠菜、豌豆、豆芽、馬鈴薯、藕、乾果、核果等。他如鮮棗、山楂、香蕉、蘋果，所含維生素C亦均豐富。

認識C的功能後，無論在懷孕期間及孩子的養育過程中均須適量服食，成人每日約需七〇公絲，孕婦及哺乳婦女約需一百公絲，倘若感到緊張或外來物質如藥物、病毒、空氣污染侵入時，更需多量的維他命C來挽救細胞的衰敗。

食物貯藏會影響維生素C的含量，二者間有莫大關聯。橘汁與其他柑桔類果汁，在冰箱內冷藏，甚少損失維生素C，因其中酸的存在，幫助保存了它。水果儲存於較低溫、華氏零度以下無甚損失。蔬菜、青豆、青花菜、花椰菜、蘆筍亦然，但如在華氏十度儲藏四個月後，會損失百分之五十還元維生素C。由此可知水果及蔬菜在低溫貯藏中，可防止維生素C的損失。

罐裝食物長時間儲存於高溫場所，C也會遭到損失，如罐裝番茄汁儲藏於室溫（華氏六六－七七度）中八個月後，維生素C僅保留一半；倘溫度升高到九十九度的話，則僅保留三分之一。

食物調理的影響，以及食物從收穫到進入購買者手中，維生素C也會損失甚多。由於C溶於水，易遭其他因素破壞，故保存甚爲重要。

食物生吃較烹烤後再吃含有更多的維生素C。去皮的蔬菜切成小塊時，會流失些C，例如馬鈴薯切片與調理或烹調之水接觸表面增加，或銅鍋的使用，均會降低C的含量，因銅離子具有破壞維生素C之特性。

人體對維生素C之需要量並不高，一般大人每天有六十公絲便已足，一個橘子便含有六十毫克的C，它比香蕉高十倍，照說已不嫌少，但C易受熱及鹼的破壞，是以調理時不要煮太久，熟後儘快吃，否則在空氣中氧化而失去作用。爲避免破壞，最好不要與鹼性物質同煮，也不宜久浸水中以免溶失。蔬菜宜快炒代替水煮。能多保存維生素的食物烹調法，以菠菜及胡蘿蔔爲例，其黃綠色蔬菜中所含葉紅素，經過食油處理後，其吸收率無形提高，值得採用。

水溶性維生素P

維生素P又名路丁（rutinum-eldrin-melin），它具有維持微血管抵抗力，降低其滲透性，減少其脆性，並能增強維生素的活性，還有增強骨骼和牙齒，鎮定神經，強化血管壁的彈性。

維生素P用以防治高血壓腦病、視網膜出血、急性出血性腎炎，以及皮膚易發紫斑病的人。動物實驗證明，路丁對脂肪浸潤的肝臟有祛脂作用，若與谷胱甘肽合用，祛脂效果更明顯。

路丁自腸道吸收極少，甚或完全不吸收，口服作輔助治療劑。食物中紫色的茄子含有甚多的維生素P，茄子外面一層紫色外皮，不要削去，宜同享食。

生物素

生物素(biotin)又稱維他命H，是輔酶的一部分。在合成脂肪、分解蛋白質和碳水化合物，以使人體能夠利用這些物質的過程中，生物素起了重要作用。生物素還有助於甲狀腺、腎上腺、神經系統和皮膚保養等，並幫助保持汗腺、血球和皮膚的健康，食進過多的蛋白質，會產生生物素缺乏症。

缺乏生物素時，其症狀是食慾不振、嘔吐、噁心、貧血、感覺過敏、皮膚炎。按缺乏葉酸和生物素的人，會有疲倦、糊塗、易怒、沮喪情形。

食物來源有核果、豆莢、蛋、肝、腎臟、麵、青綠蔬菜、椰菜，都可獲得，故眞正的生物素缺乏病很少。

酵素

酵素（enzymes）是從動物或植物的細胞做出來的，能幫助人體分解食物，促進發酵、助消化、增食慾。人類所吃的食物，大多無法被人體直接利用，必須經過消化的過程，才能把食物轉變成能攝取的物質，而爲人體吸收。食物分解手續，除了靠本身機能和分泌液，如唾液、胃液以外，就需要酵素的幫助。如果人體缺乏了需要的酵素，或酵素活性衰退的話，就會生病。現代人形形色色慢性病之所以難治，大多是酵素不足所產生的反應。

乾酵母片（食母生）tabellae saccharomycitis sicci (yeast) 含有維生素B_1、B_2、菸酸及一些氨基酸，但含量均不多，其作用與複合維生素B相似，除補充維生素B族缺乏之外，對於消化不良和食慾不振有時可起輔助治療作用，應嚼碎後服下。劑量範圍較大，視病情需要和病人感覺，分數次或隨意時間咀嚼服下。片劑每片爲〇・三克或〇・五克。有的酵母含B_1特豐，服後遂出現他種維他命不足現象，所有酵母含蛋白質均豐，含多種維他命B，釀母（torula yeast）所含礦物質特多。

酵母中以釀酒酵母與不會發生酒精作用的酵母爲最佳。否則可以購買曾經加入鈣、鎂甚或微量元素的酵母。酵母含有各種維他命B、高度的蛋白質，和用以應付體況緊張的各種滋養素。

氨基酸

氨基酸（methionine）是維持人體健康的重要元素，食物蛋白質中含有二十多種氨基酸，其中數種在人體內不能自行合成，必須從食物中攝取，以維持生理需要，此爲必需氨基酸。另外多數氨基酸在體內合成，稱爲非必需氨基酸，例如甘氨酸、丙氨酸、谷氨酸、組氨酸、酪氨酸、胱氨酸、絲氨酸、半胱氨酸、脯氨酸、羥脯氨酸、精氨酸、天門多氨酸、羥谷氨酸。

人體要從食物中攝取下列九種本身無法製造的主要必需氨基酸，一旦缺乏其中之一種，就會引起疾病。它是異白氨酸、亮氨酸、離氨酸、色氨酸、纈氨酸、甲硫氨酸、苯丙氨酸、蛋氨酸、賴氨酸。

自然界中動物蛋白質或植物蛋白質沒有完全符合人體的需要，應混合多種蛋白質食用，以接近人體需要，更提高其生理價值，譬如植物性食物，每種都會有一兩個主要氨基酸含量太少，像米中少離氨酸，黃豆中少含甲硫氨酸、光胱氨酸及纈氨酸。但是同一餐中有黃豆的話，米中所不足的離氨酸，可用黃豆來補足，而黃豆中所少有的主要氨基酸又可用米來輔助，便不虞缺乏了。是以素食者要每餐把握住不偏食，有豆類、麪食或米食，以混合食用爲原則。又如玉米，其中不足者爲色氨酸、異白氨酸、離氨酸，花生中缺異白氨酸、離氨酸、甲硫氨酸、半胱氨酸，核桃缺異白氨酸、離氨酸，芝蔴缺離氨酸、異白氨酸，蔬菜缺異白氨酸、甲硫氨酸、半胱氨酸，菠菜和腰果不缺。酵母菌缺少甲硫氨酸、半胱氨酸，麪則缺離氨酸、甲硫氨酸、半胱氨酸等。

兒童及青少年在發育時期，需要大量的氨基酸來建立新的細胞，加速發育和成長，老年人則使細胞重行獲得活力，尤以病人在復原時期，重建衰退的細胞。

附碳水化合物、蛋白質、脂肪、酶、礦物質

碳水化合物

碳水化合物（carbonhydrates）又稱醣，主要功能是經過分解後，可與人體由空氣中吸收來的氧，進行氧化作用，產生高量的熱和能，供應人體活動及工作。同時可以抵抗寒冷，使人的精力旺盛，精神奕奕。不過增強精力的來源，還得靠維他命B_1，東方人常食白米，無形中缺少了B_1，或吃得太多糖分，也會形成體內B_1之不足，甚至產生腳氣病。

碳水化合物這類食物，如甜食及澱粉類，可以刺激腦中主管鎮定的化學成分。澱粉到了腸裏，雖然易變爲糖，但過程甚慢，由此使身體的能一直可以保持。糖類與澱粉對身體用處甚大，它供給人體熱能、構成身體組織、維持心臟和神經的功能，保肝解毒，但須避免食用高量的糖，否則易引起腸胃不適、反酸、脹氣、糖代謝障礙，所以糖的價值不及穀類；同時多吃甜食，會增加血清甘油三酯之升高及低密度脂蛋白之增多。精煉的糖足以刺激胰島素和鹼性消化液的生產，阻礙身體吸收蛋白質、鈣與其他礦物質，還阻止有益的腸菌生長，因此必須少吃。假如吃下的熱量不足，那麼體內原存的蛋白質，會因氧化被利用來產生熱量。按飲食中醣、脂肪供應只要充

分，則蛋白質便可用來製造修補體內組織，不須轉化爲醣提供熱能了。因此身體如需熱量多，可吃香蕉、水果乾、粗穀、根莖、麵包等以取得天然的糖分。

醣類按其結構，可分爲單糖、雙糖與多糖三種。單糖如葡萄糖、果糖、半乳糖；雙糖有蔗糖、麥芽糖、乳糖；多糖有澱粉、糖精、動物體內的糖原、纖維和果膠。人體對醣類之攝取，應儘量以澱粉爲主，以減少體內蛋白質之被破壞挪用。碳水化合物最好每天分六次吃，每次吃一點點，多則不免積貯發胖。其實人體所需碳水化合物量並不大，隨著年齡增長，相應減少熱量之供給；同時老年人基本代謝低，平均每增十歲，下降百分之二。熱量越多，體重超出標準越多，脂肪貯積在體內，轉趨肥胖，從而對高血壓、糖尿病之發病率轉高，故醣類攝取，不可不愼。如果上述病情嚴重，更應該多次少吃—每隔一兩小時吃一點碳水化合物，以免頭痛、嘔吐、酸中毒不舒服現象之出現。要是已有嘔吐，則每隔十五分鐘喝幾匙濃縮果汁，最好再加上維生素B_6，可望奏效。

蛋白質

蛋白質 (protein) 主要由碳、氫、氧、氮四種元素構成，具有三大功能：

㈠維持生命及生長，體內不斷新陳代謝，細胞修補建造，均有賴於蛋白質來執行。

㈡調節生理機能，如免疫蛋白可增強人體對疾病的抵抗力，肌凝蛋白及肌動蛋白能調節肌肉收縮，血液中的蛋白質能運送各營養素到各器官組織，並將身體產生的廢物運送到排泄器官以排出體外；血紅素能調節血中的酸鹼平衡，以維持正常的PH值。白蛋白調節滲透壓，以維持血管內外之平衡。

㈢提供能量，一克蛋白質氧化可產生四卡的熱量。

蛋白質是身體成長必要的營養材料，身體所有機能，差不多悉由蛋白質所構成、所控制。如果供應不足，衰老就會到來。要維持青春、延緩老化，要靠蛋白質；抗體、補體、白血球、淋巴細胞，調節荷爾蒙要靠蛋白質；甲狀腺和腦下垂體的內分泌是蛋白質；胰臟分泌的胰島素是蛋白質；抵抗細菌的抗體是蛋白質；此外心、肝、腎、眼球、頭髮、皮膚等，無一不是由蛋白質所構成。人體所有的活細胞及體液，除了膽汁和尿液外，均含有蛋白質。

蛋白質進入人體的消化器官裏，被酵素完全分解，經過小腸吸收送入肝臟，一部分在此分解，另一部分氨基酸則被送入人體各部份分解。構成細胞的蛋白質，燃燒成為精力的泉源。但熱量來源應分配在複合碳水化合物、蛋白質及脂肪各方面，而不是單一的蛋白質。食物中蛋白質所含氨基酸的種類和數量，越接近人體需要，其生理價值越高，不論動物或植物蛋白質，沒有一種是完全符合人體的需要。蛋白質可將之分為：

1. 完全蛋白質：含有足以維持身體組織及促進正常生長的必需氨基酸，如蛋、奶、肉類。

2. 部分完全蛋白質：它僅能維持生命，不能促進生長發育，如小麥中的麥膠蛋白。

3. 不完全蛋白：單獨供應時，無法促進生長發育，又不能維持生命，如玉米膠蛋白、肉皮膠蛋白等。

因此之故，必須混合食用多種蛋白質以提高互補價值。不足時整個身體組織便轉虛弱，引起內臟器官的耗損，對肝功能活力減少，新陳代謝無法順利進行，四肢無力，老化加速，頭昏眼花、貧血、肌膚皺紋迭起等，蛋白質不足或氨基酸不平衡，使體內原有的主要氨基酸，從尿中排出體外，使人沮喪、冷淡、孤僻、暴躁等。

當人體蛋白質不夠時，體內爲先接濟臟腑如心、腎、肝需要，則本身蛋白發生分離，水分從缺乏蛋白的血液中轉移到組織間的間隙，隨而顯出肥胖，其實是浮腫；其次感染可使血裏的白蛋白（也稱清蛋白）隨糞便排洩，或由感染引起體況緊張，其體內的蛋白質需求量更非增加不可。尤其是麥胚、蛋與乳類，最具增強身體抗體防禦的能力，也是最能增加白血球產量的蛋白質，依次爲蛋黃、肉、乳、全脂黃豆粉。

人體雖由蛋白質來組織肌肉，但只需百分之六的蛋白質就夠熱量來源，超出部分也會以脂肪形態儲存起來，所以要令肌肉發達辦法，不在多吃蛋白質，而是補充鐵質。患病時體內大量消耗蛋白質，同時人體不能迅速合成非主要的氨基酸以應需求，加上食慾不振，遂致病後乏力，疲勞瘦削，或由於腹瀉，食進的蛋白質不能充分消化吸收，或外傷、出血、高燒等，都會增加蛋白質的消耗，使人的免疫力降低，體質恢復緩慢，神經系統也常發生障礙性的副反應。倘若依靠蛋、乳、乳酪和腺質肉類（glandular meats）來供應病體所需的大部分蛋白質，則復元迅速。

凡長期輕微缺乏蛋白質，導致臉色蒼白、體重減輕、頭髮稀疏、低血壓、肌肉伸縮彈性不良，而引起駝背、曲腰和臟器下垂、肝臟腫大，同時小腸、胰臟的消化酵素分泌減少，蛋白質吸收隨之減少，容易感染疾病。至於嚴重缺乏時，會導致水腫（常見於踝腿和手等處）、肺結核、肝機能障礙、慢性腸胃潰瘍、腎臟病和癌症，且對胎兒及嬰兒有智力發展受阻現象。是以每日飲食計劃不能不謹愼。

按照營養，一般成年人每日約需攝取七、八十克蛋白質，但因年齡、性別、勞動強度而異。專家建議每日攝取蛋白質總量中，要有三分之一來自動物性食品與大豆，約莫二十克，對懷孕婦女應多出十克，青少年、哺乳婦女攝取量亦應增加，方符合營養需求，有利於健康。

一般牛奶二四〇CC中含蛋白質八克，一兩肉含七克，一只雞蛋含七克，一碗飯含八克，一片土司含二克左右。一天若有五英兩(約一四二克)的動物蛋白質足供敷用，太過則轉變爲醣類與脂肪，增加肝、腎的負擔。也能造成骨質惡化、肥胖或其他疾病。老人消化力弱，腎功能較差，雞蛋每天不要超過一個，牛奶每天兩杯，如有脹氣，可喝易消化的一種，或飲豆漿。病人和老年人適宜喝酸奶或酸乳酪，這些在調製時，即已大部分自行消化。但是各種奶粉皆已經過加熱，部分營養已損失，不應作爲鮮奶代替品。

蛋白質豐富的飲食，可以使活動緩慢的甲狀腺加快，因含有酪氨酸（tyrosine）的氨基酸，而甲狀腺胺就是甲狀腺荷爾蒙，就是靠酪氨酸製造出來的。不過沒有維他命C和B_6，酪氨酸是無法利用的。沒有膽鹼，也無從製造出來。如果受維他命C破壞，則甲狀腺胺受氧抗制而失其作用。

由於大多數穀類、蔬菜、堅果都缺乏某幾種主要氨基酸，故必須與蛋乳或肉同食才能得到一切主要的氨基酸蛋白質。明膠(gelatin)中缺乏許多主要氨基酸，但所含氨基乙酸特多，所以明膠難使病人復元，甚至產生毒素。蛋白質過多，尤其是動物蛋白質，會影響腎臟受累。

植物蛋白質混合物最易爲人體利用。過去認爲雞蛋是含有全部氨基酸，爲完美的蛋白質，現在發現用三分之一的馬鈴薯蛋白質取代雞蛋蛋白質，人體則能更有效地加以利用。如每日進餐，吃各式各樣的蔬菜、穀類，就可令體內合成完全的蛋白質。

許多植物蛋白質，不但量多，而且質美。包括荷蘭豆、扁豆、大豆，核果如松子、核桃、杏仁、芝蔴、穀類、麥類、麥胚、馬鈴薯，都有很好的蛋白質；酵母、蔬菜和水果，也能供給部分蛋白質。所以要吃到足夠的蛋白質並非難事，難在如何攝取足夠的主要氨基酸。如果素食者能混合食用各種植物食品裏的蛋白質，那麼蛋白質無虞不足。黃豆蛋白質含量不亞於肉類；動物性蛋白質有肝臟、家禽、魚類、蛋、乳和乳酪製品等。

脂肪

脂肪（fat）是組成人體細胞壁的必要成分，人類活力不可或缺的來源，它對人類正常生長、細胞膜完整、荷爾蒙的合成，都是很重要的物質，它能造成肌肉的結實，使富有彈性。兒童如未攝取足夠的脂肪與碳水化合物，發育將受影響，不過脂肪應隨著兒童的成長程度開始減緩，大致佔每天飲食百分之三十即可。脂肪含有大量的卡路里(calorie)，每克脂肪可產生九卡的熱量，而每克碳水化合物則產生四克。脂肪的熱量比較會使人發胖，但動物脂肪經常與蛋白質混在一起，在計算食物營養時，不能不注意及之。

身體每天需要有兩湯匙素油來製造必需脂肪酸。所謂必需脂肪酸，是指人體本身不能合成，而可從沙拉醬、堅果類、鱷梨或非氫化的花生醬和堅果醬中得到。這類所含的脂肪量平均達三分之一至一半。紅花、葵花子、芝蔴、胡桃和大豆所含的亞油酸，都比玉米、花生、棉子油多，比橄欖油更多，如果再有幾種礦物質和維生素的補充，則身體還會自動把吃下的亞油酸製成其他主要脂肪酸。

花生油含有花生烯酸，紅花油含有亞油酸，以及大豆含的亞麻三烯酸都特別豐富，將這三種油均匀地混合在一起，是很好的拌沙拉或煮菜用油。此外可配用奶油與素油各半杯配合，用果汁機攪成柔軟奶油，比人造奶油好得多。因人造奶油用氫化脂肪以及高度精煉的油(是酸敗了的油類)所製造，雖沒有酸敗氣味，但是有害的化學變化是沒辦法除去，因此很多人怕用人造奶油，縱使極輕微的酸敗，也足以破壞許多滋養素。所以沙拉醬和卵磷脂一經啓用後，剩下的必須冷藏。

脂肪可促進脂溶性維生素A、D、E、K的吸收，保護神經及內臟器官，保持體溫，防止體熱散失，適量的脂肪，可延長胃內食物滯留的時間，不易感到肚餓；也可增加食物滋味，要滿足口腹之慾，要刺激膽汁流動，都需要脂肪。倘若體重沒問題，只要食物裏不缺任何滋養素並能爲身體吸收利用，那麼奶油、湯汁、乾乳酪，和其他天然脂肪，不必過於戒忌。動物實驗缺乏亞麻油酸，會使生長受阻、肝臟退化及皮膚損害等。嬰兒缺乏則會有類似濕疹之皮膚炎。

飲食中過多的熱量，不論來自醣類、蛋白質或脂肪，均可轉變成中性脂肪（卽由甘油和脂肪酸合成的甘油三酯）和類脂（卽磷脂和固醇）的脂肪酸。脂肪酸又分爲飽和脂肪酸和不飽和脂肪酸，而不飽和脂肪酸又是必需脂肪酸。脂肪是提供身體熱量和脂肪酸，過少會造成身體的消瘦、精神懶散、怕冷等。類脂是供給人體尤其是腦細胞和神經細胞的主要成分。

不飽和脂肪酸在食物中的比例也不宜過多，由於發現過多的不飽和脂肪酸，可能發生致癌，也容易發生脂肪氧化，出現老人色素沉著如老人斑等，專家建議不飽和脂肪酸對飽和脂肪酸的比例宜爲一・二五到一・五〇比一。植物油中含量不等的多環芳烴，此物有致癌作用。如完全素食者，用植物油作菜的人，可用維他命E以補充其氧化作用。同時研究發現細胞的衰老和脂褐質的堆積有關，而脂褐質則是細胞中不飽和脂肪酸的過氧化分解產物。

飽和脂肪酸卽動物油，經證明此物能引起血清中膽固醇升高，而不飽和脂肪酸則可降低血清中的膽固醇和低密度脂蛋白，這是因爲不飽和脂肪酸能促進肝臟，把膽固醇氧化爲膽酸，它本身還能和膽固醇結合起來成爲膽固醇酯，這種酯比較容易從血中向外轉送。含有磷質的不飽和脂肪酸，還能阻止膽固醇分子往血管壁內沉積。不飽和脂肪酸主要是存在於植物油中的亞油酸、亞麻油酸及花生油酸，血中缺乏這類物質時，血脂即升高，會促進動脈粥樣硬化的形成。不飽和脂肪酸雖然有防止血淸中、血液中膽固醇的血管壁沉積，防止血管硬化，但是要加以限制。脂肪過多或過剩，超過需要時，血中的膽固醇和甘油三酯都升高，這類物質沉積在動脈內，會促進加重冠心病等，一旦深入心臟，會增加心臟沉重的負荷，使動脈壁的膽固醇沉澱，這是一般高血壓、心臟病與動脈硬化的主因，同時也促使癌症的發生與發展。

關於油炸食物，還是用動物性油脂較安全，由於植物油均含有不飽和脂肪，性質較不穩定，加熱後極易分解而酸敗；而速食店的油，通常會反覆多次使用，對健康尤未見好。

人體脂肪大部分是屬於飽和性的，它要靠主要的脂肪酸才能燃燒。因此每日吃下二湯匙素油才能得到這些脂肪酸，假若把這兩匙素油一次吃進肚內，則大部分將變爲鬆軟的脂肪而儲於體內，身體本身仍得不到充分的脂肪酸，是以原則上應該分開來吃。每半杯素油和堅果有四百至八百熱量單位，所以吃得太多是無益的。總之，油脂雖爲重要營養素之一，但攝取量應在總熱量百分之三十以下爲佳。

我們日常飲食中的油脂有兩大型態，就是顯型及隱型油脂。顯型油脂是看得見的，如烹調油、沙拉油、奶油、人造奶油等；隱型油脂是看不見的，是包含在各種肉類、魚類、蛋奶、豆類中的油脂。如果在肉類中已取得很多隱型油脂，而烹調時又用奶油、猪油或鷄油，未免攝取飽和脂肪過多，有害健康。大豆沙拉油是植物性油，它含有豐富的必需脂肪酸及多元不飽和脂肪酸，可降低血脂的膽固醇，故爲適用的烹調油，是比較合乎均衡而健康飲食的準則。假如每天入口的素油不止兩湯匙，每多進入一湯匙素油，就得多服一百單位的維他命E，以資配合。

酶

酶是生物體細胞產生的有機膠狀物質。酶除了蛋白質外，還含有微量元素和維他命B族羣。如果體內缺乏這些營養素，與其相關的酶的活力便會下降，新陳代謝也出現障礙。酶又稱爲生物催化劑，它對物質的分解與合成以及人體整個的生理代謝，均具有十分神奇的功能。

但人體內酶的種類很多，作用各不相同：

1. 澱粉酶：能水解澱粉成爲易被體內吸收的麥芽糖和少量葡萄糖。
2. 蔗糖酶：能將蔗糖水解爲果糖和葡萄糖。
3. 蛋白酶：能將蛋白質水解爲多肽和少量氨基酸。
4. 肽酶：能將多肽水解爲氨基酸。
5. 脂肪酶：能使脂肪水解生成甘油和脂肪酸

等等。還有一些酶對腦溢血、腦血栓和動脈硬化等有良好的預防效能。

礦物質

礦物質(mineral)僅佔體重的百分之四，但卻是我們體內生命反應中不可缺少的元素之一。這可分成兩部分，一是主要礦物質，如鈣、鎂、磷、鈉、鉀、氯；另一是稀有礦物質，如碘、鐵、氟、鋅、銅等，維生素與礦物質調養劑，如果沒有食物，亦不能發揮其功能。是以人體需要各類食物的養分。礦物質是重要的養分，有多種功能，它可以強化骨骼和牙齒，又可以維持細胞的形狀與功能，還可協助人體維持體液的均衡，並可與酵素和其他蛋白質結合。但是人體最需要的還是三種最普通的礦物質：鈣、鐵和鋅。礦物質還包括銅、錳、矽、銻、鉻、鈷、硫、硒等。

礦物的微量元素(trace elements)銅、錳、鋅、鈷等，和維他命一樣，對身體健康極爲重要。微量元素又稱微量礦物，在生物體中對營養與新陳代謝作用具有絕大重要性，十種體內所必需的微量元素有碘、鐵、銅、錳、鉻、鋅、氟、鈷、鉬、硒等，因大多是金屬酶的組成，缺少這些元素，就不免患這、患那種病。

鈣

鈣(calcium)能幫助生長，堅固牙齒、骨骼和治療貧血。人體的鈣百分之九十九存在於牙齒和骨骼中，其餘則用於人體內酶的作用、肌肉收縮—包括心肌收縮和血液凝結，骨骼就像鈣的貯存庫，當身體其他部分需要鈣時，維他命D就會從骨骼中吸出鈣，讓其他部位使用。鈣還可增加骨骼的堅硬度，缺鈣的兒童，不僅發育緩慢，骨骼也會發育不健全，因而造成身體矮小、牙齒不整及可能引起佝僂病、軟骨症。軟骨症會使骨質鬆軟，以致發生腿骨彎曲、腿骨下凹等畸形現象。飲食裏的鈣、鎂、維他命D太少時，可能使骨病叢生，不過吸收能力不足也可能有關。鈣質每天總有一些隨大小便流失，但如果飲食一向正常，多出來的鈣就會儲存在長形的骨頭裏，留備修補骨頭與柔軟組織之用。倘鎂的供應不足，小便排出的鈣就更多。維他命D能使人體經由腸壁吸收更多的鈣，也能使腎細管重複吸收的鈣量增加。

成人缺鈣則會引起骨質疏鬆症。因爲隨著年齡增高，從食物中吸收鈣的能力也愈來愈差，骨骼疏鬆症對停經後的婦女威脅更大於年老的男性。又婦女在停經後，雌激素分泌急驟下降，時間一久，問題隨之發生。停經後的婦女每年約喪失百分之一的骨質。老年人骨骼易折損，而恢復速度則緩慢。六十歲的人骨折病例中，有百分之九十起因於骨質疏鬆。妊娠和行經期中婦女會失去鈣，所以患骨質疏鬆症的婦女遠比男人多。患骨質疏鬆症的老人會同時發生身體矮縮和傴僂、駝背、畸形，雙肺和消化器官因而發生擠迫現象。食品與營養專家建議：停經後的婦女應從各種來源攝取每天八百毫克，也有建議攝取一千二百毫克的。然而如超過一千五百毫克時，攝取速度又將減慢。鈣的過高會損害血管，造成腎結石、肌肉無力、頭痛等。因此欠缺固然不好，亦非多多益善。不吃牛奶的人需要補充。

骨骼是鈣的貯存庫，過了二十歲，骨骼鈣質便逐漸丟失，五十歲後，骨鈣的丟失已相當可觀。女人喪失骨質原因，是血液中雌性荷爾蒙含量太少，但男性喪失原因仍不詳。人類骨骼經常在崩解與重建中，舊骨消耗之際，新骨卻來不及補充。研究報告顯示：男人縱予補充鈣與維他命D，都不能對他們的骨質疏鬆產生任何效果。男性缺鈣多發生於七、八十歲，測其部位是腰椎、下脊骨和前臂。而婦女近四十歲服用鈣片，到了老年比較不會因骨質減少而導致骨質疏鬆。新的建議：年輕女子十八歲到二十四歲間多吃充裕的鈣分，可以減少日後骨質疏鬆的危險。

供給鈣質最好的食物：小白菜所含鈣質最易爲人體吸收利用。乳類產品、豆製品、蝦皮、海帶、杏仁、蘿蔔、軟骨皆含有豐富鈣質。八盎司的牛奶就含有三百毫克的鈣，每天喝下三杯，便已足夠需要。如果你因體重問題，要限制脂肪量，則可用脫脂奶代替。無花果、橄欖、麥芽、洋葱、甘薯、蛋黃、包心菜、小魚乾或骨類含鈣均高，但骨中含磷甚多，用骨類來補充鈣，並非善策。倘磷進入體內太多而鈣不足，則磷與鈣都將隨小便排出體外。而生病時體況緊張，排出尤快。因此一個病人，不論成年或小孩，每天入口的鈣量應增加，可從鈣片、五穀、奶粉、乳蛋糕、或奶油湯中獲得補充。對於酵母、肝、麥胚、卵磷脂等營養極豐的食品，都是含磷極多而含鈣很少。市上可買到添入鈣和鎂的酵母和卵磷脂，而鈣和鎂的分量也是依照適當比例配合的。此外吃肝的時候，可同時喝奶或服一片鈣片。鈣與鎂在一起，可促進神經系統正常工作，幫助減除絕經期中發生的神經緊張、煩燥不安和失眠現象。鈣的供應不足，或身體不能完全吸收鈣，也會造成失眠。

鈣片種類很多，有碳酸鈣，劑量高而價廉；乳酸鈣有乳糖不耐症者不宜服用；氯化鈣是當作增加脆度的添加物，以及添加在醃製的食物，如醬菜類，但對胃較刺激；葡萄糖酸鈣含鈣量較低，帶有甜味；左旋果糖鈣含鈣量也較低，有點苦鹹味道。

由於不少人怕胖，不敢喝牛奶，也因有乳糖不耐症而失去攝入豐富鈣質的食物，如此則可選用適當的鈣片，以補充每日所需。又鈣片加有鎂劑者可軟化大便，使免於便秘。如 calcium complex and magnesium 每粒含鈣量三七五毫克，含鎂一八七毫克，晚餐後嚼碎服用。鎂還可助你安睡，是一種自然的鎮靜劑。最糟的鈣片，其原料來自白雲石（dolomite），它含有鈣與鎂，但也可能含有鉛、汞和砷，造成危害，藥物管理局已提出警告。

鈣片大部分都是從牡蠣殼及鷄蛋殼裏煉出的成品。

對於鈣的吸收問題，因鈣質多在酸性溶液中方易溶解，也只有溶解的鈣才能爲小腸所吸收。否則食物中的鈣，將原封不動地由大腸排出體外。

一切使鈣成爲不溶物質的因素，例如食物中過多的鹼、磷酸鹽或草酸鹽，又或大量的脂肪，含鈣結成不溶性的鈣皂，皆能影響鈣的吸收。

至於維他命D，要經過日光的轉化作用，所以每天適當地曬太陽，鈣始能爲身體所吸收。陰天時不妨吃些魚肝油來代替，尤以孕婦須補充些魚肝油、肝臟、奶和蛋黃爲要。幼兒最好食用魚肝油精，可不致引起消化不良所造成的腹瀉。

烹調鈣質豐富的蔬菜如芹菜時，可加點醋或檸檬汁，調味上的酸性，使身體更易吸收鈣質。

在鷄湯或排骨湯中，加一小匙醋，就能將骨中所含鈣質帶出。吃肉類時，不要喝牛奶或奶製品，因爲肉中的硫會令你難以吸收奶品中所含的鈣。多吃罐頭魚或其他有軟骨的魚。假如有消化不良的毛病，避免服食制酸劑胃藥，因爲它會令你對鈣的吸收力減低。

化學成分在許多鈣劑中，也有安全的，例如早餐麥片的棕櫚酸鹽（palmitate），基本上就是維生素A。用於麵包的防腐劑丙酸鈣（calcicum propionate），它含有高量的鈣，說來是安全有益的。

鈉

鈉(sodium)是水溶性的元素，它存在人體血液及細胞間質中，主管酸鹼度、水的平衡、滲透壓，並調節神經信息的傳遞。缺少它各種消化酶和胃酸就會減少，胃腸蠕動緩慢，影響消化功能。

每天的食物在烹調時要加鹽，即可攝取鈉，如鹽分過多，體內含鈉隨之增加，久而久之會造成高血壓、心臟病、腎臟病與中風而受苦。高鹽分的食物，即使血壓不升高，但血管也會受損害。鹽可造成腦血管中的小阻塞而導致細胞死亡，若有心臟病或膽固醇高的人，應考慮減少吃鹽。古人云：鹹多促人壽。而若干高僧吃淡齋，卽菜蔬少放鹽，想來確具科學原理。

何種人應少食鹽，心力衰竭伴有水腫的病人、有水腫的腎炎病人、高血壓病人、妊娠毒血症病人、其他各種水腫或伴有腹水的病人，以及採用某種藥物如促腎上腺皮質激素等，易於使鈉鹽滯留而引起水腫的病人，飲食均宜少鹽少鈉。

此外孕婦喜食鹹的東西，是一種健康反應，因爲孕婦體內含有較多液體，血液和細胞組織需要較多的鈉，如果嚴重缺鈉，出生嬰兒會比一般嬰兒小。故除非孕婦在未懷孕前有高血壓的毛病，否則不需限制鈉的攝食。

食鹽對人體的平衡負有重要功能。當食鹽在人體內溶解後，便分離爲鈉離子與氯分子，各各承擔不同功能。氯分子乃維持人體健康所必需，它能調節細胞，促使細胞及其周圍間的水分保持平衡，幫助消化，保持神經系統健康，並與鈉離子一起保持血液中的酸鹼平衡。

是以人體不能缺鈉，而食鹽則由氯與鈉化合而成，能保持體內水分的均衡，否則代謝作用就會有問題。但人體內控制鈉的多寡在於腎臟，當鈉過多時，腎臟就會將它從尿液排出；當身體需要鈉時，再從尿中吸收重回到血液中。如果腎臟功能差，鈉會滯留在體內，血管中的水分過多，血液量增加而血管加速收縮，因此造成血壓高。由於血液流量增加，會使體內組織中的水分也增加而形成水腫，而當心臟四周有水腫時，便成充血性心衰竭。若心臟功能嚴重受損，腳部也會形成水腫，使流回心臟的血液受阻，造成行走困難，血管趨向阻塞，故血壓高、水腫及心臟病患者，均該限制鈉的攝取。

成人每日需鈉三至六克的鹽（一茶匙約五克），少鹽飲食以鹽分不超過二至三克爲原則；而少鈉飲食含鈉不宜超過五百毫克。完全不吃鹽也很危險，它會使細胞萎縮乾癟。食鹽攝取量的控制，要靠正確的飲食選擇與培養自制力來達成，如此高血壓及腦中風患者方可延年益壽。

此外含蛋白質的食物如肉類、蛋、牛奶、魚、蚌蛤、牡蠣等加工成品都含有鈉，有些蔬菜中亦含有鈉，如菠菜、芹菜、蕪菁、朝鮮薊（artichokes），乳類品、乳酪、麵包、早餐穀片、檸檬是。而罐製品如番茄醬、蠔油醬、洋芋脆餅片、火腿、花生、醬瓜、榨菜、豆腐乳、烏醋、甜麵醬、豆瓣醬等則含有更多鹽分，亦就含更多的鈉。此外抗酸劑、鹼化劑、頭痛藥、瀉劑都含有鈉，即雖健康的人也要避免吃高鈉食物。瑞典研究所警言：不要吃太多鹽，否則可能導致癌症，使骨骼脆弱，同時導致氣喘。

食物標示無鹽沒有錯，但不見得不含鈉，因很多添加物包括味精（MSG）、發酵粉、磷酸雙鈉鈣（calcium disodium phosphate）及四醋酸（EDTA），都含高量的鈉，血壓高的人應向醫生問清楚自已能攝取多少鈉。

一般來說，一至三歲兒童每日所需的鹽爲六五〇毫克，四至六歲約需九〇〇毫克，一杯牛奶提供了一二〇毫克的食用鈉，一片麵包是一五〇毫克，飲食均衡，日常飲食所需鹽分已夠，適量鹽的餐飲，對全家人的健康皆有益處。

鉀

鉀(potassium)對肌肉神經、心臟、血球和礦物質的平均吸收係屬必要。鉀是調節心臟機能及肌肉機能的重要元素。鉀元素有助於保持身體柔軟輕快，因它能維持體內水分的平衡，此乃肌肉正常收縮與舒張所必需。

強調鉀鈉的關係，因它不僅涉及癌症，也與高血壓、心臟病和糖尿病有關。從實驗中顯示：食物中多加鹽分，則血壓會上昇，添加鉀後，血壓會降低，是以少吃鹽還不夠，必須同時增加鉀的攝取。糖尿病一般係因胰臟功能降低，致胰島素分泌不足，也可能受缺鉀影響。鉀多時即刺激其分泌，鉀不足也就導致糖尿病了。

人在體況緊張階段或鹽吃得太多，鉀很容易隨尿排出體外，因此人體缺鉀甚爲普遍，尤以生病期間需鉀更多。

有些醫生每天給高血壓病人服氯化鉀或其他鉀鹽，目的悉在降低血壓，和限制吃鹽鈉具有同等功效。很多食物在精製過程中，會失去一些本身所含的鉀，加上常吃多量的鹽，和大量的鉀隨小便排出，以致發生缺鉀病態。實際上鉀鈉二者都應該適量，而非逾量，倘日常飲食包含大量的生果蔬菜，只要腎臟沒有受損，就不致形成缺鉀現象。

善用飲食來攝取鉀，提高人體細胞內的含鉀量，使癌細胞消失而變成正常細胞，最爲理想。

含鉀豐富的食物 Potassium-Packed Foods

	鉀 potassium mg/Lb	鈉 sodium	鉀鈉比例 Ratio K/Na
大豆 soybeans	7,607	23	331
大豆粉 powder	4,150	5	830
成熟萊豆 lima, mature	6,936	18	385
麥胚芽 wheat germ	3,751	14	268
杏仁 almonds	3,506	18	195
蘇木 brazil	3,243	5	649
榛子 filbert	3,193	9	355
棗子 date	2,939	5	588
大胡桃 pecan	2,735	Trace	500
黑麥穀粒 rye, whole grain	2,118	5.1	423
杏子 apricot	1,198	4	300
香蕉 banana	1,141	3	380
冬南瓜 winter squash	1,189	3	396

玉米粉 corn meal	1,125	5	225
南瓜 pumpkin	1,080	3	360
夏南瓜 summer squash	889	4	222
覆盆子 raspberries	876	4	219
桃 peach	797	4	199
橙 orange	662	3	221

但年齡增大，體內原有的鉀，會從細胞膜漏出，而老年人患癌機會增加，也是細胞含鉀量減少之故。按細胞受傷時，鉀漏出，癌細胞立即開始繁殖；慢性病患者細胞中含鉀如果增多，致癌機會隨之減少。

鉀和鈉的攝取量會影響癌症的發展。美國德州大學安德遜醫院發現紐約附近有一小鎮名 Seneca，有一大湖，湖中含鉀遠高於他鎮，其癌症人數明顯地低於鄰鎮。而伊朗某些地區食道癌患者特多，原因查出他們在以麵爲主食，添加了鹽鈉的攝取量所致。

鉀缺乏時會引起肌肉無力、痲痺、胃腸閉塞、知覺遲鈍、發育不良，同時引起高血壓及慢性疲勞。

鉀廣泛分佈在肉、魚、五穀、麥胚芽、大豆、棗、杏仁、胡桃、香蕉、南瓜、鱷梨（avacado)、馬鈴薯、菠菜、酸乳酪、梅子、橘汁、胡蘿蔔等。一般言之，大多數水果和蔬菜，含鉀均豐，番茄的含量比葡萄柚高，而葡萄柚又比葡萄高。

鎂

鎂(magnesium)對於腦和所有神經的正常機能關係重大，肌肉和神經都需要鎂來發揮其效能。鎂、鈣、磷是形成牙齒及骨骼的要素，鎂對神經系統具有鎮靜作用，能加強人體中樞神經的抑制作用，而且防止興奮、失眠和煩躁等。

鎂對心臟活動具有重要的調節作用，它通過對心肌的抑制作用，使心肌節律減弱，從而有助於心臟的舒振與休息。大吃一頓後所增加的血脂，只須加一點鎂就可以減少。倘血中鎂量不足，則易於凝結血塊。動物實驗證明缺鎂時，冠狀動脈中都有許多血塊凝結，心肌易受損害。對羊癲瘋患者，吃鎂可以治療，所得的效果似乎與日俱增。患羊癲瘋兒童每天口服四五〇毫克的鎂，其後變成神智清醒。不過也有因缺乏維生素B_6而不吸收，導致病情沒有進步的實例。

老年人身體各種生理功能日益減退，無疑鎂是非常有用的。肉類海產含鎂很少，同時倘食過多動物性的脂肪就可能缺乏鎂，導致心腎病變，生長發育停止，營養障礙。適量攝取鎂可改善心血管的功能，防止心肌梗塞，減少精神之神經症狀，還可使心寧神足，易於安眠。缺鎂往往緊張易怒、倔強無情，且易患癌症。

要保持健康，每天需要六〇〇至九〇〇毫克。但一般飲食裏大約只能供應三〇〇毫克，因為食品經過加工時，鎂多遭廢棄。其次現代耕種多使用含鉀的化學肥料，兼在泥土上撒石灰，以致阻止植物從土壤中吸取鎂，所以我們的食物含鎂量特別低，一般需要服鎮靜劑的人，最大原因就是鎂的供應不足。

但是鎂的分量太少而鈣的分量太多，體內的鎂會隨尿排出而發生鎂不足現象。幼兒通常吃大量的鈣，特別容易發生缺鎂現象；或因腹瀉而失去大量的鎂，以致驚厥。

鎂的入口量係隨着鈣的入口量的多寡而互動。如果鎂太多則鈣出現不足。假若需要多服鈣，可買一種把鈣和鎂依適當比例配製的藥片。倘只鎂不夠，可補充鎂補劑，例如無味的氧化鎂片(magnesium oxide)，每片含鎂二五〇毫克，或magnesium complex 三〇〇毫克一片，飯後服用，鈣宜嚼碎。

食物來源以青豆、黃豆、綠豆、乾果、蜂乳、麩糠、麵粉、大米、馬鈴薯、黃瓜、綠菜花、菠菜、蘑菇、香蕉為主。

鋅

鋅(zinc)是屬維修肌肉組織與生長正常骨骼所必需，鋅元素與人體新陳代謝密切相關。鋅通常都與硫酸鹽或葡萄糖酸鹽結合，兩種形式均溶於水，且易為人體吸收。鋅也是免疫系統的與奮劑，但當細菌感染時，勿服用鋅補充劑。醫學家認識到類風溼是由於免疫機能亢進所引起，人體缺乏鋅，是導致類風溼的重要因素。此外鋅還可治療前列腺發炎。

孩童一旦嚴重缺乏微量元素鋅，就會出現增長速度減緩、夜盲、皮膚受損、傷口癒合難、性成熟推遲、腦神經細胞受損以致智力低落等現象。孕婦若缺乏鋅，胎兒易成白癡。要使孩子體力不缺鋅，須注意日常均衡飲食的攝取。鋅在穀物中含量較少，而在動物食品中較豐。飲食含鋅有助於老人對疾病的抵抗力增加，它能促進抗體細胞的製造，對體力勞動者與劇烈運動的人，其排出汗水多，也會將鋅與汗水排出體外。鋅還能令皮膚健美，能治粉刺、暗瘡、疙瘩。鋅與維他命 B_6 同服，可治精神分裂症。此外婦女常服避孕藥，會影響對鋅的吸收。

鋅很容易從牛肉、豬肉、家禽、小麥胚芽、花生、葵花子、草菇、豆類、牛奶中取得，海產類、肝及內臟、胚芽、酵母的含量較多，相形之下，豬肝含鋅比牛肉高，牛肉又高於雞肉。鋅在食物加工過程中大有損失，如罐製品、精白麵粉等。人體每日攝取鋅十五毫克已夠，過量不免胃部不適，甚至噁心、嘔吐、暈眩、冒汗和心跳加速。

鐵

鐵(iron)是構成紅血球中血紅素最重要的物質，血紅素功能是運輸氧和二氧化碳，使身體的新陳代謝作用循環不已。血紅蛋白需要鐵來把氧輸送到各肌肉細胞裏，名爲肌紅蛋白(myoglobin）的物質，倘使鐵質稍有不足，即能限制肌紅蛋白的產量，無法製造足夠的紅血球而形成貧血，從而使身體各部位失去功能，並出現臉色蒼白、倦怠、暈眩、注意力不集中、輕微運動就喘、腹瀉或便秘現象。

很多青年缺鐵，是由於大量肌紅蛋白在體內形成時，需鐵量高。血紅蛋白的正常數量是十五克，若降至十克以下，勞作時就不免氣促、經常疲倦。停經前的婦女，常患鐵質缺乏，多由吸收不足、失血、懷孕或哺乳所致。按懷孕婦女每天約需三〇毫克。

貧血者的紅血球，通常較小，顏色也淡，可用鐵來補充，就會恢復到健康狀態。但別自作主張購服，必須由醫生來決定該吃與否以及劑量大小。未患貧血的人，根本不必單服鐵劑，倘長期過量攝取，會引起副作用，包括噁心、嘔吐、口臭、便秘、胃痛以及像焦油模樣之深色大便。超量更是危害健康，甚至中毒。

鐵中毒無法使它自然排出，大多數的藥是經過肝與腎解毒或排出，可是鐵卻不行，一旦體內器官到達飽和，它會到處流竄，有積存到脾臟、肝臟、心臟和胰臟中之危機。鐵的吸收與鈣的吸收一樣複雜，鐵質必須以溶於水的鐵鹽形式才能被吸收。像菠菜就含有不溶於水的鐵質，因此即使吃了含鐵的蔬菜，所得也有限。菠菜改用油炒，似可改善此一缺憾。

含鐵的食物來源，有牡蠣、肝、梅子、葡萄乾、豆類等，乾豆有三倍於牛肉的鐵質，豌豆、小麥與燕麥含有二倍於牛肉的鐵質。牛肉的鐵質僅百分之十一對人體有效，其餘則不能立刻發生效應。肝臟、鱈魚、羊肉、豬血、蛋黃、乳酪等含鐵均豐，但總不及含鐵果蔬如芹菜、口蘑、乾果、胡桃、花生、無花果、梅子、葡萄乾之易爲人體消化、吸收。蛋類、肉類、青菜，尤其是酵母、麥胚和肝爲含鐵分之主要食物，適量配合取食，足以供應每人每日所需之鐵分十至十五毫克。

假若某種原因需要額外鐵劑，必須選沒有毒性之補劑，凡含有硫酸亞鐵 (ferrous sulfate) 或氯化物 (chloride) 者，須絕對避免。

銅

銅 (copper) 能增強肝、心及腎臟功能，幫助骨髓製造血紅素。爲了有效利用鐵，必須配合銅以幫助胃腸的吸收，銅又可幫助防禦癌症，缺乏時易受感染，抵抗力減弱，不足時會引起缺鐵性貧血、骨折及變形，水腫及蛋白質缺乏，全身軟弱無力。銅對色素的形成有關，它可幫助氨基酸中的酥胺酸轉變爲黑色色素，使頭髮和皮膚變黑。

銅與神經系統有密切關係。神經衰弱不但和用腦過度或精神負擔過重有關，身體內缺少微量元素銅也是原因之一。缺銅會使神經系統的內抑制過程失調，使內分泌系統處於興奮狀態而導致失眠，久之發生神經衰弱。

銅能治病，李時珍在《本草綱目》中曾談到治療眼疾，可用銅匙柄燒熱後頻頻烙之。又鄉間治療關節炎之土方，即戴上銅鐲，炎症和疼痛就會減輕，這是由於銅離子可穿過皮膚，與細胞和血液發生化學作用，遂能解痛治病。

據美國學者研究，學習成績優異學生其腦中含銅、鋅較高。含銅較富的食物有黃鱔、魷魚、蠔、蝦、烏賊、蟹、肝、羊肉、蠶豆、豌豆、玉米、蘑菇、酵母、核仁、卵黃素、葡萄乾、乾果、水果、蔬菜等，但肝含膽固醇高，核仁含卡路里高，應酌量食之。

銅每天需求量為三毫克。

錳

錳（manganese）能堅強骨骼，缺錳結果是肌肉和神經方面發生異常狀態。肌肉軟弱的人，最好多吃麥芽和不去麩的穀類所製的麵包，這兩種是豐富的錳質天然來源。

含錳食物有小麥胚（wheat germ）、香蕉、鳳梨、乾果、芹菜、豆莢、蛋黃等。

鍺

鍺與人體健康有關，可消滅氫離子和游離基。因氫離子會消耗細胞中的氧，還會形成游離子，促人衰老。研究發現人參、靈芝、大蒜等，也是其中所含的有機鍺在起作用，可增加血液中活性干擾素，鍺還能降低人體血液黏度，加速血液流通，並有抗癌作用。

鉻、鈷

鉻（chromium）如缺乏，易患糖尿病。含鉻食物有蘆筍、草菇、麥片、鮮果。鈷（cobaltum）是維生素B_{12}的重要部分。

氯

氯（chlorine）和鈉是合成食鹽的要素，在人體中佔有一定的濃度，劇烈運動後，會排出汗水，鹽分隨着汗水而流失。人體鹽分一旦減少，血壓就會減低，嚴重時發生痙攣。

磷

磷（phosphorus）在體內百分之八十存於骨骼與牙齒中，可調節血液的酸鹼度，與細胞的滲透性。它與醣類、脂肪、能量的代謝有關。

大多數食物都含磷，其中以牛奶、肉類、蛋類、五穀、乾豆、硬殼果為多。

硒

硒（selenium）能控制前列腺素，保持正常血壓，制止氧化作用，恢復血小板之黏連指數正常水準，以防止敗壞脂肪和身體其他化合物，功能在抵抗致癌物，是抗氧化劑，有促進其他營養物的作用。過多時也會中毒。實驗發現硒對多種致癌物引起的肝癌、皮膚癌及惡性淋巴癌有抑制作用。如用硒胱氨酸治療白血病，也取得了療效。

食物來源有牛油、小麥、胚芽、醋、蒜、蘆筍、魚類、豆莢等。

硫

硫（sulphur）是毛髮的成分，可使白髮減少，增生黑髮，並有促進糖質變成熱能的作用。

蘆丁

蘆丁（rutin）卽芸香苷，有健全血管、預防動脈瘤及靜脈怒脹等效果，也能強健心臟、緩和心跳等。

碘

碘（iodine）供應不足，可以引起甲狀腺發腫，欠缺太多，可能發生甲狀腺癌。有的食鹽加碘，甲狀腺腫的毛病便大爲減輕。但速食餐多含高量的碘，使靑少年粉刺更甚。花生裏的物質、沒有經過炒過的豆粉、白菜系的蔬菜，都跟碘混合而使碘無法被甲狀腺吸收，因此吃了這類飲食，身體對碘的需求反而增加。人人都應該經常吃加了碘的鹽，尤其是有病在身或容易發胖、或膽固醇高的人，甲狀腺不活躍的人，每天應服維他命E二百單位與碘三毫克（相當於一茶匙海藻），兼吃豐富的蛋白質、維他命C和各種B。假若患了甲狀腺腫病，上述滋養素更需增加，而且持續服至腫消爲止。

有機的碘如海藻中所含的，較碘化鉀更易在身體內保存，不會輕易隨小便排出體外。嚴重甲狀腺病患者必須由醫生指導用藥，如服用稍多，大部分滋養素均將隨大小便排出。把甲狀腺藥試用在動物身上後，早期的癌症狀態卽告出現，故甲狀腺倘有病，應儘量使之恢復健康。

碘易於隨尿流失。日人以海藻爲食品，很少有甲狀腺毛病，他們每天吃進的碘有三毫克；美國人甲狀腺機能不足，不得不用藥療，其原因一半由於食碘不足。但有些人食碘會過敏。

第三篇　滋補性食品與中藥

中藥滋補之理論與實際

藥物是治病，補品是強化健康。前者用以除疾，後者用以培固本元，補品自古爲人重視，可以補助藥物功能之不足，是爲自然療法。不過中國人強調的補品，其中大有學問存在，許多體虛身弱者都知道非補不成，但身體往往越補越虛弱，臟腑的功能越轉低，最明顯的脾虛，不能多食、消化不良、容易感冒、出汗、失眠、驚悸、夜尿頻繁、腹瀉等等，由於脾胃虛弱，吸收能力差，遂使補劑功能大爲削弱，必先從調理脾胃着手，俟其功能恢復，方能徐徐進補，人的脾胃消化能力有一定限度，過猶不及，不可盲目強加臟腑之負荷。

又腎氣來自先天，亦得之後天之培養，通常腎氣強者，其人之精、氣、血、津液亦自充盈，所謂龍精虎猛，其實只要飲食正常、勞逸有致、房事適中，腎氣便能保持正常水準。至進入晚年後，腎氣漸衰，此乃自然生理現象，例如患哮喘者，會嚴重削弱其腎氣，這時用補腎方法以治哮喘，提高體內尿中的羧皮質類固醇和酮類固醇含量，哮喘便能治癒。有人誤以爲補腎只是壯陽，殊不知人體陰陽及五臟六腑都是互相制衡的，不能不足也不能太過，物極必反，因此老年人不可盲目壯陽，愼之。

又中醫所謂腎氣乃指性能力而言，與西醫所稱腎臟，完全兩碼子事。

氣必須在軀體周圍暢通方算健康，補氣藥就是治療氣虛的藥物。中醫理論所謂氣，主要是指人體各器官的活動能力，而氣虛卽指人體本身元氣的虛弱，人體器官能力的衰退而言。其所表現的症狀有講話沒勁、走路氣急、四肢無力、疲乏困倦、食慾不振、溏泄、腹瀉、脫肛等。倘若悲傷、憤怒、或是憂鬱，會使氣結於胸中某部分，氣血無法通暢，所以七情暴出過度，導致氣阻，人就會生病。

中藥的補養藥物，主要是針對身體抵抗力較弱或生理功能不能發揮正常者。補藥並非人人可食，例如腎炎、高血壓症、扁桃腺炎、感染病症、感冒發燒、消化功能不彰者，皆絕對禁食補品。

補藥大多藥性較熱，較適宜寒性身體。中醫通常把各種食物分爲寒、熱、溫、涼、平五種屬性。病患症狀經辨明後，乃用適當食物或藥物以調整患者體內的陰陽平衡，藉達恢復健康之目的。是知補藥乃一種飲食療法耳。

屬於實性、熱性體質者，其生活易緊張、興奮、生理功能較亢進、充血，平日易口渴、喜喝冷飲、尿少、便秘、汗排不出，說話中氣十足、體力充沛，則根本不用進補，否則吃了反會便秘，汗排不出，病毒積在體內引起高血壓、中毒等症。

屬寒性型者，精神弛緩、萎縮、生理功能衰退、無力、貧血、怕冷、愛喝熱飲、尿多，女性生理週期較遲，副交感神經興奮者是，可在冬令進補，尋找體虛的核心去治，以扶元固本爲主。氣以通爲用，血以和爲貴，補療要旨，不外使氣通血和而已。

除冬令進補外，產後病後體虛要補，青少年課業繁重，老年人肝腎不足，亦有須進補者，但補法不一。凡胃腸欠健、吸收排洩功能較差、臟腑荏弱者，要以茯苓、大棗來健脾胃、助消化，以山藥、蜂乳來補腎氣，助長發育。青少年功課繁忙，易緊張失眠；少女月經不調者易致貧血，使心脾虛、腎不足，要以百合、蓮子、山藥、核桃仁、枸杞子來調補。老人肝腎不足，易有夜尿、失眠、健忘、眼花、重聽等毛病，宜用人參、首烏、枸杞、冬蟲夏草、核桃仁、鴿肉、海參來補強。產婦前後身體虛弱，如營養不當，易致貧血、軟骨症等後遺症。古書主張妊娠應以大棗、山藥、扁豆來滋補身體。

辨症施食，一般來說，寒症較適宜的食物，如牛羊肉、鰻、蝦、淡菜、海參、糯米、龍眼、核桃、韮菜、胡椒。如風寒性感冒，應吃些溫熱散寒的食品，例如紅糖生薑水、大蒜胡椒粥、桂皮牛肉湯；而風熱感冒則應取食藕粉粥、番茄汁等清熱養陰生津之品爲佳。熱症者則宜食綠豆湯、西瓜汁、冬瓜荷葉湯。

至於虛症、實症，應先瞭解其症候。虛症一般是指機體功能低下或衰退而出現正氣不足的現象，常見於久病或營養不足的病者。症狀爲消瘦、乏力、精神不振等，對疾病抵抗力差，病後不易復元者，給以能補氣血、助陰陽之食品，如牛羊肉、甲魚、鷄、魚等。實症是指病邪過盛、機體病理反應較強的病症，例如病人腸胃積滯、便秘、過度興奮，某些內分泌器官功能過旺，和一切熱性病者是。宜給以清淡而有輕度瀉下作用食物，如蔬菜、瓜果、山楂、麥芽、蘿蔔、果汁、清涼飲料等。

介於虛實兩者之間，則屬於平體，表現爲不瘦不胖，情緒較穩定，生理現象較正常，可以清涼性飲食如豬肉、菠菜、芹菜、黃瓜、馬蹄、梨、綠茶、綠豆爲之。

中藥補湯有助於增加人體的免疫功能與抗癌作用。例如四物湯包括當歸、熟地黃、芍藥和川芎；四君子湯包括人參、白朮、茯苓和甘草。八珍湯是四物湯加上四君子湯。十全大補湯包含當歸、黨參、桂皮、白芍、白朮、熟地黃、炙甘草、炙黃芪、茯苓和川芎。

中藥補效如何，待食用者自己去體會。如果服用人參，應忌藜芦。黨參、北芪、白朮、大棗、鹿茸、蛤蚧、冬蟲夏草、當歸、熟地、阿膠、枸杞、龍眼肉、天冬、黃精、龜板、鱉等補藥，則忌食蘿蔔和飲濃茶。按照醫藥原理，中醫的戒口理論是有其科學根據的。服用中藥後，不宜馬上飲牛奶和濃茶。

進補按春夏秋冬四季來分，每季補法各不相同。春宜調補、夏宜清補、秋宜升補、冬宜溫補。從補的形式看來，古醫書所指升補，適用於體質虛弱、氣血失調者。調補適用於消化吸收功能失調者。清補適用於染上發熱性疾病者。溫補適用於脾臟、腎臟虛弱者。峻補則適用於真元大虧，五癆七傷者，而食補則適用於一般人飲食的滋補。

至於冬令進補，是針對臟器容易吸收營養的觀念而已。現代營養衞生醫學研究，應該從日常飲食中注意營養，對人體的補品就是蛋白質、維生素、礦物質等均衡的攝取，方是健康強身根本之道，倘平日忽視營養，只在冬季或年節加多補品滋養，欲求強身健體，無異緣木求魚。

在秋天，一般體質衰弱者，可以選用平補之品，補而不峻，防燥不膩。如脾胃虛弱、消化不良者，可服食蓮子、山藥、紅棗、扁豆等以健補脾胃。秋天易口乾脣燥，應選食燕窩、銀耳以滋陰潤燥、養胃生津。此外百合具有養肺陰、潤肺燥、清心安神之功，可選用之。

中國醫學是醫食同源，所以米、麥、肉、菜都列入《本草綱目》（藥物學）上。此種醫食同源的知識，經數千年流傳，故民間亦知適應氣候而注意飲食保健，例如氣候燥涸令人口舌乾燥時，就會用生地、玉竹、百合、或無花果等類食品，煲些滋潤的湯水來飲。在氣候潮濕，令人體內水分不易排洩揮發而感到體重困倦時，就會用苡米、扁豆、猪苓、澤瀉等煲粥來食，以利去濕。

天地萬物各具有醫療效果，一草一木，無不可入藥。關於一般常用之中藥性質與功能，將隨後介紹，用供醫療進補之參考。

人到中年話進補

人到中年，身體各器官功能開始下降，免疫機能衰退，抗病力減低，心悸、氣短、腰痠、腿痛等等不時出現，中醫認爲都是虛症，虛則補之，選用滋養補益的食物與藥物，做到保健強身、延緩衰老的作用。根據不同的虛症，採用補氣、補血、補陽、補陰等補法；又根據不同的臟腑，而有補心、補肺、補肝、補腎的區別。體虛不外乎氣虛、血虛、陽虛、陰虛，因此進補，必須對症下劑。

1.**氣虛**：氣短、喘息、懶言、自汗、精神疲乏、頭眩心悸、面色淡白、掌心灼熱、食慾不振、大便溏薄、脈弱無力等，可選用人參、黨參、四君子丸、六君子丸、補中益氣丸等補之。

2.**血虛**：面色萎黃、指甲色淡、頭暈目花、大便艱澀、心悸失眠、脈細無力，婦女則月經少而色淡、或閉經等。正常人不會血虛，一般多因疾病影響或失血所致。可選用桑椹子膏、龍眼肉、紅棗、當歸、阿膠、杞子等爲之。

3.**氣血兩虛**：如症狀既有氣虛，又有血虛，除合理選用上述兩類外，還可選用十全大補膏、補氣養血膏、人參大補膏、八珍丸、歸脾丸等。氣與血不可分，氣虛則血虛，血虛則氣虛，故氣爲血帥，血爲氣母，補時須找出氣血兩者誰佔主導地位。

4. 陰虛：潮熱顴紅、津液不足、口乾咽燥、手足心熱、盜汗、遺精、失眠、頭暈、耳鳴、形疲色悴、肌膚枯澀、腰痠、乾咳、咯血、舌紅少苔、脈細息弱等，補藥可選用銀耳、枸杞、西洋參、天麻蜂皇漿、大補陰丸、六味地黃丸、左歸丸、珍珠粉等。

5. 陽虛：脾腎陽虛、腰膝痠痛、冷痛、肢冷、下肢軟弱、步履無力、畏寒、耳鳴、陽萎、早泄、小便清長、舌淡苔白、腹痛泄瀉等，補藥可選用鹿茸及其他各種成品，全鹿丸、冬蟲夏草、胡桃肉、牛鞭、右歸丸等。

6. 陰陽兩虛：如有陰虛又有陽虛症狀，除選用上述藥外，還有青春寶、還精煎、附桂八味丸等。

此外，五味丸即蓮心、百合、茯苓、枸杞、桑椹五種，爲中國傳統滋補食品加工而成。蓮子養心，百合潤肺，茯苓健脾，枸杞補肝，桑椹益腎，合而飲之，五臟皆補。

在此，復介紹一些食療偏方：

一、補氣食療法：

1. 鯉魚糯米粥：半斤重鯉魚，去鱗除內臟，加糯米二兩熬粥。

2. 田鷄焗飯：田鷄切塊調味，飯將熟時，放田鷄在飯上焗食。

3. 大棗糯米粥：大棗三十個去核，舊糯米二兩熬粥服食。

4. 四君子羊肉粥：鮮羊肉四兩、北芪一兩、黨參一兩、雲苓一兩、大棗五個、舊糯米二兩、生薑二片，熬粥服食。

二、補虛飲品：

1.黨參紅棗茶：黨參五錢、紅棗十個煎湯代茶飲，亦可加陳皮一錢。它可補脾和胃，益氣生津，治胃虛食少、病後脾弱、便溏、心悸、消瘦、貧血。

2.麥芽糖紅棗茶：麥芽糖一兩、紅棗十五個，加水適量煎一小時飲服，可滋陰補虛，健胃潤肺，治肺虛咳嗽，貧血虛寒。

3.黨參炒米茶：黨參五錢、炒黃大米一兩，加水四碗煎至二碗代茶飲用，可益肺氣、和脾胃、除煩渴，主治消化不良、脾虛泄鳴、慢性胃炎、胃腸潰瘍。

三、補血處方：

1.四物湯：卽熟地、白芍、歸身、川芎。

2.養血資生湯：歸身、熟地、丹參、香附、桑寄生、川斷、阿膠。

四、補陰食療方：

1.芝蔴白糖糊：芝蔴五錢微炒後加米一兩，杵成漿，加糖煮成稀糊狀服食。

2.黃精燉瘦肉：黃精一兩、鮮肉三兩燉服。

3.蓮子百合燉瘦肉：蓮子、百合各一兩、鮮瘦肉四兩，加水燉服。

4.冰糖燉燕窩。

五、補陽食療方：

1. 生薑羊肉湯：黨歸五錢、老薑一兩、鮮羊肉四兩，同煮吃肉飲湯。

2. 小茴蝦肉丸：小茴香粉半錢、鮮蝦肉二兩，剁碎後拌小茴香，捏成肉丸，蒸熟後用黃酒送服。

3. 鹽炒胡桃肉：每天晚飯後作口果嚼服，胡桃肉約一兩。

滋補肉食類

肉類或魚等蛋白質類的食物，可以刺激支配精力的腦神經，使精力充沛，注意力集中等。

× × × ×

牛肉：功能補脾胃、益氣血、強筋骨，身體虛弱者宜食之，可自製榨汁飲服，即將大片半寸厚之瘦牛肉切成數塊，煎成兩面略黃，而後用壓榨機壓出粉紅色原汁約半小杯，飲之對身體頗有補助之效。

牛腩的白色筋膜比牛肉更富於營養，它是補充鈣質的好食物。這些筋膜火候煲足時，呈半透明狀，爽滑可口，有強筋壯骨之功。

牛筋含有豐富膠質和鈣質，對發育中的小孩及骨質疏鬆的老人，是絕佳的鈣質來源，唯有痛風症者不宜多食。

牛肉與韮菜，或牛肉與鯰魚共煮時則產生毒素，得以人乳與豉汁解之。

× × × ×

羊肉：功能益氣、補虛、禦風寒，古有當歸羊肉湯，爲補血要方。羊肉性熱，能迅速產生熱力，可治虛勞寒冷，具有暖中、驅寒、溫補氣血、開胃補元作用，有強健體魄、壯陽益腎、補脾安神之功。

羊肝富含維生素A及眼睛所需之其他營養，適量食之可防白內障、青光眼。肝也是一種美容食品，每周只要吃一次任何肝類，可以改善指甲容易折斷情形。

× × × ×

猪肉：猪肉功能滋陰、潤燥，精瘦肉補肝益血，至於肥肉，據日本琉球大學研究，它經長時間煮燉後，飽和脂肪酸已減少百分之三十，所餘不飽和脂肪酸、花生回稀酸等有助於降低血脂水平，其他尚有有益於人體物質，故烹調苟得其當，食之無害，當然多吃會導致肥胖與心血管疾病。至於重滋陰、益婦人云者，卽增加身體之消化液、精液、血液等，許多藥物與瘦猪肉煲者，是利用其滋陰能力，發揮藥物作用，如牙肉浮腫、頭暈頭痛、面潮紅，甚至失眠、脾氣變躁，神經出現虛性亢奮，中醫所謂陰虛火盛者，皆可用生地與瘦肉同煲飲之，此卽滋陰之謂。但傷風感冒，或高熱不適者不宜吃，而高熱後餘熱退而未盡者卻又合適。神經衰弱者則可用猪肉與淮山、杞子同煲食之，亦頗有用。月經不調或出血過多者則可用猪肉煲益母草食之。猪肉可以健胃，不似牛肉，食多易致消化不良。

猪肝營養甚豐，除鐵質外，還有大量肝澱粉，經消化而成血糖之基本原料。許多補血劑，多從猪肝、牛肝中提煉而來。肝內含菸酰酸（維生素B之一種），它可促進荷爾蒙分泌，及筋肉蛋白之合成。猪肝功能補肝養血、明目、夜盲、目赤浮腫、腳氣，惟氣滯者不宜多食。猪肝能養目，主要因肝中含大量維生素A，猪肝煲湯或與枸杞同煮，極易吸收滋養，大病初癒者消化力弱，可煮肝粥，或肝泥蒸蛋食之，效果甚佳。

猪肚卽猪胃（猪大肚），能補虛損，健脾胃，治胃潰瘍。法以猪肚一隻，用麵粉和食油洗淨，內放生薑三兩，縫合後加水燉服，食猪肚飲湯，但以胃寒者爲宜。

猪心能定驚補心，一般心氣虛弱、心虛不眠、心虛自汗者食之甚宜。可用人參或西洋參（視人體質涼熱而異）二錢，置於半剖開洗淨之心腔，縫合後燉食之，有特效。

猪腰能補腎氣，治腎虛腰痛，促進恢復腎臟功能。

猪膀胱俗稱猪小肚，治小兒遺尿、成人遺尿、產後遺尿。法用糯米泡洗入猪小肚中，加五味子十粒熬湯飲之。

猪腳爪含有十一種氨基酸、高蛋白、脂肪，其營養價值不亞於熊掌，爲冬令最佳食品。

據中醫書載：猪肉與田螺共煮食，易脫眉毛，當以綠豆解。猪肉與甘草共煮，有毒，亦當以綠豆解。

又猪肉鬆一百克中，含鈣 370mg、磷 2710mg、鐵 84mg。猪肝每百克中，含鈣 11mg、磷

270mg、鐵25mg、維生素A 8700 IU、尼克酸16.2mg、抗壞血酸18mg、核黃素2.1mg，猪心每百克中含鈣45mg、磷102mg、鐵2.5mg，可作參考。

× × × × ×

兔肉：兔肉功能補中益氣，涼血解毒。兔肉熬湯可解糖尿病之消渴症狀。按兔肉每百克中，含鈣16mg、磷175mg、鐵2.0mg，兔肉做菜，可先將兔肉切塊撒以胡椒粉與鹽，下鍋油煎，再以蒜末、洋葱、番茄、酒、醋傾入，小火燜十來分鐘便可。

× × × × ×

鷄肉：鷄肉易消化，含有膠質易爲人體吸收，有助體力恢復，功能益氣補虛，療病用以烏骨鷄（竹絲鷄）最佳，古治婦科要藥，烏鷄白鳳丸中之鷄肉卽取自烏骨鷄。此外，用烏骨鷄與草藥「六月雪」同煎飲，能治腎炎。手脚冰冷者，可用鷄脚加黃芪、黨參熬湯服之。

鷄肉與李子同食會生痢疾，以鷄屎白解。

鷄肫含蛋白質22.2mg、鈣161mg、磷502mg、鐵22.1mg、尼克酸16.1mg。

× × × × ×

白鴨：鴨有洋鴨、草鴨、北京鴨等，但補療以白鴨爲佳。白鴨功能滋陰、補虛、利尿、消腫，但多食則滯氣滑腸。凡腸虛、痛風、腳氣、便瀉、腸風皆忌食。

× × × ×

鴿肉：鴿肉以乳鴿爲最佳補品，功能滋陰補脾。但過肥之乳鴿，不宜爲脾虛之人服食。

× × × ×

雀肉：雀肉功能壯陽益氣，暖腰膝，縮小便。含有蛋白質、脂肪磷、鈣、鐵等。

雀肉與肝臟共煮，有毒，當以綠豆解；雀肉與李子共食，有毒，當以鷄屎白解。

× × × ×

鵝肉：含蛋白質、脂肪、維生素A、B_1、B_2、鈣、磷等。鵝血爲解毒藥，古時用來解沙虱，治噎膈。鵝胆解熱、止咳。鵝油治皺裂，塗擦手足患部，一日二～三次。

× × × ×

狗肉：含嘌呤類、肌酸、鉀、鈉、氯。功用安五臟，暖腰膝，益氣力。

老年體弱、腰疼足冷，臘月裏取狗肉煮食。

滋補水產類

黃鱔：黃鱔含有豐富的膠質、蛋白質和維生素A，古時記載「鱔性甘溫，能補中益血，通經脈」，對女性貧血和老年血衰者，能療虛損，除腹中冷氣、腸鳴、利五臟，並可防治風濕，利筋骨，強身體，補血氣，且能治夜盲。據云：口歪的人，喝鱔血見效；子宮脫垂、脫肛、面癱者，亦可用黃鱔煮食作輔療。惟血壓高者忌食黃鱔，蓋黃鱔能使血壓上揚。黃鱔喜居田間水底，豎立而非直躺，能治貧血，並增強性機能。通常十月至三月間為鱔魚季節，鱔形似蛇，全身炎黃而呈黑斑紋，與鰻魚胸部呈白色者不同。田泥中產者多褐色，味更佳，但全黑或死鱔皆不可食。

黃鱔含血比鰻多，皮的黏性也較大，骨呈Y字形，鱔魚生殺去骨，或用開水煮過再去骨血，而後用鹽搓揉，以除黏性，切粗條或塊，以薑、葱、蒜泥加韮黃用油爆炒，再勾芡，美味之極，風味絕佳。

黃鱔忌與紅棗共煮食，否則會脫髮，須以蟹解之。

黃鱔每百克中含鈣 38mg、磷 150mg、鐵 0.6mg，無維生素A及C。

× × × ×

鰻魚（eel）：鰻魚熱量很高，是補血聖品，主治肺結核、婦女勞損、白帶過多等症。缺血缺鐵的人吃鰻最宜，鰻之皮肉血骨，對幫助人體製造紅血球建有大功。鰻可清燉，或先以米酒浸醉，再取出切塊，以蔴油煎炸煮均可。河鰻含荷爾蒙、維生素A與B_2，能維護皮膚細嫩白皙、眼睛明亮等效，鰻與酸醋共煮有毒，但可以黑豆甘草解。

× × × ×

魚肚：魚肚又稱魚鰾，或魚膠，一般均以黃魚的鰾曬乾而成。經油炸後會像海綿般膨脹。把魚肚泡軟切塊，加枸杞煨湯，可補貧血、治結核病、皮膚鬆弛、減肥等。

蛋花鷄湯魚肚羹既清爽，又爲滋補佳餚。

又猪蹄筋亦可於曬乾後炸鬆，以備烹用。

× × × ×

鮑魚（abologne）：鮑魚係介殼類海鮮，富蛋白質、碘質、鐵質和鈣質，尤以碘最豐富。它還具有某些荷爾蒙，食之可防止性機能衰退，或頭髮稀落。鮑魚對貧血、牙齒、骨骼亦具功效，並能除腦神經疲勞。

× × × ×

江瑤柱（scallop）：江瑤柱又稱乾貝、帶子，亦爲介殼類海鮮，產於淺海泥沙底，全年可捕捉，捕後剖取肉柱，鮮食或加工爲乾貝，性平和，能降虛火、淸熱、滋陰補腎、補益脾胃，功能與淡菜略同。乾貝能降血壓，改善陽萎，又乾貝含碘很多，初期甲狀腺腫，服乾貝有療效。用乾貝十個乾蒸飲汁，味鮮美，可滋陰、治遺精、早洩、白帶等病。老年人每日蒸乾貝一盅飲之，可以生津養顏。用乾貝、海帶、海藻或髮菜三味煲湯，可減低血壓，且能根治。

× × × ×

蚌肉：蚌肉功能淸熱解毒，滋陰明目，解酒毒，治肝熱、腎衰、淸涼止渴，按貝殼類可去神經疲勞。蚌肉含蛋白質、脂肪、糖類、鈣、磷、鐵、維生素A、B_1、B_2。

蚌有河蚌、海蚌等，淡水河蚌產珍珠，海蚌亦產珠，現已成爲人工養殖珍珠。

× × × ×

海參（sea cucumber）：海參爲棘皮動物，屬海撰綱，生於海洋岩石間，形圓而長，柔軟呈圓柱狀，形如黃瓜，或蠕蟲形，因此又稱海黃瓜。四季皆可採食，能滋陰補腎，袪勞通腸，強肺益精，並可降低血壓，預防血管硬化，對神經衰弱、夜尿頻繁老人有療效，海參還能抑製多種霉菌。

海參無膽固醇，所含膠質對體力消耗有良好補益。水浸海參每百克含鈣 357mg。海參與魚肚、魚翅均爲低卡路里之膠質蛋白，又皆爲減少皺紋之美容食品。高血壓、血管硬化：可用海參三十克、冰糖適量，煮爛，每日空腹服。

× × × ×

魚翅（sharksfin）：魚翅爲鯊魚之鰭，味甘性平，補五臟，消魚積，解蠱毒，益氣開膈，長膂力，今人已習爲宴會餚饌，以有此物爲珍貴。

魚翅有飽翅、散翅之分，飽翅是魚脊上之大鰭，色略黃，翅身粗肥；散翅色白，翅針短細，來自翼部及尾部，較易煮軟，皆是從鯊魚鰭上取下，經過一番加工，即成名貴魚翅。論魚翅本身營養平平，但含磷質，能健腦，可促進骨骼、牙齒與肌肉之發育。按魚翅、魚肚、海參本身均無鮮美之味，烹製時全靠上好鷄湯來彌補此一缺點。

× × × ×

水魚：水魚又名甲魚，即鱉或鼈，含有二十烯戊酸，故能防治血管硬化；另富有蛋白質與礦物質。春天食甲魚最爲肥腴，到產卵期則較差，夏季轉瘦，沒啥好吃；及至桂子飄香，復轉肥美。

一般人視甲魚爲滋補珍品，以之與枸杞一起煮湯，相當滋補。其功能滋陰涼血，凡出現陰虛症候者皆可食用。如性機能衰退之老年男女，以及早泄陽萎、月經不調、貧血、胎元不固者，食之均具奇效。但脾胃陽虛、寒濕內蘊者忌食。

據大畫家張大千指出：過去講究吃甲魚之餐館，上菜時先由烹飪師傅將甲魚苦膽拿到席前，當衆擠苦膽汁淋在甲魚上，再由客人動筷。原來甲魚經淋苦膽後，非但不苦，且能去油腥而不膩口。鱉血爲滋陰退熱藥，適用於肺結核有低熱的患者。鱉甲用於肝脾腫大。

甲魚含鈣僅 15mg、磷 94mg、鐵 2.5mg、尼克酸 3.7mg，無維生素A。甲魚與芹菜共煮有毒，以橄欖汁解。

× × × ×

田鷄（frog）：田鷄卽蛙，五、六月間最爲肥美，肉嫩兩腿肉多，性甘溫熱，暖胃氣，補虛益中，去面黃，功能清熱解毒，利尿消腫。夏日田鷄甚多，對易流汗疲倦的人，吃清燉田鷄可獲補充，田鷄焖飯可滋陰補虛，解熱毒，治脾胃虛弱，卽肥田鷄二隻，取其肉加油鹽調味，置飯面焖熱。

× × × ×

烏魚：烏魚有破血作用，對女性月經遲滯不來，體溫不定，又感不適、頭痛或流鼻血等，可以烏魚燉南紅花食之，能使月經來潮，身體恢復正常。計取南紅花六克置罐底，上置一〇〇克重之烏魚，上淋米酒，蓋滿密封，約燉二小時後即可食。

× × × ×

水蛇：水蛇功能清熱除煩，明目止痢，可療瘡癧，預防膿頭痱子，保持皮膚潤滑。以水蛇肉熬粥，使孩童暑天食之甚宜。蛇肉爲強壯神經藥，蛇胆能清肝明目、化痰。

× × × ×

鱅魚：鱅頭特大，故俗稱大頭魚，產於淡水河中，背部及兩側上半微黑，腹部灰白，頭部營養特豐，富有維生素A、B、鐵質、磷質、蛋白和脂肪。鱅頭味甘性溫，善補腦髓，凡用腦過度、記憶欠佳、腦力衰弱者食之皆宜。法以鱅頭（勿斬開以免流失腦汁）加淮山、杞子、生薑、紅棗清燉三、四小時，即可取出食用。魚頭亦可作風寒頭風頭痛食療，法以鱅頭與川芎、白芷清燉三小時，足以祛風寒、補腦。惟血壓高、或外感發燒、肝火上升之頭痛，則不宜食。民間亦有以魚頭、天麻燉服治頭風、耳鳴者。

× × × ×

鯽魚：鯽能和胃調中，益五臟、治水腫，鯽味甘性溫，同蒜食助熱，同砂糖食生疳蟲，同芥菜食浮腫，同鷄鹿雉或猪肝食則生癰疽。鯽與蜜煮有毒，可以黑豆甘草解。

鯽每百克含鈣 54mg、磷 203mg、鐵2.5mg，以及蛋白質、脂肪、糖類、無機鹽、菸酸等。

× × × ×

帶魚：帶魚對脾胃虛弱、消化不佳者爲宜。功用滋陰養肝。外傷出血則取帶魚鱗敷患處可止血。

帶魚每百克含鈣 24mg、磷 160mg、鐵1.1mg，以及蛋白質、脂肪、維生素B_1、B_2和菸酸。

× × × ×

鮭魚（salmon）：鮭含有豐富 omega 3 fatty acid的不飽和脂肪酸，和低熱量的蛋白質，它能降低血壓，減少體內膽固醇，減少患心臟病的危險，增加免疫力，抑制發炎並減低罹患癌症的可能。除鮭外，其他食物如胡桃、黃豆、利馬豆、白扁豆、斑豆、小麥胚芽油等，亦具有上述功能。

× × × ×

鯉魚：鯉魚入秋，味最肥美，營養豐富，含維生素A尤多。鯉具補血與代謝之作用，功能利尿消腫，開胃健脾，安胎通乳，清熱解毒，止咳、逆氣喘、去寒氣、治黃疸、妊娠身腫。如為利尿消腫，可用赤小豆與鯉熬湯，或用冬瓜、葱白與鯉熬湯服用。

婦女產後，食鯉能使子宮復原較快，去汚並恢復疲勞，且能促進乳汁分泌等。

× × × ×

鳳尾魚：鳳尾魚形如鳳尾，身狹長而側扁、尾尖，多卵，盛產於立夏至大暑之間。烹調時先以醋浸，再用油炸，魚中細骨刺轉為酥脆可食，可以製罐遠銷。

鳳尾魚營養甚豐，內含蛋白質、脂肪、醣、灰分、鈣、磷、鐵等。它有補氣活血作用，又能治腸胃功能紊亂，消化不良，促進食慾，恢復消化器官機能。

× × × ×

鮻魚：鮻魚功能補中開胃，益氣養血，有黃疸膀胱結熱，清利小便之功。

× × × ×

黃花魚：頭中魚腦石能下尿路結石，主治小便淋瀝不通，解野菌毒。腹中白鰾含膠體蛋白和黏多糖，有止血之效，能防治過敏性出血的紫斑病。

食道癌、胃癌：用黃魚鰾，香油炸脆，壓碎研末。每次五克，每日三次，溫水送服。

× × × ×

鯽魚：鯽俗稱泥鯽，功能利尿消腫，益氣健脾，清熱解毒，通脈下乳，可以鯽煎後熬湯服之。如與草藥「欄籬網」煎湯，可治胃痙攣。

× × × ×

鱸魚：鱸有助於傷口癒合，手術後病者宜吃鱸魚。如貧血或糖尿病患者，開刀前後均須食之。烹調宜用黑蔴油，加少許連皮薑絲，將洗淨之魚下鍋煎好，淋酒便可。

× × × ×

蝦：蝦功能補腎壯陽、通乳，腎虛陽萎者，可以溫酒送服白灼蝦。但蝦肉富高蛋白質，如體質有異性蛋白過敏、瘡瘻宿疾、陰虛火旺者均不宜食。

明蝦又稱對蝦，除含大量蛋白質、脂肪及鈣、磷、鐵等外，還富有碘。

溪蝦是一種紅色長腳小蝦，產於河溪中，只要未經污染均可吃。小溪蝦連殼，與葱、薑、香菇、瘦肉絲、蘿蔔乾絲一起炒吃，對子宮瘤、身上長痣、或皮膚上長出異物，均有抑制成長效果。但須連蝦殼一同吃，因主要成分在殼裏。

蝦與南瓜或金瓜共食，會生痢疾，但可以黑豆甘草解。

× × × ×

蟹：蟹性寒，可益氣養筋散瘀血，解漆毒。過食則傷脾，蟹含有豐富蛋白質、脂肪、多種維生素和礦物質等。烹製時薑醋必不可少，其作用可去寒、去腥、殺菌、解毒等。

梭子蟹即海蟹，選擇時在手中似覺重沉沉地，或在光照下見蟹殼尖端透出紅色者始爲豐滿；腹部雪白，蟹腳堅硬結實者方爲上品，新鮮列爲首要。

河蟹含鈣 129mg、磷 145mg、鐵 13mg、膽固醇 235mg、維生素A 5960 IU。海蟹含鈣 141mg、磷 191mg、鐵 0.8mg、維生素A 230mg。

× × × ×

蠔：又稱牡蠣（oyster），對解除眼睛的疲勞有效，用眼過度、近視眼、睡眠不足的人都適合吃，而蚵乾對老人與虛弱的小孩都有促進食慾的作用。

牡蠣主要成分是右旋葡萄糖，左旋岩藻糖，以及維生素A、B、C、D、E。牡蠣殼含碳酸鈣、磷酸鈣、硫酸鈣，並含鎂、鋁、硅及氧化鐵。蠣殼爲鎮靜、制酸藥。

× × × ×

淡菜：形似蠔而較小，功能補肝腎、益精血、消癭瘤、益陽事、止崩帶，如高血壓、動脈硬化，以淡菜三錢、芹菜一兩，煮湯常飲有益，若男子陽萎，每次五錢煎湯佐膳。對關節和神經系統的一種風濕病，多見於較冷而潮濕地區，常食用淡菜可以防治。

× × × ×

海蜇：功能清熱、化痰、消積、潤腸。以海蜇與荸薺煎水，空腹飲服可使高血壓降至正常，自覺症狀大部分消失。此方也可治急慢性氣管炎、支氣管擴張、痰多咳嗽，如陰虛久咳，用海蜇與冰糖蒸服。海蜇含蛋白質、脂肪、鈣、磷、鐵、碘、菸酸、維生素A和B。

× × × ×

海帶：海帶亦名海草（seaweed）、昆布、裙帶草，爲大葉藻科植物，屬鹼性食物，鹼度頗高，倘長期食用葷腥肉類脂肪食品，吃些海帶可以中和肉類的酸性，使體內酸鹼平衡。在含動物脂肪的膳食中，如加海帶，能使體內脂肪趨向皮下和肌肉組織，而不會在心臟血管和腸壁上積存。

海帶所含營養成分豐富，以福建產的海帶分析，每百克海帶中計含蛋白質8.2g、脂肪0.5g、碳水化合物54.3g、鈣1341mg、磷221mg、鐵122mg、碘24mg、以及鈷、鉀等微量元素，此外尙有維生素B、煙酸、胡蘿蔔素、褐藻氨酸等，海帶中所含蛋白質，計包括十八種氨基酸，與葉綠素、鐵、鈷等，具有補血功能。

海帶中含碘量之高，居各種食物之冠，碘可預防和糾正因缺碘引起之甲狀腺功能不足、腫大即粗脖子病，抑制基礎代謝之增高，止血、降低血壓、清除血脂、減低膽固醇、防治動脈硬化、冠心病、水腫、慢性氣管炎與哮喘、軟堅散結、鎮咳去熱等作用。海帶中所含褐藻酸鈉，可使糖尿病患者對胰島素之敏感性提高，空腹血糖下降，糖耐量得到改善，達到高碳水化合物比例之飲食治療要求。其所含類纖維物質，可使大便通暢，浮腫減輕。

海帶具抗凝血功能，對皮膚眞菌有抑制作用，又經化驗含抗癌物質，誠屬萬全食品，惟甲狀腺功能亢進者，食之則非所宜，會發生多汗、多食、多心跳而體重減少現象。

海帶能治慢性鉛中毒，可能因所含藻膠酸，能與多種金屬結合並排出體外之故。按鉛中毒有似神經衰弱，如失眠、頭暈、頭痛、疲倦、心煩易怒、食慾差、口內有金屬味，嚴重時有心跳、關節痛、腰背痛、記憶衰退、面灰、甚至肝腫、黃疸、癱瘓等現象。鉛中毒不外來自含鉛油漆、蓄電池廠之熔鉛、印刷廠之鉛版、鉛字之熔鑄、陶瓷廠之配釉、鉛玻璃之配料、含鉛汽油，從事上述各行職業人員，應注意避免吸入鉛粒微塵或含鉛廢氣。

海帶不宜久泡過夜，否則有效營養大部流失。最好浸泡莫超過十分鐘，隨洗隨燒，海帶質硬，煮時稍加以醋，便可酥軟。海帶含鈉，多食導使血壓上升，亦非所宜。

海藻生長於淺海岩石上，性味俱寒，含碘、鉀、甘露醇、海藻酸、黏液質、粗蛋白等。對碘過敏者不宜吃。

紫菜含豐富的維生素A、B、C碘鈣和蛋白質，能增腦力，防白髮，可稱良好的綜合維生素製劑。

× × × ×

蛤蜊：蛤肉味鮮美而營養豐富，殼白紫唇或殼上有花紋，故稱文蛤或花蛤。我國沿海各地均有，統稱蛤蜊。蛤蜊肉，潤五臟，止消渴，軟堅散腫，又爲利尿藥。肺結核陰虛盜汗，常食蛤蜊肉加韮黃或韮菜煮食有效。

× × × ×

田螺：性甘、大寒。含蛋白質、脂肪、醣、無機鹽、菸酸以及維生素A、B_1、B_1，還富含維生素D，功用利大小便，清暑解渴，治黃疸。常煮食田螺對鈣代謝失調而引起的關節炎及小兒軟骨病有幫助。

× × × ×

泥鰍：「本草綱目」李時珍云泥鰍長三至四寸，沉於泥中，如鱔而小，頭尖，身青黃色，無鱗，以涎自染，滑疾難握。性甘、平。含蛋白質、脂肪、碳水化合物、鈣、磷、鐵、維生素A、A原、B_1、B_2和尼克酸。其藥理泥鰍滑涎具有強力的抗菌消炎作用。肉暖中益氣，解毒收痔。其泥鰍滑涎對丹毒及各種急性炎腫有卓效。並能治急、慢性肝炎：取泥鰍若干條，放入一百度烘箱內烘乾，達到可捏碎爲度。取出研粉，每服十克，每日三次，飯後服，小兒酌減。據報導此方治療傳染性肝炎，經半月的治療，好轉痊癒。

滋補粥類

粥是我國傳統的優良食品，國人自昔多以粥哺養幼兒，補益老弱，中國古代醫病法，每先以粥養病，若干著名方劑，亦有以米佐助其中。在中藥大辭典中有關粳米記載，其性味甘平，歸經入脾胃，功能補中益氣、除煩惱、止瀉痢、平胃氣、長肌肉、壯筋骨、治諸虛百損、生津、長智。粳米粥利小便，止渴健脾，炒米湯益胃除濕。又北粳涼，南粳溫，赤粳熱；新粳熱，陳粳涼，新米乍食動風氣，陳米下氣易消化，病人尤宜。

食粥在中國具有數千年歷史傳統，談到食粥治病，春秋有別，冬夏不同，功用自異。例如春天吃菜粥，暑天綠豆粥，秋日服藕粥，冬日臘八粥。詩人陸游曾著食粥詩云：「世人個個學長年，不悟長年在目前。我得宛丘平易法，只將食粥致神仙。」古人喜愛食粥，以其易消化吸收，有延年益壽之功。如薺菜粥能明睛利肝，大棗粥可補氣血健脾胃，黃芪粥治水腫，大蒜粥可抗癆。又如廣東人愛食生魚粥、肉粥、皮蛋粥（皮蛋粥治療胃酸偏高之胃痛甚佳），江浙一帶多愛清粥。北方每以小米、高粱或碎玉米熬粥。夏日炎炎，胃口不開，多以爽口小菜下清粥，適口順胃。寒冬赤豆粥、飯豆粥，足以補脾胃並取暖。

藥粥食療是中國傳統醫學上一大成就，尤其對付各種慢性病，導致脾胃虛弱者，食療湯補較不會摧殘脾胃。藥粥正是以藥配以定量米谷與水煮成粥，以粥扶正的一種食物治療，初服似無明顯成效，一兩周後便顯轉機，殊不知身體本質不固，強攻反易傷及元氣，此所以緩病無法急治也。

茲將一般習爲人知之藥粥臚述於後：

1.薏苡仁粥：用薏米一兩，米三兩熬粥作早餐，能清熱除濕，健脾補肺，利尿水腫腳氣，治風濕關節炎、皮膚疣，常食使人不生痱子與癤腫。

2.蓮子粥：用湘蓮浸泡後與米一起熬粥，有養心健脾、益腎固精、去煩止瀉之功，並能治心悸失眠。

3.鮮藕粥：選用新鮮粗壯嫩藕，洗淨切片煮粥，具清香味，有消暑解渴、生津開胃之效。

4.大棗粥：大棗適量與粳米同煮，能健脾益氣，對脾胃虛弱、貧血、血小板減少者有裨益，宜長期食用。

5.菊花粥：選用上等藥用白菊花適量煮粥，食之用能平肝、明目益陽，治高血壓、雙目乾燥、昏視等。

任何藥粥，均須當日煮食，不宜放置過夜。

6.蘆根粥：用新鮮蘆根數條，洗淨切碎後煮粥，能清理肺胃與暑熱，生津止渴，治乾咳、咯血、口乾、心煩。

7.赤小豆粥：取赤小豆與粳米一比四之量煮粥，能健脾、利尿、通乳、清熱解毒，可治腎炎、水腫、脚氣腫。

8.茯苓粥：用白茯苓適量煮粥食用，能治食慾不振、心悸怔忡、小便不利、短赤等症。

9.生薑炒米粥：用生薑四十克切片與炒米五十克煮粥，以食鹽、花生油調味，能止嘔、止瀉、溫中散寒，健脾胃、化寒熱，民間常用治外感風寒、腹脹滿、食慾不振等。

10.百合粥：百合屬多年生宿根植物，地下生扁圓形鱗莖，以色黃白、瓣勻肉厚、質堅筋少者爲佳。新鮮百合將鱗莖剝瓣，撕去外層薄膜，煮湯食之，軟柔清香微苦，或與粳米（糯米亦可）煮成稠粥，拌以白糖或冰糖，常食健腦強身。若與紅棗、綠豆共煮，是消暑止渴飲料，又富有營養價值。它含生物鹼、蛋白、澱粉、脂肪、鈣、磷、鐵等成分，有潤肺止咳、養顏定神之效。

11.枸杞茯苓粥：以枸杞子十克浸泡，白茯苓十克搗碎，和粳米五十克加水煮成粥食用，每日一次，功能滋腎養肝、生精潤肺、強心利尿，常食能改善體質，適宜於老幼病後，或產後調養滋補。

12.蛇床大棗粥：以蛇床子十克洗淨放入紗布袋內，大棗十六枚洗淨，與粳米一百克加水同泡二小時後煮粥，取出蛇床子的紗布袋，將粥、棗一併食之，可以強陽添精、益氣扶元，尤適宜於婚後不育夫婦，每晚當作宵夜吃。

13.黃芪二冬粥：以黃芪、天冬、麥冬各十克洗淨搗碎，與洗淨粳米一百克加水煮粥，分二餐食用，功能滋補強壯、健脾潤肺、美艷肌膚。

14.栗子粥：用栗子肉二十個，米三兩煮粥，能補腎氣，健腿足，增氣力。

15.芡實粥：用芡實粉三兩，米一兩煮粥，空腹連服一月，能明耳目，固精氣，遺尿洩瀉，補腎利濕。

16.淮山粥：先將大米煮開，加以淮山粉再煮，可甜可鹹，可補腎精、固腸胃、治脾虛洩瀉、慢性腎炎、糖尿病等。此外有羊肉淮山粥，主治結核病、退勞熱。蛋黃淮山粥，主治洩瀉日久、腸滑不固。

17.杏仁粥：用南杏仁研碎，加米漿製成糊，或用南杏仁與米煮粥和糖，能平喘治咳。

18.核桃粥：用核桃二兩，米三兩熬粥，能補腎虛、腰痛、腎結石、輸尿管結石、膀胱結石。

19.芝蔴粥：用芝蔴五錢，米二兩熬粥，能潤腸、養血、益肝、補腎、便秘、頭髮早白等。

20.麥冬粥：以麥冬五錢煎水，待粥半熟投入再煮，能益胃生津，降逆下氣，養陰潤肺，治咳反胃。

21.糯麥粥：用糯米二兩，麥米二兩熬粥，和糖，能養心神，斂虛汗，厚腸胃，強氣力，治小兒脾胃虛弱、自汗神疲、女性心神不寧、神經衰弱等。

22.扁豆粥：用扁豆二兩，黨參五錢，先煮熟扁豆去皮，再加入黨參與米共煮成粥，可以健脾、益精、止瀉、治嘔。

23.砂仁粥：用砂仁二錢杵碎，納入小紗布袋裹，與米共煮，可健胃化氣，治胃氣脹、噯氣。

24.人參粥：用人參末二錢、薑汁三錢、米二兩熬粥，空腹食之，可大補元氣，振奮精神，生津液，抗衰老，應用於病後體弱、頭昏、神經衰弱之眩暈、反胃吐酸等，如身體條件不許可者，可以黨參五錢代替人參。

25.甘蔗粥：用竹蔗劈成小塊，加米煮粥，可以養肺陰、治虛熱、生津止咳、口乾舌燥。

26.荔枝乾粥：以荔枝乾肉十五個，與淮山、蓮肉適量熬粥，可以生津益血，和脾開胃，治五更瀉、便溏。

27.阿膠粥：用糯米二兩煮粥，投入阿膠末二錢，待膠溶後服食，可養血柔肝、潤肺止血、安胎、治月經過多。

28.補陰養顏粥：用紫河車五錢、淮山五錢、陳皮一錢，加米一兩，熬粥代餐。

29.鷓鴣粥：用鷓鴣一隻，去皮及內臟，切成小塊熬粥，可益氣補脾，調味去濕，治小兒疳積、肚滿腹脹。

30.豬肝粥：先將豬肝熬湯，再用湯熬粥，可以明目、補肝、治夜盲、及慢性肝病等。

31.豬腰粥：先將豬腰熬湯，再以湯與米煮粥，或將豬腰切碎，與米直接熬煮，可補病後體弱、腎虛腰痠肢軟、遺精滑精等。

32.牛肉粥：可補血養顏；牛奶粥可潤肺通腸、補血養血、肺燥、便秘，俟粥煮好，傾入鮮奶調勻食之。

33.綠豆粥：夏日消暑解渴，能解熱毒、暗瘡。

34.荸薺粥：能明目、淸內熱。

35.臘八粥：每逢農曆臘月初八，爲佛祖釋迦牟尼成道日，俗稱臘八節，各地寺僧煮七寶五味粥以供佛，並餽贈四方施主，展至民間亦煮臘八粥以應景。粥中多用乾果、豆類，如花生、紅豆、白果、棗、栗、藕乾、松仁、薏米等，原無一定配方，大抵以米一杯、乾果一杯、水十杯，煮滾後用杓攪動，以文火煮爛轉稠加糖便可。其中花生、紅豆比較難煮，必先以水浸泡過夜，去花生皮，再煮八成爛，而後投入其他乾果同煮，煮時必須一次將水放足。宋代蘇軾力主食八寶粥，謂可延年益壽。

36.大麥粥：先以羊肉一斤除肥，草果三個熬煮，熟後撈棄草果，加入大麥仁二兩煮粥，食之有溫脾暖胃、下氣消脹作用。

從大麥和燕麥中分離出三甘油酯與生育三烯醇（tocotrienol），可作爲有效膽固醇抑制劑。此三甘油酯是一種不飽和脂肪酸，有促進膽固醇代謝功能。生育三烯醇則爲維生素E類，可以抗氧化並防止老化。

燕麥（oats）營養成分豐富，和大麥大同小異，其內胚乳及胚胎在煉製過程中不會被剝削。燕麥還含有天然防腐劑，其纖維素爲水溶性，有助於降低血內膽固醇。

野生米（wild rice）又稱黑米，係各類黑稻珍稀種米之泛稱。黑米所含蛋白質、維生素B、鈣質等均高於白米，尤其人體所需八種氨基酸，具有抗衰老功能之維生素E和鐵，較白米高出數倍。《本草綱目》中也有關於黑米具有滋陰補腎、健脾暖胃、明血活血功效的記載。有時膳食中，可以摻些黑米與白米同煮，煮時最好先單獨煮黑米，再將白米倒入同煮，可不致感到夾生。

甜品以少食爲妙

甜品都是以糖爲主要原料，喜甜食者爲數頗衆，不僅小孩愛甜，大人嗜之有過正餐者亦多得不可勝數。雖然食品各有其利，亦有其弊，但糖類弊多於益，故須適可而止。

一個人平時糖吃多了，會刺激機體分泌大量胰島素，從而加重胰島腺的負擔，消耗很多鋅、鋁、錳等元素，並妨礙上述元素的吸收，結果使身體平衡失調。

醫學證明，愛甜食者胰島素分泌過多，反使血糖偏低，大腦皮膚功能紊亂，導致煩躁不安、情緒低落、精神緊張、易於疲勞、反應過敏等等。

糖攝食過多，不只增高血脂肪和缺乏維生素B，對新陳代謝產生之乳酸也相對增多。乳酸與酸性代謝產物滯留在肌肉中，會造成肩頸腰背的酸痛，使機體產生疲勞感。酸性代謝產物還會使血液酸化，造成血鈣降低，故患者經常會眼皮跳，面部肌肉不自主地抽搐，夜間腿腳會抽筋，由於缺鈣，頸腰椎容易肥大，骨質變得疏鬆，血管則易硬化，高血壓與冠心病也會接踵而來，由於缺鋅缺錳，使內分泌減少，機能衰退。

專家建議：每人每日包括各種食品中的糖分，攝取量不應超過三十克，尤以糖尿病、冠心病、肥胖症或有乳癌家族史者，糖的攝取應降到十克以下。爲健康計，就得儘量少吃甜食。

滋補性中藥

人參 (panax ginseng)

人參爲中國醫藥寶庫中之一種珍貴藥材，自古譽爲聖品。它是五加科多年生草本，以其根部有如人形，故名人參。生於山坡密林中，中國東北各省均有出產，而以長白山一帶最爲馳名。遼寧、吉林均有大量栽培。至於野生於深山峻嶺、林木茂密、土壤肥沃之地者，稱爲野山參，生長時間長，有逾幾十年，甚至一、二百年者，體大功強，價亦昂貴，但產量稀少。

人參除野山參外，餘均屬人工栽培，它可在園林中生產，但也要經過六、七年，才能採供藥用。人工栽培由於加工方法不同，分爲生曬參、石柱參、皮尾參、紅參、白參等。紅參性溫作用強，它係由種植六年的上等生人參，用熱蒸氣蒸製，使組織中之澱粉粒糊化，而使人參品質可以長期保持。白參和生曬參較平和，凡園參種植四年以上，經太陽直接曬乾者稱爲生曬參，或剝去表皮曬乾、或加熱使所含水分降至百分之十二以下者，稱爲白參。又白參的斷枝、小枝、根鬚則稱爲糖參，因其曾經糖汁灌製者。

世界產參地區除中國外，尚有韓國、日本、美國、加拿大、蘇聯、西伯利亞等處，類皆生長於北緯三十至四十八度間，馳名品種除吉林參外，尚有高麗參、韓國紅參、韓國白參、日本紅參、美國西洋參、加拿大參等。其中以吉林長白山抄參、美國野參、韓國紅參最爲貴重。

選參有四項要訣：

㈠首先觀察參的蘆頭，如韓國參蘆頭大，石柱參蘆頭細而長，美國野參與中國長白山參蘆頭特長而具多數莖節。

㈡參身的橫紋，如韓國參近蘆頭處有細橫皺紋，中身直紋且深，野山參則橫向環狀皺紋密集。

㈢切片後由橫斷面可觀察其形成層，皮部的厚度、澱粉粒及草酸鈣簇晶的多少而辨別之。

㈣應注意人參特有的氣味，它係由人參素（panacene）而來，因含量多少與加工方法的各異而有分別。

人參經發現爲一種強力藥物已歷二千年，然其科學研究則係自一八五四年 Garriques 從花旗參（卽美國西洋參）分離出人參精（panaquilon）始爲世人注意；而酒井於一九一四年分離出人參素（panacene），這是人參芳香氣味的主成分，他並報導其對神經中樞的藥效，其後再分離出 panaxin, ginsenin 等等，其中重要的是由人參分離出十數種純石鹹草素（ginsenosides）卽人參二醇和人參三醇，並確定其在藥劑學上的效能，而得到有：

1. 抗驚慌作用
2. 抗疲勞作用
3. 强化心臟機能
4. 促進血液循環
5. 增進胃腸機能
6. 促進內分泌機能
7. 調整血糖
8. 調整血壓
9. 促使腦下垂體副腎功能旺盛，調節神經系統。
10. 增加精子數量、增强性慾。
11. 增强免疫功能，調節代謝作用。

人參有一種能使器官適應各種不良環境的能力，如處在太冷太熱或輻射線下工作的人來說，可使他們對外界的刺激所產生的耐力增加兩倍以上。

人參爲健壯強精劑，大補元氣、安神益智，對一般虛弱、神經衰弱、貧血、食慾不振、虛熱、心悸亢進、病後衰弱、陽萎、尿頻、脈搏細微、代謝機能障礙、虛喘、調整血壓等，應用於臨床上，均具效應。研究人參能平衡人體荷爾蒙及體內各組織系統正常化，排泄體中毒素等而延年益壽。

燉人參進補時，每次用量約五克至三十克，視各人情況需要而定。放在專門燉參的罐中隔水燉約三十分鐘飲用，水的分量以蓋過參藥爲準。高麗參、石柱參屬陽性，行氣較強，但虛火易上升，有時須加上降火氣的藥物。日本參的維他命C含量較高，較溫和，氣則較弱。西洋參屬陰性，有養陰清熱，益氣生津之功，用於陰虛內熱、久熱不退，可加上麥門冬、五味子配合使用。熱病後少氣、煩渴，配麥冬甘草同用；肺陰虛、咳嗽失音，配沙參、天冬、阿膠、紫苑、貝母使用。西伯利亞參則能加強骨骼與關節之功能與健康。總之，亞洲參爲溫補，具神經興奮作用；美洲參爲涼補，具有使神經系統鎮靜作用。但高血壓者愼用紅參。

野山參因產自深山密林中，賴冰雪滋潤生長，歷年愈久，性愈溫和，力愈優異，此乃吸收天空清靜之氣足、感受地脈英靈之質厚，故功效愈宏。在臨床上除單獨使用外，尚可配合其他藥材，治療各種疾患，如：

1. 野山參、鹿茸、安南油桂之合劑，對虛勞性弱、補中益氣有相乘作用。

2. 野山參與燕窩配合燉飲，是滋陰補陽、開胃潤脾、神經衰弱之極品。

3. 野山參與冬蟲夏草合用，對過敏性氣管、氣喘效果特著。

其他處方合劑，劑量及使用方法，應經中醫師核訂，俾使藥材效驗更能發揮。

野山參、高麗參、西洋參（花旗參）、吉林參、日本紅參以及太子參（孩兒參）等在人參中最爲家喻戶曉。除此以外，尚有丹參、黨參、苦參、沙參幾種，概作藥用。

一、丹參：性苦微寒，含丹參酮、丹參酸、維他命E等，功能擴張血脈，降低血壓，調經安胎，抑制細菌繁殖，能治百病，如晚期肝炎、吸血蟲病、甲狀腺腫大，均具療效，並能抗癌。抑制葡萄球菌、結核桿菌、傷寒桿菌、痢疾桿菌、霍亂弧菌等。

二、黨參：原產於中國山西上黨，爲桔梗科多年生草本之塊根，性甘平，補中益氣，能增生紅血球及血紅蛋白，擴張血管，降低血壓，健脾生津，興奮神經，內含皂甙、微量生物鹼、澱粉、葡萄糖、維生素B、蛋白質等。

三、苦參：又稱苦骨或地骨，長於山坡、河岸沙地，性苦寒、微毒，能清熱、祛風、殺蟲、抗阿米巴原蟲及結核桿菌，它含苦參鹼、氧化苦參鹼，有利尿作用，可用於頑固濕疹。

四、沙參：屬補陰藥類，有南北沙參兩種，南沙參含沙參皂，北沙參含生物鹼，二者皆能潤肺止咳，養胃生津，普通沙參係指北沙參而言，沙參配玉竹百合瘦肉湯，可滋陰潤燥；與淮山、芡實煮糖蓮則成清補湯。

服人參後，必須戒吃蘿蔔、蟹、大量水果、芥菜或生冷食物，並忌飲茶，否則會抵消人參的溫補功能，不能充分發揮人參的藥力。如有感冒發熱，婦女行經期要暫時停服。

人參每周連服四天要停藥三天，如連服一般不宜超過一個月。人參還可切片嚼服或研粉吞服。

銀耳

銀耳又名白木耳、雪耳，是單子胞菌類菌科的乾菌，以往產量少，僅四川有產，故價昂，僅富貴人家採用；時至今日，由於人工大量栽培，銀耳已成大衆化食品。

銀耳以微黃色爲正品，純白的銀耳多經硫黃薰製漂白。銀耳經分析每百克乾銀耳中，含蛋白質五克、脂肪〇・六克、碳水化合物七八・三克、粗纖維二・六克、灰分三・一克、鈣三八〇毫克、磷、鐵少量，以及硫胺素、核黃素、尼克酸等，營養價値甚高，是一味理想的扶正強壯藥，對產後、年老體衰、病後體虛確有進補調養之功。

白木耳水煮溶液中，可提出一種膠質，能助消化、補血，主治胃炎、便秘、肺燥、肺萎、乾咳等。凡肺虛乾咳者，可用銀耳二錢，與紅棗隔水燉煮，俟燉好後加放冰糖食用，可滋陰治燥。銀耳食品有：㈠涼拌銀耳：由煮熟銀耳加拌火腿絲、黃瓜等。㈡蓮子銀耳羹：內含蓮子、紅棗、桂花冰糖醬、甜酒釀等。㈢雞茸銀耳湯：內含雞肉、蛋白。

惟實驗證明：銀耳中含有「腺嘌呤苷」，此一生化物具有抗血小板凝聚的性質，抗凝易使傷疤結痕破裂，造成再度出血傾向，故如患有咯血、嘔血、便血、支氣管擴張吐血，和胃、十二指腸潰瘍，經藥物治癒後，若進食銀耳，會舊病復發，或再度出現大出血症況，不可不愼。

燕　窩

燕窩多產於濱海絕壁懸崖罅縫中，爲金絲燕或銀絲燕之巢穴。燕爲候鳥，金絲燕背黑腹白，尾平足短，爪極堅硬，適宜攀附峭壁，主要呑食海藻和小魚，在內地的則以昆蟲和種子充饑，金絲燕飛行極快，一日能飛二九〇公里，其喉部有一黏液腺體，能分泌大量濃稠而富有黏性的唾液，每屆繁殖季節，即將唾液吐出，凝結在斷壁峭崖之上，形成碗狀鳥巢，此卽燕窩。一般直徑四至六厘米，深三點二厘米，堅韌而有彈性。在一年內，金絲燕首次築的巢稱爲官燕，色白透明，是用其純淨的唾液凝固而成。當此燕窩遭人採摘後，它馬上又築第二次窩，此時其唾液已無先前充分，於是啄下自已的絨羽，拌着部分唾液來築巢，這種夾雜羽毛的燕窩，稱爲毛燕。若是牠所苦心營造的毛燕，又再被人摘去，而其唾液與絨毛越來越少，只得尋苔蘚、海藻、樹葉等絲狀物，經胃液拌和後，強行吐出來，這時由於喉部微血管破裂，築成的巢帶有血色，故稱血燕，血燕很珍貴，故紅者最難得，官燕是上品，色白潔淨，堅實透明爲上，色黃次之，黑而多毛之毛燕又次之。人造品以沙炒猪皮，攪碎壓扁，製成小球，僞稱燕窩球，色白可愛，幾可亂眞，應予辨別。

燕窩性平味甘，含蛋白質百分之五十，碳水化合物百分之三十，灰分百分之六，其中有鐵、磷、鈣等，皆屬天然營養素，易爲人體吸收，對病後各種虛症爲無上補劑，能抗感染，生津益血，滋陰養胃，壯陽補氣，潤肺益腎，止小便頻數。燕窩配白鴿煲湯，能治糖尿病。燕窩解毒力甚強，用煮瘦肉湯，可療治瘡癧。血燕能治血痢，與梨、冰糖蒸食，治膈中有痰。

燕窩一般處理方法：先將燕窩浸泡水中約二小時，待鬆軟後，將其絲分開，用鑷子揀去不乾淨之雜物，而後放在湯裏，用文火燉燜二、三小時。或食前加雞茸、蛋白取食；嗜食甜味者則加放冰糖，溶後再加鮮奶，潤肺又養顏。

紅棗

紅棗味甘性溫，補中益氣，滋養脾胃，生津安神，潤心肺，治虛損，具有強心利尿作用，並能除去疲勞，緩和藥性，治氣虛不足，養心護肝。它能降低肝炎患者之血清轉氨酶，故對急慢性肝炎有補助性治療功效。

新鮮紅棗含維生素C獨多，每百克中達五四〇毫克，乾紅棗僅十二毫克，其他養分乾棗比鮮棗爲多。黑棗含有多量的維生素A，是蘋果的二十倍，B_1、B_2、菸鹼酸等都遠高於其他水果，黑棗又名大棗，內含蛋白質、脂肪、碳水化合物，以及微量鈣、磷、鐵、胡蘿蔔素、核黃素、菸酸、抗壞血酸等。

紅棗與黑棗均爲新鮮紅棗加工製成，但加工方法不同而有紅黑之異。乾紅棗係由新鮮紅棗經陽光直接曬乾而成，黑棗則係將新鮮紅棗煮熟晾乾，放入棗窨中以木柴薰黑，反覆多次，直至起皺曬乾而成。紅棗與黑棗均能健脾補血，黑棗還可補腎。但黑棗不宜多吃，尤不宜清晨空腹食，否則感到飽脹不適，甚至患黑棗結石。

常吃紅棗對心臟有益，凡心臟衰弱者可以紅棗燉猪心加冰糖食之。紅棗、木耳燉冰糖是補血之食療方。紅棗、花生、紅糖漿亦屬補氣養血良物。

酸棗仁爲鼠李科落葉灌木或小喬木，棗屬植物酸棗的種子，味甘酸平，能養心、安神、益陰、斂汗，應用於心悸怔忡、心煩失眠、驚悸多夢、虛汗盜汗、神經衰弱等症。

核桃

核桃卽胡桃，是補腎壯陽的滋補食品，能使人健康、潤膚、補血、溫肺、化痰，對腦神經有益，是神經衰弱的補助療劑。核桃又稱合桃，它又可調節細胞內的水分，將過多水分排除，抑制有害物質之侵入。由於人體水分含量有定，倘細胞中滯留水分過多，新陳代謝便發生障礙，而引致身體肥胖虛弱，罹患各種疾病。

核桃仁營養價值高，含有B_1、B_2、蛋白質、醣類、磷、鐵以及豐富的維生素C、E，能促進身體對養分作充分利用，使體內器官的正常機能發揮到極致。胡桃所含脂肪高達百分之六十三，但主要爲亞油酸，這對中年、老年人因肺虛引起之久咳、氣喘，與因體虛而引起之便秘、腰腿酸痛，以及產後便秘、健忘、失眠有療效。胡桃仁連皮搗碎加紅糖，於飯後用開水沖食，可治失眠。也可用少許黃酒拌和亞油酸食之，可提高細胞功能並除去過多之膽固醇。

核桃具備人體所需之基本維他命，有粗蛋白質及B_1，粗蛋白質與動物性蛋白質不同，前者較易爲人體所吸收，能強化內臟機能，吸收B_1，刺激新陳代謝，驅除疲勞。

胡桃、松子、栗子這類乾果，皆可增強體力，調節細胞水分，而胡桃對體質虛弱、肺虛咳嗽、腎虛腰痛、便秘、遺精陽萎、尿路結石、乳汁缺少等症，確具療效。

核桃、花生、黃豆皆含有維生素E，其他養分亦多。

大胡桃（pecan）爲含鉀量甚高、含鈉甚微之堅果。

蜂王乳

蜂王乳（royal jelly）又稱蜂皇漿，是高度的滋養物質，乃由工蜂頭部大顎腺與下咽頭腺分泌之乳狀黏液，發光呈淡黃或乳白色，內含羊脂酸，故其味酸澀而辛辣，蜂乳是深藏在蜜蜂口內，經由花的雄蕊中提取的植物性精子，富含荷爾蒙激素，既能殺菌，並可抗癌。另一種巴羅錠（paroten）物質爲一種唾液腺激素，可使老細胞活化，促進細胞代謝，故能返老還童。

蜂王漿含蛋白質最多，其次爲糖、脂肪、氨基酸、礦物質及維生素B_1、B_2、B_6、B_{12}、C、泛酸、肌酸、葉酸、生物素、有機酸、無機鹽等，此外，尚含強化肝臟的膽鹼和刺激交感神經的乙醯膽鹼等物質，這些物質都是細胞組織基本營養的結合，可增進人體細胞組織的再生能力。

蜂王乳並非蜂蜜，它是工蜂採自自然的產物，是用餵飼蜂王和幼蜂的主要飼料。蜂王壽命高達五年，較普通蜜蜂壽長二十倍，因此被視爲延壽寶藥。此一乳白液狀物，除含大量高蛋白外，並能將糖分轉換成其他有用之營養物，所含泛酸，能治療關節炎，並促進副腎和腦下腺分泌正常化，輔治急慢性肝炎和肝硬化。所含B類維生素，足以助長各種生理功能恢復正常，防止脂肪酸和膽固醇之代謝障礙，能治療腳氣病，抗精神緊張、疲勞和貧血，它並含有抗癌物質，至少能使體力增強，疾病緩和。它又能保養皮膚、毛髮，協助消化。對產後病後，老幼婦孺，皆為強力之滋補劑，常人服之，則精神煥發，代謝旺盛，活力增加。

蜂乳對婦女更年期障礙、腦神經、循環、呼吸、消化，泌尿各類器官疾病均具療效，對心臟病、高血壓及糖尿病患者，亦無不宜。它含有促進成長因子，對生長延緩、智能不開孩童皆有幫助。

新鮮蜂乳易於腐敗變質，平素須避光並收藏在冰箱內，食時應用竹籤或塑膠匙取出，忌用金屬，尤忌以不淨匙筷進入，促使腐壞。經常食用蜂乳，或再與花粉同食，足以健體強身，相輔相成，但蜂乳並非特效藥，必須持之以恆，方具顯著效果。

由於各人體質不同，有人食新鮮蜂乳會發生過敏，或濕疹、紅腫疙瘩，如此則必須停止服用。此外蜂王乳對低血壓患者、低血糖患者、腹瀉、孕婦、傳染病發熱期中，俱不宜服用。

蜂乳宜在早晚空腹時服之為佳，美國有現成製之蜂乳皇（Gelee Royale Americaine, Capsule 100 mg），中國亦有口服液，每次食五ＣＣ，或一膠囊，一日三次。

珍珠粉

珍珠為海產珍珠貝科類動物，珍珠囊中形成的無核珍珠，經取出洗淨後，加豆腐與水共煮二小時，乾燥後研成粉末，是為飛淨幼霜，專供藥用，凡供首飾用之珍珠，不能充藥用。

珍珠（粉）自古以來爲歷代名醫所重視，屬於淸涼解毒之鎭靜品，明朝醫學家李時珍記載「珍珠粉可鎭心安神，去翳明目，嫩艷肌膚，潤澤顏色。」珍珠含有大量對肌體滲透力極強之碳酸鈣，爲量佔百分之九十，餘爲精氨酸、碳酸鎂、氫化矽、磷酸鈣、氧化鋁、氧化鐵、與結頁氨酸、異亮氨酸、絲氨酸、甘氨酸等。長期使用，對婦女而言，確具美容護膚之效，容光煥發，靑春常駐，抑制脂褐素之滋長。

珍珠味甘鹹，性寒無毒，入心肝兩經，功能平肝定驚，鎭心安神，解毒消炎，養顏明目。主治驚悸怔忡、驚風癲癇，凡胃及十二指腸潰瘍、小兒驚熱、年老心跳、煩渴失眠、神經衰弱、體能衰退者，皆能服用。珍珠粉外敷用於無名腫毒，拔毒生肌，可治一切瘡瘍、癰痛潰口不收，及子宮頸靡爛等炎症。倘內服與外用結合，可治目赤翳障、溼疹瘡癧。

市上有一種 Sunrider 牌珍珠丸（beauty pearl）內中含有蜂蜜、高麗參、菊花精、王漿精、珍珠液調味香草等，每晚睡前可含一粒，亦能助安寧入睡。

珍珠粉服食太多，可能引致腎結石，故腎功能差者，不宜服食。

靈芝

靈芝在東方人心目中，爲吉慶祥瑞之象徵。宋代文學家歐陽修在其祭石曼卿文中有「產靈芝而九莖」之句，蓋謂其英靈不滅也。靈芝具延年益壽之效，據《神農本草經》記載，靈芝可「久服輕身，延年如神仙。」民間早流傳爲長生不老藥，用以治病，現代醫學證明爲保健食品中之極品，確有其獨特療效。

靈芝因顏色不同而有左列六種之分：

1. **青芝**：又名龍芝，主治明目，補肝氣。
2. **赤芝**：又名丹芝，主治胸中結，益心氣，增智慧。
3. **黃芝**：又名金芝，主治心腹五邪，益脾氣，安神。
4. **白芝**：又名玉芝，主治咳逆上氣，益肺氣，通口鼻。
5. **紫芝**：又名木芝，主治耳聾益精，利關節，堅筋骨。
6. **黑芝**：又名玄芝，主治利水道，益腎氣。

靈芝主要成分爲有機鍺（germanium），能使血液循環暢通，增加紅血球之吸氧能力，促進新陳代謝，調整體質，延緩老化，使人精力充沛，長期使用無副作用。它又含有百分之七十到八十之高分子多醣體，能強化人體免疫系統，增加抗病力、抗腫瘤，抑制癌細胞之惡化與蔓延，對癌細胞所分泌毒素，有解毒作用，可阻止癌細胞成長而不破壞正常細胞，並能促使肝臟機能活性化。常服更能潤膚養顏，發揮潛能與促進健康。它含有蛋白質、多種氨基酸、生物鹼、維生素 B_2、C以及十多種酶等。

野生靈芝生長於高山懸崖之上，靈芝含鍺成分高於人參，故視爲無上之寶。靈芝在藥理上證明：能鎮靜及抗驚厥，並有強心作用，對胸痛、心跳不正常、呼吸短促等可改善，又有治療虛寒型的老年慢性支氣管炎、咳嗽、氣喘、過敏、早期癌症等，如與抗癌藥物結合後，可以加強抗癌作用，並可抗血栓。又倘與雲南白藥混合後，可治消化性潰瘍。惟醫界依據靈芝成分之分析，認為所含不飽和脂肪酸量甚微，不足以抑制膽固醇和血脂肪之合成，故於心臟病及血管疾病成效不彰云。

花粉

花粉（life farfun）是植物雄蕊的生殖細胞，它生長在植物花朵的雄蕊上，與雌蕊會合而繁衍後代，自然界植物花粉，一是藉風傳播而受精，另一是蟲媒花粉，大部分是藉蜜蜂傳遞受精。花粉的收集多靠蜜蜂，但現已改用浮選法以機器取代蜜蜂，以最高科技將花粉製成天然健康食品。

花粉中含有十八種不同的氨基酸、蛋白質和大量的活性維生素羣，另外還有生長素，即生長促進因子、礦物質、酵素、碳酵素、核酸等九十六種，純為天然營養素，兼補品，藥療並用，為追求青春健康的泉源。

微量元素及酶等，具有強大抵抗衰老、恢復青春活力的功能，經常服用，能健腦益智，除去疲勞，增強體力及抗病力，預防前列腺腫大與風溼性關節炎、更年期障礙等。

花粉中含有酵素，可平衡配合高營養，產生抗癌效果，按蜂蜜花粉含有抗腫癌物質，能預防乳癌、糖尿病、心臟病、便秘、亂經、美容，並能使瘦者變胖、胖者減瘦。花粉基本作用在矯正體內新陳代謝的不平衡，它還含有蛋黃素（lecithin），此物足以排除體內脂肪，或消化過剩脂肪，作正常之吸收與排泄。花粉可使人體保持鹼性體質。

花粉中所含的高濃縮核酸、高量氨基酸，與維他命B_6、B_2、E、蘆丁（rutin）等，能使體內紅血球不斷增加，肝臟解毒功能強化，並可清除粉刺、肝斑、青春痘，促進皮膚嫩滑，對小孩過敏性皮膚炎亦有效。

人體因疲勞而形成神經質、不眠、貧血、感覺遲鈍、頭痛健忘、四肢無力、精神不集中，是普通疲勞，經過休息便告恢復，但休息不足而長期累積演變成慢性疲勞時，則不易恢復，必須積極補充營養，如花粉是，俾安定精神，給予臟器活力，抑制膽固醇，使身體保持鹼性，並能防治糖尿病。

花粉中含有天然抗生素，對沙門氏菌、大腸菌具殺菌作用，對腸潰瘍及胃下垂均具療效，並不易中毒。其所含維他命B及酸性抗生素可使胃液分泌正常，促進消化，及腸機能活潑，通便與治下痢。

花粉能增強心臟之收縮，其所含芸香甙可降血壓，增強毛細血管之抵抗性，並防止出血，對引起動脈硬化與毛細血管之障礙具鎮靜作用。

不過花粉並非對疾病直接治療，而係增進體內細胞之自然治療力量，不似服藥即刻生效，要連續一、二星期方能見到結果。食用不忌任何食物，男女老幼孕婦咸宜。

枸杞子

枸杞子是茄科植物枸杞的果實，枝高數尺，在夏天開淡紫色小花，花開後結卵圓形紅色小漿果，曬乾後便是作藥用的杞子，不論陰虛、陽虛，皆可應用。產於華北各地，秋季採收，沖茶浸酒咸宜。春天往往採摘其嫩苗，可炒食，或與猪肝煮湯，有明目之功。生食可治熱毒、瘡毒。枸杞葉與羊肉作羹，能堅筋骨耐老、治腎虧虛勞。

枸杞葉味微苦，性涼，能清心肺之熱，止渴，補血益精，祛風明目，障翳夜盲，目赤昏痛，又能降低血壓，如連食數月，自當見效。其成分含甜菜鹼，芸香甙，及多種氨基酸。枸杞子則含有甜菜鹼、酸漿果、紅胡蘿蔔素、多種維生素、與微量元素等。枸杞之果、柄、葉對人體癌細胞生長有顯著抑制作用，枸杞子甚且能延緩衰老。

藥物學亦認爲枸杞子是滋養強壯劑，兼有興奮性神經功用，適用於陽萎遺精、目眩頭暈、神經衰弱、安胎補血，又能解毒和強化微血管，降低血糖，故可治輕微之糖尿病。胃虛而血糖偏高者，可用枸杞子煲猪舌食之。

枸杞子配決明子、菊花，有助於治血虛陰虧、頭暈眼花、視力模糊。六味地黃丸、杞菊地黃丸皆可代用。枸杞子配黃精、熟地，堪治陽萎。

枸杞子雖有興奮性神經作用，但腎虛而有早泄患者則不宜服食，否則徒然加速其早泄。

當歸

當歸含有揮發油、水溶性生物鹼、蔗糖、維生素B_{12}等，常用一至三錢。它既能補血，又能活血，故有和血功效，是滋陰良藥，可補女性所有之不足。它適用於月經不調、痛經、經閉、崩漏及血虛體弱、風濕痺痛、經絡不利等外，還有鎮靜神經作用。當歸能舒張血管、降低膽固醇，又能潤腸通便，可用於血虛腸燥便秘。

雖然當歸補血調經，活血止痛，但因其有潤腸通便功能，故氣血兩虛而又脾虛便溏者，不宜服食。又女性本身肝氣鬱抑或不能勝任當歸活血走竄之力者，食後不免頭痛。

現代臨症治療上，如用緩煎法可抑減子宮出血，急煎則可幫助排出宮腔內之淤血。配劑時如爲活血去淤通經，則把當歸改作後下，婦女補虛也不宜偏重補血，有些女性吃當歸後，身體更不適。縱然貞正貧血婦女在使用補血方劑時，宜加以陳皮、砂仁等化氣藥物以補助益血。

黃芪

黃芪爲豆科多年生草本植物黃芪的乾燥根，主產於山西、陝西、甘肅、東北，功能在強壯滋補、補氣升陽、固表止汗、托瘡生肌、利水消腫等，每次用量三至五錢。

黃芪含有膽鹼、甜菜鹼、黏液質、多種氨基酸、葉酸、醛酸、蔗糖、葡萄糖等。

現代藥理研究：黃芪對正常心臟有加強其收縮作用，強心、鎮靜、降血壓、加強毛細管抵抗力、擴張血管、降低血糖之功能、改善皮膚血液循環及營養狀況、保護肝臟、防止肝糖元減少，能對抗腎炎及腎上腺素，還有利尿作用，尤其能幫助去尿蛋白。對痢疾桿菌、白喉桿菌、肺炎雙球菌等有抑制作用。黃芪可增加人體免疫功能，並使細胞生理代謝作用增強。

黃芪配黨參治蛋白尿症，促進炎性分泌物之排除，生長新肌。

黃芪應用於體虛自汗、氣虛浮腫、精神疲倦、胃下垂、慢性潰瘍、子宮脫垂、血崩、慢性腎炎、瘡腫、久不收口及各種癌瘤。

惟黃芪對氣滯濕阻、食滯胸悶、熱毒瘡瘍、表實邪盛及陰虛陽亢等症，均不宜使用。

北芪

北芪盛產於東北、華北一帶，故俗稱北者，味甘性溫。能補中益氣，凡脾胃虛弱、中氣不足、身體疲倦、言語無力、內臟組織鬆弛下垂者，服之有健脾補氣、升舉內臟下垂的功效，並可固表止汗。

現代醫藥研究：北芪可加強毛細管抵抗力，擴張血管，使久壞之肌細胞恢復活力，故可治體表虛弱及久不收口之瘡瘍。

一般人均知當歸可以補血，殊不知患貧血者必須補氣而後始能生血。著名的當歸補血湯，係用北耆一兩，而當歸只用二錢，就是要重用北耆，達到補氣生血的功效。

但是北芪有補氣提神、與奮大腦作用，凡虛不受補者，切不可晚間飲北耆湯，否則有失眠甚至驚悸之虞。

北耆煲湯配猪、牛、鷄、鴨等肉類均可。患肺結核而又表虛見證者，可用北芪與瘦肉熬湯作食療，收效頗佳。惟北耆惡龜甲，不可用北耆煲金錢龜。

柏子仁

柏子仁爲柏科常綠喬木柏樹的種仁，含大量脂肪油、少量揮發油、皂甙等，味甘而補，辛而能潤，性平無毒，不寒不燥，能透心腎，益脾胃，宜乎滋養，常服令人潤澤美色、耳聰目明。它含有不飽和脂肪酸，有軟化血管作用，因而能防止心腦血管硬化，而達到益壽延年。爲滋養強壯藥。

柏子仁功效在養心安神，凡心悸怔忡、遺精盜汗、驚悸失眠、陰虛、或年老、產後致腸燥便秘者，服之均有效。並有祛痰止咳之功。

柏子仁燉猪心：用猪心一個，剖開洗淨，將柏子仁三錢放入縫合，加水清燉，可以養神安心，補血潤腸，治失眠心悸、老人體弱等。

薄荷

薄荷能消散風熱、清利頭目，並有減輕神經緊張、焦躁之效果。其藥理，薄荷醇局部應用於治頭痛、神經痛。薄荷醇的酒精溶液有防腐作用。

薄荷是唇形科多年生草本，莖呈方形，葉橢圓形，邊緣為鋸齒，莖葉中含有多量清涼芳香的揮發油（薄荷醇）。炎夏煮綠豆湯時，另煮些薄荷茶，混合飲之，清涼而適口，可解暑熱。

薄荷有發汗、解熱、祛風、止癢等功效。適用於感冒、發熱、頭痛、鼻塞、咽喉腫痛、風火紅眼、風疹等。它又能疏解肝氣鬱滯、胸悶不適等，薄荷往往不入湯劑，而是用以配合其他化痰、軟堅散結、解毒等藥物研細成丸藥服用。一般用量二至五克煎服。薄荷因含揮發油，所以待藥煎快完好時，始放下再同煎一、二分鐘，卽停火，以免揮發而減低藥效。

石決明

石決明又稱鮑魚殼、九孔螺，為鮑科動物之介殼，產於沿海地區。性平微寒，貝殼含有碳酸鈣百分之九十以上，有機質百分之三點六，尚含少量鎂、鐵、硅酸鹽、硫酸鹽、氯化物和極微量的碘。

功效有平肝、清熱、明目，應用於頭暈目眩、眼紅腫疼、視物模糊、高血壓、青光眼、白內障等。如肝虛目翳：石決明十二克、枸杞子十克、木賊草三克，水煎服。

用量：每次九至三十克煎服。

鹿茸

鹿茸性溫味甘鹹，爲梅花鹿或馬鹿之雄鹿未骨化而帶茸毛的幼嫩角，其價不菲，夏秋季節，鋸取鹿茸，可供藥用。但角如老化，雖可切片熬成鹿角膠與鹿角霜，功能總差，價亦較廉。鹿茸含有激素、鹿茸精和膠質、蛋白質、磷酸鈣、碳等，功能養血補腎益陽、生精補髓、強筋健骨，適用於陽萎、肢冷、腰痠、精衰、消瘦乏力、骨軟行遲等症，能治一切虛損、耳聾、眩暈、虛痢、神經衰弱等。

鹿茸能促進發育生長，與奮機體功能，但對陰虛陽盛者，固有火性者不宜濫服，中等劑量的鹿茸，能引起心跳加強，心率轉快，對已疲勞心臟之作用更明顯。又由於鹿茸性熱，多數神經衰弱者是不適宜的。鹿茸只能用於虛寒的神經衰弱，包括陽萎。如果性神經虛性興奮，以致虛火妄動、早泄遺精者，切不可服鹿茸。中醫認爲應滋陰補腎養心，用淸潤藥便可！

鹿茸近根處切下的呈蜜蠟色，是爲鹿茸血片，價昂爲上品；在末稍切成的片，呈灰白色，是鹿茸粉片，功效較弱，常用作燉品，最有效者，乃係研末呑服。按鹿角有活血消腫之功，可用於乳腺炎初起尚未化膿之際，及寒性膿瘍等症。鹿角膠有補腎助陽、生精益血之功，鹿角霜功能與鹿角膠相同，而作用較弱。

鹿茸能提高機體抗力，增加心臟活動，常用男子虛勞精衰，婦女崩漏帶下。成藥有鹿茸精、鹿茸人參酒、鹿茸丸等，鹿茸性雖柔溫，但內熱，陽盛者不宜服食。

地黃（生地、熟地）

地黃產於河南、河北、四川、陝西、浙江諸省，河南懷慶所產者爲優。以採得即用者爲生地黃，而曬乾後收存者爲乾地黃。一般稱的生地即乾地黃。但地黃有生熟不同，功效上亦有涼血補血之差異。

生地性甘寒而微苦，有涼血、生血、補虛、清熱、滋腎水、通血脈、強筋骨、利二便、理胎產、通經閉之作用，及治吐血、唾血之功效。所以血熱生瘡、小便不暢、脣舌乾燥的人，可用生地煲瘦肉湯，以清血熱而利小便。

現代藥物學家研究報告：㈠中等量地黃有顯著之強心作用，對心臟衰弱者，強心作用更著。但大量反使心臟中毒。因爲小量能使血管收縮，大量反使血管擴張。㈡地黃有利尿作用，能使血中糖量減少，並有抑制碳水化合物引起血糖之效。

生地大者滋陰力大而較膠膩，細小者質地幼嫩而少膠膩，故陰虛火旺、熱毒亢盛而胃納仍佳者，可用大生地；如果胃呆食減，就得用小生地。生地性寒膩滯，凡是脾胃虛寒、消化不良、脘悶、便溏者皆不可飲生地湯。反之血虛腸燥、大便澀結不通，用生地煲湯，則可潤腸通便，但仍以胃納正常者爲限。

現代研究報導，生地能促進血液凝固，故有止血作用，所以血熱而出血的病症，時常發作反覆者，可用生地煲湯飲之。

熟地乃是選取沉水肥大的地黃，用好酒加入砂仁末，放置木甑內，蒸令氣透曬乾，再用酒拌砂仁末，將曬乾地黃蒸曬，如此反覆九次，乃成熟地。因地黃寒滯，得砂仁之香竄，始能合和五臟沖氣，下歸丹田，而收補腎之效。但今日市面上要買九蒸九曬極熟之地黃，談何容易。

熟地性溫補，主填骨髓、長肌肉、補五臟內傷不足、通血脈、利耳目、黑鬚髮，適用於血虛、陰虧、眩暈、心悸、失眠、月經不調、崩漏等症。熟地含有地黃素、甘露醇、維生素A等物質。熟地配當歸，名補髓煎，能增益精血，故用當歸煲鷄湯時，加熟地同煲，補益更大。

生地熟地雖有涼血補血之不同，但在許多病症治療上，往往生熟地並用。例如治盜汗之當歸六黃湯，以及補養身體之固本膏卽是。

熟地屬補血藥類，能補血益氣，但易滋礙胃，故脾胃虛弱、胸悶、便溏、氣道不利、胸膈欠通者，皆不宜用熟地煲湯。如必須選用熟地時，可加入砂仁等理氣藥品，以減其滋膩礙胃之性。常用量爲三錢至一兩。

阿膠

阿膠含明膠、蛋白、硫、鈣等，功能清肺養肝、滋腎益氣、補血止血、除風化痰、潤燥定喘，適用於血虛萎黃、眩暈、心悸、虛癆咯血、吐血、便血、尿血、崩漏，有止血作用。熱病傷陰、虛煩不眠者均可服之。

藥理研究：阿膠有加速血液中紅細胞和血紅蛋白生長的作用，能改善動物體內鈣的平衡，促進鈣的吸收，有助血清中鈣的存留。又能預防和治療進行性肌營養障礙，其原理可能是防止食物中維生素E的氧化，它還能對抗創傷性休克。

處方藥名有阿膠珠者，係用蛤粉炒阿膠爲之，適用於潤肺化痰、止血止咳。但須謹防假冒以滑石粉代替蛤蜊粉者，則功效差之遠矣。阿膠既可配藥作煎劑，亦可加黃酒冰糖或雞鴿瘦肉作燉品食療，適合於男女虛症、血症和肺損。又阿膠加入適量紅棗、核桃仁、黑芝蔴燉服，對身體虛弱、貧血、神經衰弱等，亦具療效。

只是阿膠性膩，燉後仍很黏稠，易使人胃滯胸悶、不思飲食，可於阿膠中加砂仁、甘草、黃芪、肉桂、川芎等煎熬以改善其特性，服之可以益氣補血、通經止痛、和潤肺化痰。

首　烏

首烏也稱何首烏，含大黃酚及大黃瀉素爲最多，其次爲大黃酸、大黃瀉素甲醚等。大部分呈游離狀態存在，此外尚含有卵磷脂及蒽醌衍生物質。其味苦澀、微溫、無毒、有益血氣、黑鬚髮，久服長筋骨，益精髓和延年不老。功能補肝益腎、調和精血、潤腸通便、解毒，促進腸管運動，爲補腎良藥。適用於血虛萎黃、眩暈、失眠、頭髮早白、腰酸膝軟、精神衰弱、筋骨不健等症。

現代藥理研究：何首烏能緩解動脈粥樣硬化的形成，有顯著的降血脂作用，阻止類脂質在血清中滯留，或滲透到動脈內膜，可能與其所含卵磷脂作用有關。卵磷脂還能強壯神經。首烏對糖尿病人還可降低血糖，由於能防止這些老年病，所以有延年益壽作用。

首烏片主治肝腎陰虛、動脈硬化，有降脂作用。老年人可選用何首烏丸、首烏延壽丸、扶桑丸、菟絲子丸等，可提高人體機能免疫力，調節內分泌和體內新陳代謝，功能甚顯。首烏屬補血藥類。當進補時忌食猪血、葱蒜、鐵質、無鱗魚，食白蘿蔔則有變成髮白之虞。

凡服一切補藥及地黃、何首烏者，忌服大蒜、蘿蔔。若蘿蔔與地黃同食，令人髮白，況且多食動氣，唯生薑可解。切記蘿蔔會降低中藥滋補的療效。

砂　仁

砂仁爲薑科豆蔻，屬多年生草本植物陽春砂的成熟果實，生於山谷林下陰濕處，或栽培於陰濕處。

砂仁味辛溫，含揮發油，油中主要是龍腦、乙酸龍腦脂、芳樟醇、右旋樟腦及橙花椒醇等。

砂殼與砂花，功效與砂仁同，力較弱。用量每次服三至十五克，煎服。

功效健胃消食、行氣寬中、安胎鎮嘔、胎動不安等，並能利元氣、通滯氣、主補肺、益腎和胃、醒酒；應用於食慾不振，心煩嘔吐、食積不化、胃腹脹痛、腹瀉、咳嗽多痰、痢疾等症。

蛤蚧

蛤蚧爲守宮科動物蛤蚧除去內臟的乾燥品，功能補肺腎、定喘咳，適用於腎虛氣喘、肺虛咳喘、性神經衰弱等。

藥理研究動物實驗：蛤蚧對性激素的刺激作用是確切的。因此用蛤蚧治療人的性神經衰弱療效是有依據的。

現代藥理學證明：腎虛型哮喘患者，尿中ＩＴ羥皮質類固醇及ＩＴ酮類固醇含量極低，但如用藥物糾正尿中這兩種物質含量，哮喘便趨痊癒。蛤蚧相信可起這兩種作用，但以外感喘咳者則不宜用蛤蚧治療。常用量一至二錢，屬補陽藥類。

茯神、茯苓

茯神、茯苓同屬於多孔菌科的寄生植物，多寄生於古松樹根部，爲一種乾燥菌體。它的菌核可供藥用，能益腸胃，寧心神。現有人工培植成的茯苓。茯苓外皮呈黑褐色，叫茯苓皮，內皮接近外皮處呈淡紅色，名赤茯苓；除去外皮及赤茯苓後，內部白色而堅的，名白茯苓，簡稱茯苓。以雲南產者較著名，又稱雲苓。一般茯苓與茯神誤爲一物，雖同爲古松靈流昉淪結成形，但茯苓雖假松氣而生，乃流於地，並不附著松根成形；茯神則乃抱附松根而成，與松氣承接不絕，故名爲神。處方上有寫明「抱茯神」者，乃眞正的茯神，其補心氣之功效，較茯苓爲專，故煲湯必用茯神，一般多生用。

茯神味甘平，專理心經，可補養心氣之虛乏，治療風眩心虛、止驚悸，並能開心益智。一般人用淮山藥煲湯時，多兼用茯神，蓋淮山強腎固精，而茯神寧心安靜，二者配合並用，可達心腎陰陽調和，至於茯神木在生長時所抱之松根，名黃松節者，可用治偏風口眼歪斜、心神驚悸、虛而健忘，並可平肝去風、舒筋止攣。

至於茯神煲湯，如單獨使用，功效較弱，倘配合北耆、黨參，則功效顯著，蓋心氣虛乏、健忘驚悸，多與整個身體虛弱有關。此外茯神先煎一小時後，加入神粬茶，火轉小，以防外溢，煎縮至大半碗則可防感冒、助消化。

白茯苓能補心寧神，可配補藥以益身；赤茯苓則偏於淸熱利濕，茯苓皮利尿消腫，後二者皆無補身作用。又茯苓有利水傷陰之害，宜配合生地熟地以滋陰。例如六味地黃丸，卽利用地黃滋腎陰而假茯苓以伐腎邪。白朮與茯苓均有利尿及降血糖之效。

茯苓能鎭靜安神，補脾胃，對失眠、腹瀉、頭眩、痙攣皆俱療效。茯苓與猪苓均有利尿與抗癌作用。

實驗證明茯苓含B—茯苓聚糖、茯苓酸、蛋白質、脂肪、卵磷脂、膽氨酸、膽鹼、麥角甾醇及鉀鹽等，可促進鈉、氯、鉀電解質的排出，抑制腎小管重吸收，有降血糖作用，利小便，寒濕或熱濕、脾虛濕聚、水腫、脾虛運化失常、食少脘悶、便溏泄瀉、痰滯、心悸、失眠等。

茯苓芡實大蒜粥能防止早衰，因芡實有防衰恢復青春活力之功，強身、健胃、利尿並能調整血壓。茯苓能強精、利尿、鎭痛，二者合配，功效更大，老幼咸宜。棗子健脾、甘甜味美，黑棗較膩、紅棗清補。

此外有一種土茯苓，現代藥物學認爲土茯苓乃變質劑。所謂變質劑，乃藥物能變更血液，影響細胞之新陳代謝，能溶解分散病毒，以達治愈各種疾病者，主要在使病細胞破壞，喚起健全細胞之新生。土茯苓在醫療上適用於梅毒、惡瘡、癰腫，有清血排毒之功，兼治關節痛及四肢拘攣等症。香港的龜苓膏即能去濕治關節痛。

玉竹

玉竹正名爲葳蕤，味甘平，產於中國河北、山東、甘肅、四川、廣東等地。玉竹有滋陰潤肺、補中益氣、調和氣血、養胃生津、潤澤肌膚，防止消渴等作用。

藥理證明：玉竹有降血糖及強心作用，古人謂玉竹能治消渴病，卽今日之糖尿病，可用玉竹配淮山藥煲湯，對糖尿病治療有極大幫助；如將玉竹、淮山藥一併食下，收效更佳。心臟病患者可用玉竹五錢濃煎分二次服，連服一個月；有心絞痛者可用玉竹五錢、黨參三錢，煎飲服一月。食譜有玉竹燉鷄湯，可補身體，潤膚色。如體內積熱，可用瘦肉代替鷄肉，蓋鷄肉性補而猪肉性清。玉竹即可入藥，亦可入食，性平而不害胃，不同於天冬滋陰而性寒滯胃，生地滋陰而滯膩礙胃。玉竹適用於肺陰受傷、肺燥咳嗽、乾咳少痰，以及胃熱熾盛、津傷、口渴、消穀、易饑等症。

患感冒而內臟有實熱者，或脾胃有濕邪者，不可飲玉竹湯，否則可增其熱而使病勢加重。但是溫熱病後期，身體因高燒傷耗了體液，以致胃陰不足，出現口渴舌燥，食慾不振，則又宜以玉竹以救胃陰。如能配合沙參、石斛、麥冬、生麥芽，加冰糖煎湯代茶，收效更佳。

一般常用量三至五錢，玉竹屬補陰藥類。其成分含有黏液質，水解後產生果糖、葡萄糖、膠糖，還有白屈菜酸、維生素A及生物鹼。

苡米

苡米正名爲薏苡米或苡仁，性微寒、味甘，含有薏苡素、氨基酸、脂肪酸、蛋白質、葡萄糖、氯化鉀、B、B_2、磷、鎂、鈣、鐵等，能促進新陳代謝，常服輕身益氣，同時氨基酸含量在穀物中佔第一位。苡仁卡路里雖高，但食之不致發胖，亦可用爲美容食品，清除穢物，包括體內脂肪及老化物，使皮膚細白，並製造新組織，作爲滋養強壯劑，每日吃一、二大匙，但多食腦脹；又孕婦忌服，以其有墮胎作用。

苡仁功在健脾、益胃、利濕清熱及治黑斑、除青春痘、便秘、下氣、利尿消腫，使血清鈣、血糖量下降，有解熱、鎭靜、鎭痛作用，並治痿肺氣、積膿血、咳嗽、上氣、破毒腫、止消渴、腸炎、腹瀉、四肢沉重、白帶過多、胃癌、子宮癌、心臟性水腫、濕性肋膜炎、肺癰潰瘍、濕性腳氣、慢性關節炎等。

《神農本草經》上列苡仁爲上品養心之藥，故心肺病多用苡仁，以其性緩和、清補、利濕而健胃。生薏米清肺熱、利濕熱；炒薏苡米健脾、止瀉。由於苡仁性微寒，故凡內臟有熱者，始可用薏仁煲湯飲，至於脾胃虛弱而無濕熱者，不可用薏仁煲湯。

芡　實

芡實是睡蓮科一年生草本植物芡之子仁。芡生長於沼澤窪地，葉圓似睡蓮而大，葉面青綠背紫，夏天花梗出水，開紫花，謝後子房發育爲漿果，去黑殼後卽露出紅皮白肉之芡實，芡實能益腎固精，健脾止瀉，袪濕止帶，夢遺滑精，小便頻數、失禁，腹瀉便溏。屬收澀藥類。

芡實含蛋白質、脂肪、碳水化合物、鈣、磷、鐵、維生素B、C及樹膠質，能產生收斂鎭靜作用，它是滋養強壯之藥用作物，老人脾腎兩虛、便頻溏瀉或小兒尿床，可以芡實、蓮子、正淮山藥及炒扁豆各四兩研爲粉末，每日以一兩加水煮稠，加鹽或糖調味進食，甚有功效。

桑椹子

桑椹子又名桑棗、桑實，其葉爲蠶之飼料，卽桑葉。

桑椹子含葡萄糖、果糖、鞣質、蘋果酸、鈣質、無機鹽、維生素A及D，功能滋陰補血，適用於陰血不足、眩暈、失眠與肝腎陰虛、鬚髮早白等症，它有滋潤腸燥作用，血虛腸燥便秘亦可應用。

桑椹子屬補血藥類，新鮮的桑椹子可緩解糖尿病的三多症狀，普通配方用之桑椹子皆爲乾品。

山藥

山藥卽淮山藥，或懷山藥，簡稱山藥，產於華北各省，以山西產者爲佳。能補脾健胃、益肺、強腎固精，適用於氣虛衰弱、白帶、慢性泄瀉、食慾減退、肢體疲乏、咳嗽多痰、遺精、小便頻繁等。

懷山與炒懷山功效不同，凡想補養脾胃，增益肺氣，治白帶者，皆宜用炒懷山；倘望強腎生精，治糖尿糖，則應用生懷山，每日用猪橫脷一條，配煲淮山一飯碗，作爲早點或午餐食之，有人服食近一年，糖尿病竟告痊癒。

淮山含多量澱粉黏液質mucin、B澱粉酶之一種，膽鹼、尿囊素、精氨酸和碘質等，常用量三錢至一兩。

淮山受人推崇備至，對脾胃虛弱者乃最佳補品。其性平甘、不熱不燥、補而不滯，老少咸宜。一味淮山粥便能使弱者復壯，老者益壽。尤其神經衰弱、失眠、食入腹脹者食之皆有助益。惟淮山因有止便瀉之效，故大便乾結者忌用。如大便溏瀉者，以紫河車、淮山、陳皮三味熬粥代餐，收效甚佳。淮山屬補氣藥類。

紫河車

紫河車係動物或人類胎盤製劑，中醫方典稱爲紫河車，內含多種蛋白質催乳性物質、絨毛膜促性腺激素及營養物質，功能益氣、補精和肝腎，適用於虛損體質、氣血兩虧及肺虛喘咳等症，爲補血、補氣、補腎之主要良藥，具有強力的滋補作用。常用量二至三錢，食療可增至五錢。

紫河車含有卵巢激素、黃體激素、乙酰氨基、葡萄糖、右旋半乳糖、甘露醇、多種氨基酸、免疫因子、助孕酮、維生素、糖、鈣等。藥理研究：紫河車能促進乳腺、女性生殖器、卵巢的發育，並有免疫作用，能增加抵抗力及抗過敏性疾患的能力。胎盤療病功效早經證實，如胎盤注射液、胎盤球蛋注射液均已被臨床廣泛採用。成藥中有「胚寶」，可作肝病之輔助用藥，「宮寶」係用人的胎盤爲原料，能治支氣管哮喘、慢性支氣管炎、肺氣腫及老人體衰、精血不足等，必要時以鮮品作食療更佳。據云人之胎盤，頭胎最佳，但必須無傳染病者。

秋冬爲食補季節，識補者往往尋覓奇珍禽獸來吃。例如鹿胎膏竹絲鷄燉三蛇，或鹿胎膏冬蟲草燉水鴨，皆具活血養顏健身作用。鹿胎膏係梅花鹿之胎盤爲主，再配以鹿茸膠、炙甘草、阿膠、人參、龜板、當歸、白芍等中藥精煉而成。竹絲鷄與水鴨皆是十分滋補之珍禽，對血虛腎弱者有益效。倘自己泡製，鹿胎膏分量不可太多，以免澀味過濃，色澤也較調和。作爲一款待客之高貴食品，或留作自奉，均爲無上佳品。但有腹瀉溏泄者，不宜用紫河車。

杜仲

杜仲味甘辛微苦，產於四川、貴州、湖北、陝西諸省。

經研究證明，杜仲有降血壓作用，但小量杜仲能興奮中樞神經，大量始可抑制中樞神經，同時有利尿增尿功能。故用杜仲煲湯降血壓須用一兩方有效，若用二、三錢，反刺激血壓上升。又炒杜仲降血壓較生杜仲強，水煎劑比酊劑（即酒浸劑）強。杜仲能減低膽固醇之吸收，並能鎭痛，

血壓高者，可用杜仲五錢，加牛膝一錢煎水代茶作飲料，可平復血壓。老年體虛者因肝腎虛弱而致腰痛膝軟、活力大減時，可用杜仲煲牛尾或豬尾，足以補肝腎而益腰膝；如再加以續斷、牛膝一同煲，收效則更大。或用杜仲煲豬腰以補腰腎，若兩腿無力，可再加二錢牛膝，以助健腰。

杜仲含有杜仲膠樹脂、鞣質、綠原酸，還原糖等。它不僅有補肝腎之功，也是安胎的主藥。

「釘胎散」卽係用杜仲與續斷兩味藥組成。凡孕婦胎動欲作小產，或腰骨方覺酸軟時，卽應服釘胎散。在中醫學理上胎孕生育乃屬腎之功能，腎氣足則胎固而無流產之虞，腎氣弱不能固攝胎兒卽會流產，杜仲、續斷皆可補肝腎而治胎動漏血。

總之，杜仲功能補肝腎、強筋骨、安胎、孕婦體虛、腰膝酸痛、眩暈、陽萎、小便頻繁、降血壓等，但內臟有熱者不可服用。杜仲屬補陽藥類。

續斷

續斷味苦而辛，微溫，產於湖北、四川等地。它列爲循環系統的止血劑，能治崩中漏血，有止痛生肌之效。續斷與杜仲同用，可防女子胎墜、產前胎漏、產後暈血，續斷對癰瘍有排膿、止血、鎭痛，促進組織再生之功，這可能是療治婦人月經血量過多、胎動漏血、治骨傷的藥理因素。

續斷含有續斷鹼、揮發油、維他命E及有色物質，每次用三至五錢。功能補肝腎、強筋骨、續傷折、治崩漏、胎動、腰酸、腳軟等症。一般人求治腎虛腰痛、強筋散淤，可以續斷、杜仲煲牛尾湯，若放三錢牛膝同煲更佳，尤其用杜仲、牛膝煲湯，足以降血壓。按杜仲是入腎經氣分，偏治腰膝酸痛，續斷入腎經血分，偏治腰膝關節不利行動、起立艱難。

續斷雖有補腎、安胎、止腰痛之能，但在高燒或內臟有熱時，則不可以煲湯飲。

牛膝有川牛膝、懷牛膝之分，前者產於四川，後者產於懷慶。功效大致相等，惟前者偏於散淤血，後者偏於補肝腎，清代名醫費伯雄治中風、肌肉痲木不仁的加味桂枝湯，便是川牛膝與懷牛膝並用。

牛膝可增強杜仲和續斷治療腰痛酸軟、降血壓之功能，但孕婦有胎動流血、腰痛及血壓高時，則不宜用牛膝，因牛膝力能墮胎，如想加強續斷、杜仲安胎和降血壓功能時，則可加入桑寄生，因桑寄生爲強壯劑，能治腰酸背痛、足膝酸軟，並能安胎和降低血壓，法國藥典且將桑寄生列爲治療原發性高血壓藥物。

金錢龜

金錢龜體扁平、橢圓形、背隆起，背中有脊棱與橫間斑紋，背甲褐色並夾蛋黃色，龜頭與腹甲則呈淡黃色。

草龜背腹鱗甲與金錢龜同，只是背甲色棕褐或深綠，頭頸草綠。金錢龜與草龜頭部均光滑，嘴較尖，上下頷有鋒利邊緣，能嚙堅硬食物。大頭龜頭部特大，不能完全縮入殼內，鱗甲呈棕黑色。

在滋補功能上，龜類皆能滋陰補血，治虛勞咯血、咳嗽、痢疾、瀉血、陽萎、夜尿多、崩漏帶下等。人皆以金錢龜作清熱解毒之品，甚至謂可治癌，不知理從何據。

雪蛤膏

雪蛤膏俗稱田鷄油，此味補品可用冰糖清燉，或加肉類作湯品，功能補虛、退熱、益肺腎，主治身體虛弱、精力不足及神經衰弱等。如肺腎兩弱，宜食蝦蓉雪蛤膏，用一、二錢放清水裏浸三小時，使之發脹，再將蝦仁劑泥，連同薑、酒及浸好之雪蛤膏，隔水燉之，約二小時後食，蝦仁亦可以鷄蓉代替。

有人易流鼻血，中醫說是肺燥及腎火上升，可食雪蛤膏，並配合淮山、芡實、蓮子、百合等同煲，加冰糖成甜湯，每周吃兩次，鼻血可減少，三、四月後便不藥而癒。

枳實

枳實與枳殼同爲芸香科落葉灌木枳樹的果實，未成熟的幼果爲枳實，已成熟的皮薄中空，是爲枳殼，產於山東、四川、福建、廣東諸省。

枳實與枳殼含有檸檬精油、橙汁香油、醋酸等。枳實味苦氣香，能散能降，是破氣消滯、除脹的消積健胃藥。可寬鬆胸腹脹疼，應用於便秘、結胸、胃下垂、脫肛、疝氣、氣滯邪實的食積、抑鬱的神經性消化不良、食慾不振、胸悶嘔吐、內臟弛緩、子宮下垂。

枳殼與枳實相似而性稍緩和，除治腸胃氣滯外又可寬胸。據經驗：氣緊用枳實，氣滯用枳殼，枳實力猛宜治下，枳殼力緩宜治上。

白芍

白芍功能養血歛陰、柔肝、平肝陽、止痛。適用於肝氣不和所致之脇痛、腹痛、胸痛、手足拘攣與陰虛陽浮所致之盜汗、表虛自汗、惡風以及肝陽上亢所引起的頭痛、眩暈、婦人月經不調、經行腹痛、崩漏等，用量一至三錢。

白芍煎劑對痢疾桿菌、溶血性鏈球菌、肺炎雙球菌、大腸桿菌、金色葡萄球菌、綠膿桿菌、傷寒桿菌等，皆具顯著之抗菌作用。

白芍最突出之作用是既能養血，又能止痛。許多血虛及陰虛陽旺引起之疼痛、痙攣，皆配以白芍。古方白芍多以麩炒，唯有麩炒者方能養血歛陰，生白芍則長於平肝，是不可不知。

冬蟲夏草

冬蟲夏草又名冬蟲草，屬於菌類，是一種動植物混合體的中藥材，無草無蟲者便不是眞的冬蟲草了。

冬蟲草產於四川、雲南、貴州。此物多生土中，身體宛如老蠶，至夏則出土連身俱化爲草，若不採取，至冬復化爲蟲，儼如蠶形，有口眼，十二足，色微黃，草形似韮，葉較細，入夏蟲以頭入地，實為尾上生草，基部連接蟲體。由於土質氣候關係，產於四川省身微黃，頭尾皆深黑色，產於貴州的身雖微黃，而頭尾則淺黑色。

冬蟲草味甘、性平溫煖，能補精益髓，保肺益腎，止血化痰，治虛癆膈症，適用於身體衰弱、肺虛、陽萎等。

多蟲草含有蟲草酸、多蟲草菌素、蛋白質、脂肪等。而蟲草酸經證明為D甘露醇，常用量為一至三、五錢。

多蟲草作食療，可治頭暈、記憶力差、視力衰退等症。如蟲草燉雞、燉老公鴨、燉乳鴿或燉瘦肉，均大有益於老人，治腰膝痛，有補腎之功。

蟲草屬補陽藥材，但補而不膩，不燥味甘，促進食慾，易為脾胃吸收。但如感冒發燒，全身疼痛則忌用。

古云：夏草冬蟲，若取其夏草服之，能絕孕無子，猶似今日之避孕藥。

五味子

五味子屬收斂藥，功能斂肺滋腎、生津斂汗、澀精止渴，適用於久嗽虛喘、津少口渴、精滑不固、小便頻數、久瀉不止、體虛多汗等症，常用量五分至一錢五分。

五味子含多量糖分、蘋果酸、枸櫞酸、樹脂狀物質、維他命C、五味子素、鞣質、脂肪油、鐵、錳、矽、磷等。

近代藥理認爲五味子煎劑對結核桿菌有完全抑制作用，對枯草桿菌、福氏痢疾桿菌、傷寒桿菌及金色葡萄球菌亦有強力抗菌作用。它能增加中樞神經系統的興奮及工作效能，調節心血系統、改善血液循環，並降低血壓。近年有用五味子蜜丸治療慢性肝炎，及用五味子製劑治療神經衰弱、失眠等症者。

有北五味子者，專能收斂肺氣、益熱生津、退熱斂汗、寧咳定喘。

山　楂

山楂主成分爲山楂酸，具有強心降壓作用，它可使血管擴張，冠狀動脈血流增加而使血壓下降，並能降低血清膽固醇，治頭痛，助消化。入胃後能增強酶的作用，又有收斂止瀉之功。

野山楂與杜仲煎水代茶，有明顯的降壓效果，杜仲宜用炒製爲佳，生杜仲降壓效果差。

高血壓患者可飲山楂冰糖水，取山楂肉一兩，冰糖半兩煎水飲用。

巴　戟

巴戟正名爲巴戟天，產於四川巴郡，功能補腎壯陽、散風袪寒溼、強筋骨、安五臟、補中益氣。用配杜仲、續斷煲猪蹄筋的湯，治腰膝疲軟、寒痛，頗著卓效。

現代中國醫藥學認爲巴戟乃強壯性腺劑，能增強腦力，旺盛性慾，適用於生殖機能衰退、婦人月經不調及腦貧血等。故凡由腎虛陽萎或舉而不堅者，皆可以巴戟配枸杞子、淮山藥、仙靈脾煲牛鞭（連同睾丸）食之。但有早洩者不宜用杞子。仙靈脾補腎陽，偏入腎經氣分，並有燥性。巴戟補腎陽，偏入腎經血分，且無燥性。巴戟雖補腎益陽，不似玉桂、附子辛熱；巴戟性溫，功能發陽於陰中，即強壯陰中之陽，故不但能補元陽，且能補血海而益精。

由於巴戟能治腦貧血、強壯性腺與旺盛性慾，是以凡血壓高、腦充血、心性慾強者，皆不宜用巴戟煲湯飲；凡屬溼熱下注、足膝紅腫熱痛者，尤忌用巴戟。

桑寄生

桑寄生爲桑樹上寄生之一種桑寄生科植物的帶葉莖枝，寄生於多種樹上，產於川、陝、浙、粵諸省。

桑寄生味苦、平，枝葉含廣寄生甙（篇蓄甙）及槲皮素，有降壓作用，能抑制傷寒桿菌及葡萄球菌，對脊髓灰白質炎病毒、腸道病毒，均有抑制作用，對咖啡鹼引起興奮，有鎭靜作用，並能利尿。功能養血安胎、補肝腎、袪風溼、降血壓。應用於腰膝酸痛、風溼性關節炎、坐骨神經痛、四肢痲木、胎動不安、先兆流產、高血壓病。用量九至十八克煎服。桑寄生煮雞蛋能補肝益腎、強筋壯骨、養血袪風、安胎催乳等。用桑寄生一兩，雞蛋一、兩隻煮服，是補虛食療。用桑寄生一味煎湯代茶飲，既防病又有滋養肌膚、長頭髮、堅強牙齒的作用，男女都適宜。

川貝

川貝能潤心肺，清虛痰。治虛煩勞熱、咳嗽上氣、吐血、咯血、肺萎、肺癰，爲治燥痰主藥。凡由感冒、氣管炎、肺結核引起之咳嗽、頑痰等，川貝皆能治之。

川貝雪梨燉冰糖，能除痰、潤肺、鎮咳。計用川貝二、三錢杵碎，雪梨二隻削皮，加冰糖燉服。

川貝母燉蜜糖治肺燥咳嗽是有功效的，而蜜糖又能潤肺清熱、止咳，每次用量川貝母六至十二克（如用川貝末，三至六克就夠。三克等於一錢）、蜜糖十五克至三十克。

白朮

白朮含有揮發油，其主要成分爲蒼術醇、蒼術酮等。並含有維生素B_1類物質。

藥理研究：白朮有利尿、抗血凝及輕度降低血糖的作用，還能保護肝糖元，使不致減少，並補脾、燥溼、止汗等。此外能使腸胃分泌增加，進入血中即能令血液循環加速，適用於氣虛衰弱、消化力弱、食慾減退、慢性腹瀉、腹脹等症，也可用於水腫、小便不爽及慢性咳嗽。常用量一至三錢。惟胃陰不足、津液缺少、脣燥口乾者，不宜用性偏溫燥的白朮。

猪苓

猪苓味甘平，爲多孔菌科寄生植物猪苓的菌核，常寄生於楓樹根間，產於陝西、甘肅、四川、雲南等地。

應用於小便不利、溼聚水腫、溼注帶下、溼熱泄瀉及各種癌瘤等症，用量每次六至十八克煎服。

猪苓含有粗蛋白可溶性糖分、醚溶性物質及一種無晶性多糖類物質、麥角甾醇、粗纖維和無機物質等，並能促進鈉、氯、鉀等電解質的排出，有明顯的利尿作用，抑制腎小管重吸收機能，降低血壓。

浮小麥

浮小麥功能止虛汗，養心安神，適用於體虛多汗，不論自汗、盜汗均可。常用量五錢至一兩，屬收澀藥類。

出汗原是人體正常現象，但每當睡醒時出汗，則爲陽虛表虛；而睡中大汗淋漓、浸溼床褥者則爲陰虛。也有涼秋之際，微有汗出者則爲表虛；多在頭上出汗者亦爲表虛；手足出汗則爲氣虛。盜汗源自陰虛，自汗則爲陽虛。但幼兒滿頭大汗並非病，蒸籠頭之謂也。

浮小麥含有多量澱粉、維他命B等。它除藥用湯劑，斂虛汗、安心神外，還可以麥仁和大棗煮粥作食療，有助身體虛弱；或加桂圓肉共煮亦可。

小麥能養心安神，治心病失眠，但令人多氣。大麥則能消渴除熱，尤宜用於夏天泡茶。

天冬

天冬功能潤肺止咳，養陰生津，適用燥咳、咯血、陰虛內熱、口渴、肺陰受傷等。

藥理研究：天冬所含之天門冬素，有鎭咳及祛痰作用。體外試驗對金色葡萄球菌、溶血性鏈球菌、枯草桿菌、大腸桿菌、傷寒桿菌等，有較強抗菌作用。唯大便溏瀉及脾胃有溼者不宜用。

常用量一至三錢，天冬屬補陰藥類。

黃精

黃精含有黏液質、澱粉、糖等，漆葉爲漆樹葉子。青黏又名黃精。漆葉能殺蟲祛邪，黃精能健脾補腎。二者配合，能扶正祛邪。古有抗老延壽方，即將黃精曬乾打成粉末，稱足七兩，將漆葉功碎研細，裝滿半斗，兩者混合拌勻，製成漆葉青黏散，每天服三錢，身體會日漸健壯。

黃精功能補氣、潤肺、生津，適用於氣虛衰弱、頭暈腰酸、慢性咳嗽、乾咳無痰、咽喉乾燥及消渴等症。據資料報導：黃精配合北芪、淮山、花粉、杞子同用於治糖尿病，有相當療效。黃精屬補氣藥類，常用量三至五錢。

現經免疫學實驗證實：黃精可提高免疫功能，因而能抗老延壽。黃精有降低血壓作用，對腎上腺引起的血糖過高有抑制作用；對防止動脈粥樣硬化及肝臟脂肪浸潤有一定作用；對傷寒桿菌、金黃色葡萄球菌及多種皮膚眞菌亦具抑制作用。

肉蓯蓉

肉蓯蓉味甘鹹溫，產於山西東北部，凡多鳥處便有之，屬補陽藥類，常用量三至五錢。

肉蓯蓉治五癆七傷，補中，養五臟，強陰益精，男子絕陽不興，遺精早洩，女子絕陰不產，赤白帶下、腰膝冷痛、筋骨萎弱、腸燥、便秘、不孕等，醫療上用爲滋養強壯性腺劑。

肉蓯蓉含有微量生物鹼及結晶性中性物質、酵素、糖分、脂肪。其乙醇浸出液有降低血壓作用。

老年人兼有高血壓患者，或腎虛而津液不足的習慣性腸燥便秘，以肉蓯蓉單味煎服，效果較其他瀉劑爲優；且兼治小便頻繁、降血壓，一舉三得。用肉蓯蓉、杜仲、續斷煲牛尾湯，可治腎虛腰痛。

由於肉蓯蓉有通便作用，故洩瀉病人不可吃；又因有壯陽強精益髓作用，凡性慾易衝動者亦不宜服食。

鎖陽

鎖陽產於陝西、甘肅，出土如筍、筋脈連絡，絕類男性陽具。性甘味溫，含水溶性B型甙、還原糖等。

鎖陽列爲強壯補精劑，有催進性慾、增補精液之效。古有謂：蓯蓉、鎖陽，男之佳珍。但凡性慾易衝動及大便溏薄者，不可服食。其功效大補陰氣、益精、補腎、壯陽、潤燥滑腸。適用於腎虛陽萎、腰膝無力、遺精滑精、體虛便秘等症。常用量一至三錢。

甘草

甘草是豆科多年生草本植物藥用根莖，呈圓柱狀，外皮紅棕色，其味甜，故名甘草。具有腎上腺皮質激素作用，能促進體內水及鈉鹽的瀦留，和鉀離子的排出。它有減低或緩解藥物毒性作用。

甘草外有皮層，其味苦，故甘草以去皮使用爲佳，炙甘草爲補氣上品。甘草能補中益氣，可補脾胃之不足，瀉火解毒、潤肺、祛痰、止咳、養陰血、緩藥性、喉痛瘡瘍、氣血不足等症。

甘草被人稱爲和事佬，以其有調和百藥之功，但一般不作單獨使用，且甘草不能長期使用，否則會引起水腫、高血壓等副作用。胸悶腹脹胃納差者亦不宜多服。

麥　冬

麥冬又稱麥門冬，或寸麥冬，爲百合科多年生草本植物沿階草的塊根，產於浙江、四川等地。味甘、微苦、寒，含多量黏液質、多量葡萄糖、少量B—谷甾醇、氨基酸、維生素B_1般物質及多種甾體皂甙。

麥冬有祛痰、鎭咳、強心、利尿作用，對白色葡萄球菌、枯草桿菌、大腸桿菌、傷寒桿菌，有較強抗菌作用。

功能淸心潤肺、養胃生津、滋陰降火，應用於肺陰受傷、心煩不安、燥咳、咯血、口乾咽燥、皮膚瘙癢。

常用量一至三錢，每次用九至十五克煎服，屬補陰藥類。

法半夏

法半夏簡稱半夏，爲天南星科多年生草本植物半夏或變種植物的球根。能潤肺化痰、下逆氣、止嘔煩、治咳逆、頭眩、痰厥、頭痛、眉稜骨痛、消痞散結。用於急慢性氣管炎、慢性胃炎、神經性嘔吐、妊娠嘔吐、癌瘤嘔吐、痰涎壅滯等。用量每次三至十五克煎服。

半夏味辛溫有毒，含揮發油、棕櫚酸、植物甾醇、生物鹼黏液質、澱粉、油酸、硬脂酸、亞麻仁油酸等。

法半夏用於燥溼健脾，淸半夏用於化痰，姜半夏用於止嘔，半夏曲化痰消食，因泡製方法不同而功用各異。

三七

三七功能活血化瘀，消腫止痛，應用於咯血、吐血、便血、子宮出血、產後血瘀腹痛、各種癌瘤出血、跌打損傷，並能促進冠狀動脈血流。它有治胃、強胃的功能，可主治生活工作無規律，致患十二指腸潰瘍，經介紹吃三七兩個月便好。用法將「三七」三錢打碎，瘦豬肉四兩，加水煮熟，分早晚兩次吃，天天吃至痊癒爲止。

菖蒲

菖蒲健胃行滯，開心利竅。

遠志

遠志主治咳逆、寒痰咳嗽、化痰消腫，經分析其祛痰效果極佳。

橘皮

橘皮有健胃、祛痰、鎭咳、驅風、利尿、止逆和止痛之功。藥理研究：橘皮有與奮心臟、抑制胃腸等作用。橙皮甙有類似維生素P之作用，可降低毛細血管脆性，以防止微血管出血，爲治療高血壓心肌梗塞、脂肪肝的有效藥物。青皮（未成熟的果皮）有舒肝破氣、散積化滯、止痛的功能。適用於肝氣鬱滯、脇肋脹疼、乳房脹疼以及小腸疝氣、食滯腹脹等症。橘皮曬乾後可作陳皮供藥用。

橘皮加工處理並除去內層橘白部分者稱橘紅，橘紅爲芳香性健胃劑，下氣消痰，能鎭咳、祛痰、平嘔、止呃。

內層的白皮稱桔白，功能通絡、化痰、順氣和胃，主要用於痰滯、咳嗽、胸悶、胸痛等。

橘瓢上面的白色網狀絡絲稱橘絡，是橘子的纖維，有化痰、通經之功，適用於高血壓與咳嗽引起之胸脇痛等。橘絡可化痰，助喉嚨黏膜分泌，刺激腸壁，幫助消化器官的運作。

果核稱橘核，有理氣、散結、止疼之能。適用於小腸疝氣、睪丸腫疼、乳腺發炎等。

桔梗

桔梗能開提氣血、清利頭目、咽喉與胸膈滯氣，能治痰壅、喘促、鼻塞、喉痺、乾咳、肺癰、胸膈刺痛，可用於袪痰、咽喉腫痛、痰多咳嗽等。

金櫻子

金櫻子屬薔薇科植物，其果實酸甜可食，並可熬糖或釀酒。根、葉、花、果均供藥用。果含蘋果酸、檸檬酸、鞣質、糖類、樹脂、皂甙、維生素C等。

藥理研究，對動脈粥樣硬化有緩解作用。功用固精、縮小便，金櫻子既能促進胃液分泌幫助消化，又能使腸黏膜收縮，分泌減少而能止瀉。金櫻子煎劑對金色葡萄球菌、大腸桿菌、綠膿桿菌、痢疾桿菌等均有抑制作用。對破傷風桿菌、流感病毒均有抑制作用。

遺精早泄，體虛白帶：金櫻子一千五百克，在臼中搗碎，加水煎三次，去渣，過濾後再濃煎，加蜂蜜收膏，每日臨睡時服一匙，開水沖服。

第四篇　食物與營養

鷄蛋

鷄蛋是最完美的食物，其營養與美味是不可否認的事實，且可做各式菜點，變化多端，由於無骨、無刺，又不費嚼、不塞牙，因而讓人百吃不厭。除虛弱者外，一般人一天吃一個蛋就夠，多吃會脹氣，還會造成營養過剩，甚至增高膽固醇，對身體無益。

鷄蛋爲完全蛋白質的模式，它含人體必需的八種氨基酸，與人體蛋白質組成相似。一個蛋含有六克的蛋白質，維生素A特別豐富，其次是磷、鐵、鈣、鋅、鉀等，和核黃素、硫胺素、B_{12}等，但卻含二五〇克的膽固醇，多食怕積存體內，而導致心臟病發生。蛋黃中膽固醇雖含量高，但卵磷脂含量也高。卵磷脂能阻止膽固醇往血管壁上沉積，每天吃一個蛋是允許的，不必敬而遠之，對老年人健康有一定益處。在適當飲食中，加些含高鐵質的牛肉、鷄、猪肝，可防止老年性貧血。同時鷄蛋含有大量預防冠狀動脈心臟病的卵磷脂，它能使膽固醇和脂肪經血液吸收後顆粒變小，保持懸浮狀態，不致沉澱。

煮蛋較蒸蛋易於消化，半熟的蛋較煮蛋更易爲人體消化吸收。生鷄蛋或可能有沙門氏菌中毒，其症狀有腹痛、發燒、腹瀉、嘔吐以及脫水現象，最好全煮熟，不吃生鷄蛋，可避免感染。

最近報導，鷄蛋所含膽固醇與脂肪成分較十餘年前減少百分之廿二，此乃因不同飼育方法所致。一枚大型鷄蛋含膽固醇二一三毫克，脂肪五毫克，而每日膽固醇規定攝取以三〇〇毫克爲限，故不致影響心臟患病率。爲了保持健康，專家建議中年每周要不超過四個蛋黃，其中包括檸檬派餅、餅乾、點心中之鷄蛋。如含飽和脂肪之肉類、奶油，與蛋一起進食，更須減少蛋黃之攝取。

新實驗顯示：蛋黃中所含之蛋黃素，具有乳化膽固醇而使之減少之功能。蛋黃素又可保持肝細胞膜之健康，降低膽結石形成之可能。蛋黃素以鷄蛋蛋黃含量最多，其次是黃豆，又次爲向日葵種子、沙拉油及全麥。市上所售之蛋黃素，係由黃豆提煉而來，無副作用，可滲入果汁或牛奶中飲用。

專家發現鷄蛋能防癌解毒，一般致癌毒素在人體內氧化時需要維生素B_2，以幫助分解致癌的黃麴毒素，而鷄蛋是含B_2甚豐之食物，食之能防肝癌。同時鷄蛋富維生素A；鷄肫富維生素B_2但無維生素A，鈣、磷、鐵所含量則與蛋同。

鷄蛋功能滋陰、潤燥、養血、安胎、產後口渴、燥咳聲啞、咽痛、下痢。又遇燙傷時卽刻用生蛋白塗患處，不僅止痛，又能防起泡，癒後亦無疤痕。鴨蛋功能滋陰、清肺、止熱咳、治喉痛、齒痛，其中以青殼蛋最佳。皮蛋功能可瀉肺熱、醒酒、治瀉痢，皮蛋粥能治胃酸高之胃痛。惟皮蛋中膽固醇太高，不可不注意。

藥蛋補療雖是很佳補虛方法，但如慢性病患而又脾胃功能低者，不宜天天服食，多食成滯，反爲不美。又發燒病人亦不可食蛋以攝取營養，否則產生熱量難以散發，有使病勢加重可能。

藥蛋就所知有左列幾種：

1. **杞子南棗煮鷄蛋**：功能補虛勞、益氣血，治頭暈目眩、失眠心悸、神經衰弱、健脾養肝等。

2. **蟲草紫河車煮鷄蛋**：功能益肺腎、補元氣、止勞咳，治血氣不足、老年及病後體虛喘咳。

3. **益母草煮鷄蛋**：功能活血調經、利水消腫，主治氣血淤滯、月經不調等。

鷄蛋具有美容效果，蛋清可消除臉上青春痘，抹後按摩，乾後以清水洗淨。又如用蛋清洗頭，可增加頭髮亮度。也可使髮絲柔軟，可消除頭皮屑；或用蛋黃與麵粉調成糊狀洗頭，可治髮乾燥，並防止掉髮，故鷄蛋又可用作護髮劑。此外還可作爲護膚用；將蛋白清、奶粉、麥片粉、蜜糖、維生素E或麥芽油各少許調成糊狀，敷在臉上，用濕水紗布蓋着臉上，不要講話，待二十分鐘乾後，以溫水洗淨，再搽些潤膚液，每周作一次。

雞蛋的最大一項銷路是製造蛋糕，市售蛋糕每多甜膩，如欲避免卡路里過高，並明瞭食物成分者，類多自製蛋糕，以滿口腹之慾，其中較佳者有：

一、棗子核桃蛋糕（soaffle date bars）：

材料：美國棗切碎粒一杯，核桃碎粒半杯，檸檬皮屑一匙，鷄蛋三個，白糖小半杯，白芝麻一大匙，麵粉小半杯。

製法：首將蛋白蛋黃分開，加糖分別打泡，將棗粒、核桃粒、麵粉拌勻在蛋黃裏，再把蛋白泡拌入混合均勻。倒在塗油的方盤模裏，面上撒些芝麻，放入三百二十五度的熱烤箱內，時間約爲四十分鐘。取出冷後切小方塊食用。

二、葡萄乾醬棗餅（raisins date cookies）：

材料：葡萄乾一杯、美國棗一杯、核桃粒半杯、麥片粉半杯，另圓片麥片一杯、奶油二大匙、蛋一個。

製法：將葡萄乾浸軟，放入果汁機與蛋一起打成醬泥，倒入碗內，加油，麥片、棗粒與麥粉拌散後放進一起拌勻，用小匙挖出一個個放在塗油的淺盤上，以三百度烤十二分鐘左右。留意餅底略黃卽可，實屬健康甜品。

三、蜂蜜檸檬蛋糕（honey lemon cake）：

材料：大鷄蛋四個、白糖四分之一杯、蜂蜜半杯、麵粉四分之三杯、發泡粉半小匙、植物油三大匙、鮮檸檬汁二或三大匙。

製法：將蛋白蛋黃分別置於碗中，蛋淸打泡，蛋黃略打後混合在蛋白裏，將過篩之麵粉拌入，再加植物油、蜂蜜、檸檬汁混合後倒在塗油圓盤內，入三百五十度之熱烤箱，時間約爲三十五分鐘微黃卽可。此外除檸檬汁改加二大匙可可粉在麵粉內拌勻，做成後便是可可蛋糕。面上亦可加些杏仁薄片一起烤或冷後撒些糖粉。或加水果配色，再以果汁、太白粉勾芡並洋菜膠一大匙切碎，用少許水先煮溶後拌勻在果汁內，澆在水果的上面，使光亮。

四、穀片小餅 (chocolate cereal cookies)：

材料：巧克力 (semi-sweet baking chocolate) 四盎司（四小塊），穀片 (corn flakes) 一杯半，核桃仁切碎粒半杯。

製法：將巧克力先切小片，放入小鍋內以慢火煮溶離火，卽放入穀片及核桃粒，混和均勻裏滿穀片，用小匙一個個使成餅狀於淺盤上，並墊張蠟紙托着，以便易於取下。入冰箱待結硬後食用，香脆可口。

五、自製穀片 (granala)：

材料：

圓麥片 rolled oats 三杯

白芝麻 sesame seeds 半杯
葵花子 sunflower seeds 半杯
核桃仁 chopped walnuts 半杯
葡萄乾 raisins 浸軟半杯
黃豆粉 soya flour 半杯
牛奶粉 powder milk 半杯
紅花子油 safflower oil 半杯
麥胚芽 wheat germ 半杯
杏仁片 almond slice 半杯

製法：將各類果仁、麥片等放入大碗中，加油攪拌均勻，也可加些蜜糖或黃糖進去，倒在淺盤上，三百度烤二十分鐘至金黃香脆，俟冷後儲存於瓶內，可備以早點加奶食用。

六、巧克力布丁蛋糕 (chocolate pudding cake)：

四個鷄蛋與半杯白糖打泡後加一匙白蘭地，將微甜的巧克力三盎司溶化後拌入蛋料內，加大半杯麵粉拌和。將冰冷的 heavy whipping cream 半杯打泡後拌入蛋料內，可加一杯核桃仁，倒入塗油模內，入三百五十度烤箱內烤三十分鐘左右，但模底要另托有水的盤一起烤，倒出切塊，冷吃可撒糖粉或鮮奶油隨己可也，熱吃軟鬆可口，但肥胖者少食。

牛奶與奶製品

牛奶含有豐富而易吸收的鈣質和蛋白質，維生素B_2的含量也不少。牛奶、羊奶中的膽固醇並不可怕，對人體不會造成傷害，由於奶中含有乳清酸，它可抑制內臟對膽固醇之製造，並可排除膽固醇在血管壁上附着，從而使血液中膽固醇量降低。

一杯全脂奶含一五〇卡路里，其中半數來自脂肪；低脂奶中三分之一來自脂肪。古代中醫認為乳汁為氣血之液，能補五臟，使氣血得到充實，則體健而潤澤。惟牛奶不可與酸醋物共食，否則腹中絞結；不可與生魚共食，否則有毒；不可與菠菜共食，否則易致痢疾，凡此均可以綠豆解之。如火灼傷，用紗布在牛奶裏浸過，敷於傷口，可免痛不可忍。

在美國要想不接觸奶製品幾乎不可能，部分人沾上牛奶食品就發生脹氣、腹瀉、放屁等反應，尤以年紀漸長，體內酶素分泌減弱，對奶類無法消化，此為乳糖不耐症（lactose intolerance）。如果喜愛食冰淇淋、奶類濃湯、乳酪食品，可去藥房購買酶素藥片（lactase），以助消化。此外亦可買加有 lactose 的鮮奶或加以 acidophilus 的鮮牛奶。

× × × ×

脫脂奶粉：含脂肪極少，鈣質、菸鹼酸、維生素B_1、B_2均頗多。每天喝一〇〇CC脫脂牛奶，可預防腸癌，因大腸癌與高脂肪食物有關。按高脂肪食物容易產生膽酸，從而刺激腸壁細胞增多，是以素食者較少發生大腸癌。

一杯脫脂奶只有八五卡路里，其中只有微量來自脂肪。患乳糖不耐症者，不妨在牛奶中加含糖可可亞，或可消化較多乳糖，脹氣也較少。此或因可可亞可能會刺激小腸分泌乳糖酵素，加速乳糖分解；甚或能抑制大腸中產生氫細菌，並含有抗瀉物質，不妨一試。

此外，煮牛奶時不要先放糖，否則奶中賴氨酸在高溫下會與糖結合成「果糖基賴氨酸」的有害物質，不僅破壞營養，抑且危害健康，故須俟牛奶涼後再加糖。

×　×　×　×

酸奶(**butter milk**)：酸奶能殺滅十八種有害的細菌，包括致痢疾和肝炎細菌，酸奶桿菌並能毀滅肺結核桿菌。酸奶濃香益人，清酸可口，且具有良好的醫療作用，使人體免受和減輕有害物質的侵害，刺激胃酸分泌，加強腸胃消化功能，促進新陳代謝。它是由保留乳酸菌而製成，能在腸道裏抑制病源性大腸菌、痢疾菌之繁殖，減少發生腸道傳染病之機率，防止神經系統之早衰，並能助人體產生維生素B_1、B_2。

按人體百分之九十病痛來自消化系統，若干老年人因缺乏胃酸而患消化不良症，食用酸奶足資補救，它可加強消化能力，強化胃囊使不受病痛干擾，並治療腸道疾病如便秘、腹瀉、嘔吐、結腸炎和潰瘍等，病人服用酸奶可調整消化道，減緩乏力與沮喪。酸乳酪、酸牛奶和嗜酸性培養物能殺死腐化性細菌。發酵的酸奶能提高腸的蠕動能力，雖會輕瀉，仍具收斂作用，可治腹瀉與腸炎。

由於奶中蛋白質在乳酸菌酶培養過程中已經呈半消化狀態，奶中鈣質也溶在乳酸裏，故極易爲身體吸收。高齡老人食之最宜，可以精力充沛，延年益壽。乳酸中之鈣質能鬆弛神經和肌肉，鎮定緊張和不安，睡前喝一杯，是一種良好鎮靜劑。

酸奶中的乳酸菌是活的，它能耐胃酸和體溫，能阻止肝臟製造膽固醇，降低膽固醇水平；能產生天然抗菌素，阻止食物中毒，抵抗疾病傳染。

× × × ×

酸乳酪（yogurt）：酸乳酪具有多方面價值，可以減肥、美容皮膚、促進頭髮再生，增加健康。它是於牛奶中加入無害的菌類製造出來的乳品，這些菌類在奶中繁殖，直至奶味變酸，成爲半流動體爲止。有的不加任何東西，稱爲 plain yogurt，其中又分低脂或無脂兩種；有的加有水果、糖和香料，甚或加人工色素或凝固劑者。由於酸乳酪較牛奶易爲胃腸吸收，如消化系統有毛病而不能喝牛奶或對牛奶排斥的人，酸乳酪可供給蛋白質、鈣質等。如吃了抗生素患有痢疾時，吃含有活的培養基(live cultures)的酸乳酪，能幫助腸道恢復被抗生素所破壞的有益菌類。

通常純味的酸乳酪與沙拉醬調和，可作爲沙拉菜上的調味料，再加檸檬汁、芫荽屑，作爲各類魚、蝦、蟹、蔬菜上之佐料，足以替代鹽或醬油。又酸乳酪可放在草莓、桃子等水果上，紅白相映，可助消化，作餐後甜點，甚爲理想；或加糖、芝蔴粉於酸乳酪中，可作中式甜點，像香甜的涼芝蔴糊是。

如將四盎司巧克力融化，拌入小半杯白糖和二杯酸乳酪，及一杯 mocarooms 杏仁餅，弄碎塊，另加香精、二匙白蘭地，置冰櫃內冷凍約三小時，而後食前取出切塊或用匙挖出，作爲飯後甜點，是爲巧克力泡沫冰淇淋 (cholate mousse)。

× × × ×

乳酸菌小麥胚芽：乳酸菌可控制腸內有害細菌之活動。健康的人其腸內乳酸菌會自然繁殖而抑制有害細菌之增殖。但因身體不適、飲食、環境之變化及緊張等，會引起正常的腸內菌叢破壞，乳酸菌減少，有害菌增加，從而發生便秘、腹瀉等不適症。此時可服用活性乳酸菌與糖化菌(有錠劑)，使產生整腸作用，調治消化不良，及腹部脹滿感者。腸功能較弱的人，可飲食酵母乳加乳酸菌小麥胚芽做成的飲料。此外表飛鳴錠劑內也含這些乳酸菌和糖化菌。表飛鳴又稱乳酶生，它產生乳酸菌並抑制腐敗菌之繁殖，但須注意不宜與抗菌、抑菌劑等合用。

素食得多於失

素食在歐美各地已成爲一時風尙，主要顧及健康，益處甚多，並非爲佛教徒專利。國父孫中山先生也曾提倡吃素的好處。國父說：「中國不獨食品發明之多，烹調方法之美，爲各國所不及，而且中國人之飲食習尙，暗合於科學衞生，尤爲各國一般人所望塵莫及。中國常人飲者爲清茶，所食者爲淡飯，而加以蔬菜豆腐等食料，爲今日衞生家所考得爲最有益於養生者也，故中國窮鄉僻壤之人，飲食不及酒肉者，常多上壽。」這是孫文學說，陳立夫先生題贈胡佩鏘女士爲刊行食譜的再版頌，確是要繼續保持提倡，特轉錄使人尋味。

《禮記》大戴禮云：「食肉勇敢而悍，食穀智慧而巧。」以研究學術的眼光觀之，發現肉食者嗜慾濃、神志濁、神經遲鈍，而素食者嗜慾淡、神志清、腦力敏捷，只可惜極少有人研究「素食者智」的原理。

素食日趨流行，最明顯的是能保持理想的體重，同時素食者其吸收膽固醇較低，血壓也低於肉食者，得乳癌、腸癌的機會低，並可減少罹患高血壓、心血管疾病、肥胖、糖尿病等。研究血液成分，素食者有較活躍的免疫系統，他們的白血球雖並不是特別多，但對抗癌細胞力量大。這說明人們熱衷於素食的原因，對健康指標上確有差別。

素食多因吃粗糧，所以腸胃少有不適，泌尿系統也較健康。根據實驗分析顯示：牛肉雖含有不少鐵質，但那些鐵化合物，對人體不易卽刻發生效應。肉類除含磷外，缺乏其他礦物元素。而乾豆含有三倍於牛肉的鐵質，豌豆、小麥與燕麥所含鐵質也高出兩倍。牛肉所含鐵質，僅百分之十一對人體有效，而來自蔬菜的鐵質，泰半可被消化、吸收。雖然素食者會缺乏維生素B_{12}，但可由其他方法補足，如雞蛋、牛奶、乾酪、和其他乳製品、肉、魚、大豆，都是B_{12}的天然來源，最好葷素並吃，可維持健康均衡。倘一旦缺乏B_{12}，會導致精神恍惚、記憶力減退、焦慮激動、個性改變等現象。

我們的皮膚，可以反映出體內的健康。體內的血液是皮膚健康的鏡子，誠然皮膚異常與體質有關，但皮膚粗糙、雀斑、黑斑等，仍可設法改善，並不須找化粧品。按皮膚與血液之關係密不可分，血液質地欠佳，會影響皮膚品質，抹粉遮蓋只是一時治標，必須寄託在血液狀況的改善，方爲根本之圖。

皮膚粗糙的主因，是汗腺作用發生異常，也就是人體新陳代謝所分泌之汗液中，混有食鹽、尿素、乳酸，一併泌出，停留於皮膚表面，日久形成皺紋。按吾人食肉若過量，則血液酸度加高，尿素和乳酸增多，乳酸隨汗來到皮膚表面，就侵蝕皮膚表層細胞，繼而失去彈性，尤其在面部顯得鬆弛無力，一遇外界冷熱，抵抗力弱，日積月累，便自然變得粗糙。但出汗是自然的新陳代謝，不能予以阻止，只有我們長期保持食用含鹼性礦物質的植物性食物，血液中乳酸自會減少，隨汗而出的有害物質，也不致留在皮膚表面，有損健康；同時如鈣等礦物質又能把血液中有害污物清洗掉，充分發揮全身器官功能活潑，皮膚自然柔嫩光滑，女性越發嬌艷可愛。是故營養適合，實爲美容良藥，勝用化粧品多矣。

美容的大敵是肥胖，但年輕人肥胖也屢見不鮮。過胖除遺傳外，都是由於吃肉過多，尤其是動物性脂肪，在體內不易排泄，日積月累的結果。歐美人又一向以肉食爲主，以致動物性脂肪與動物性蛋白攝取過多，在體內產生過度熱量，無法消耗而蓄積發胖。提倡素食以低熱量爲目標，它能使血液變爲微鹼性，使身體新陳代謝活潑起來，將多餘的脂肪及醣分燃燒掉，自然不會威脅健康。有些年輕職業婦女或坐辦公桌的，一天工作結束後，看來確無病，總覺腰酸背痛、疲倦懶散、注意力不集中、氣喘、心悸等，這就是身體各部機能老化的現象，也是老人病的先兆，那是肥胖的貽害。其實人過中年，幾乎都要爲過胖或心臟血管疾病擔憂，因應之道，便是注意飲食或多從事運動，選食清淡食物，例如以雞肉取代其他油膩的肉類，可以保護心臟和防胖。

有些男女青年，腋下散發狐臭，縱然使用香水，也無濟於事，這是肉食主義者汗腺排出廢物之所致，若改向素食，持之以恆，久之血液會趨向微鹼性，縱然有汗水排出體外，卻不致有惡味。

對食物中的葷與素，孰好孰壞，意見紛紜，飲食原則應注意均衡。孕婦營養素之需要量較常人爲高，特別以蛋白質、鈣質與鐵質爲甚，此可於牛奶、雞蛋、豆類、深色蔬菜、葡萄乾中獲得充分供應，但也要注意維生素C的攝取，因其幫助鐵質還原成易被人體吸收的型態。

嬰幼兒、學齡兒童因正值生長發育期，不宜吃素。至於成年人純素食者，則應廣泛採用各種素食物品，主食、核果、蔬菜、豆類相互調配，才能產生蛋白質中胺基酸的互補作用。

素食者近年頗有增加。素食可使血液變爲鹼性，避免引起急性腎炎等疾病，也可使血管強健，同時素食較易消化吸收，因其中含有纖維素，可刺激大腸運作；也減少膽固醇含量。吃素應多吃豆類，以其富高蛋白質。另外，每日吃一粒多種維他命，包含礦物質，尤其須補充B_{12}與B_2，因素食者忌食動物性蛋白質，故欠缺B_{12}，同時很多人體質不適喝鮮牛乳，以致維他命B_2亦感不足。

纖維飲食熱

近年來激起人們對纖維食物追求的狂熱。健康飲食多與纖維有關，攝取高纖維可以降低許多文明病的發生，對預防或改善疾病有很大幫助，它可預防便秘、過敏性腸症、糖尿病、心臟病、肥胖症、大腸癌。研究顯示：纖維似乎的確能減少腸內息肉，而息肉則是結腸癌的前症。

所謂纖維素食物，係指食物經稀酸或稀鹼消化液萃取後，所餘在胃腸中不能吸收之纖維，當通過消化系統後，仍能不受變化，保存原有特質的食物。當纖維素多時，牙齒就要多咀嚼，口液分泌隨之增多，由於纖維素本身會吸收口液，進入腸內也不易消化，所以肚子容易塡飽，在這種情況下，飯雖吃得多，也不會發胖，就是因爲纖維素佔有若干體積，而食物產生的能量和熱量相對減少。膳食中纖維含量高時，則通過胃腸之時間較速，糞便順暢；反之纖維含量少之食物，在胃腸中停留較長，糞便也少。當纖維含量較多時，經消化吸收後，殘餘之糖類減少，就可降低不正常微生物之生長；更因食物在腸內停留時間較短，也不易致癌及產生若干代謝上之疾病。

纖維素的好處在促進人體健康，有助於下列各種疾病之預防：

心臟病：按高膽固醇是造成心臟疾病之第一號大敵，攝取高纖維，足以降低膽固醇，例如燕麥麩皮(oat bran)，可以阻止膽固醇之吸收，清除血清中之膽固醇，排除膽酸，及增加肝臟合成之膽固醇，它是降低膽固醇之重要產品。

肥胖症：高纖維食物無肥胖之虞，原因是纖維可使你有飽足感，例如早餐穀品纖維多，中午便不致想大吃，但纖維不致於降低身體吸收熱量之能力。

便秘痔瘡：纖維能有效地促進排泄，尤其是全穀類纖維，經加入充足水分後，可完全改善便秘現象。按腹內排泄物滯留過久，水分因被腸吸收，以致硬化造成排便困難，轉爲便秘與痔瘡之發生。纖維可刺激腸壁加速蠕動，使食物通過體內時間較短，軟化的排泄物易於通過直腸排出，預防腸胃系統之各種病變。

膽結石：纖維素刺激肝臟，生產膽汁流至膽囊及阻止膽囊之再吸收，從而防止膽結石之形成。

結腸癌：結腸癌在美國罹患率之高僅次於心臟病居第二位，主要因較少人採用高纖維、低肉類之飲食。按纖維可減少腸內細菌與脂肪作用，抑制致癌物質之形成。倘多食脂肪食物，會轉變成腸內多量之膽酸，此時唯有採食小麥麩這類纖維食物，以助膽酸之稀釋。膽酸可能致癌，膽酸爲膽固醇代謝物之一，由肝經膽而入小腸，在腸中可能再被吸收，而纖維素則能減少其在腸管中之再吸收，故能間接降低血液中之膽固醇。同時膽固醇和膽酸在大腸內經微生物分解後之產物，可能具致癌性，如食物中多纖維，經消化吸收後，殘餘醣類減少，則膽酸有害物代謝亦較少，纖維可稀釋大腸中之致癌物質，連同其他雜物，一齊送出體外，因而能防止腸癌的形成。

糖尿病：血糖上升一直是糖尿病患的主要問題，纖維素對血糖具有強力的影響，高纖維取代高碳水化合物後，患者對胰島素之需要量減低，甚至可免除對胰島素之倚賴。纖維還可延遲胃裏排空時間，在飯後許久，才開始緩緩地吸收葡萄糖，如此使血糖緩慢上升，且不致迅速下降，可使血液中血糖濃度趨向平穩。反之，倘食物中繼續缺乏纖維質，病情將益形嚴重。

現代人的確陶醉在「纖維飲食熱」中，主張向上一代看齊，不再堅持以魚肉爲主的營養補品，而欲以穀類、馬鈴薯、玉米、米麥爲主，配以蔬菜與水果，以代替肉食爲主的飲食，反璞歸眞，重還自然，這將激發一場飲食營養的革命。總之，多食纖維質，只要使維他命和礦物質及時補充，就不致有後遺症。其優點則可改善和預防各種疾病，又可控制體重，不致發福，但能使活力充沛，減少消化過程中對脂肪之吸收，及降低血液中之膽固醇、三酸甘油酯等。

纖維可分成可溶解與不可溶解的纖維兩種，營養學者指出：每天服食二十至卅五克纖維中，要有七至十克爲可溶性纖維，乃適當劑量。

可溶解的纖維，多存於豆類、燕麥、蘋果、花椰菜、果膠、膠質、種子等，它可幫助降低膽固醇，促進碳水化合物之代謝，並能控制血糖。

不溶解的纖維，多存於麥糠、全穀中，包括纖維素、半纖維素、木質素，可以增進消化道健康，改善便秘，防止結腸癌、心臟病、糖尿病、過胖症等。

纖維性食物來源：天然食物包括蔬菜、水果、豆類、根莖、核果、全穀、菇菌、海藻等，人工食物則如全麥餅乾、胚芽餅乾、燕麥餅乾等。蔬菜宜生吃，最好臨吃時洗淨再切碎，以免養分流失；水果食時最好勿削皮，縱削亦須僅及表皮，蓋皮層最富營養，其渣最多纖維。

茲將富於纖維質之食物，列舉如後：

蔬菜類：菜花、芥藍、菠菜、芹菜、蘆筍、青椒、空心菜、青菜、白菜、番茄、蒜苗。

水果類：柑橘、蘋果、柚子、鳳梨、芒果、草莓、杏、梨、番石榴、楊桃、葡萄。

豆類：黃豆、綠豆、紅豆、豌豆、四季豆、蠶豆、扁豆、白豆、黑豆。

根莖類：甘藷、馬鈴薯、芋頭、蘿蔔。

核果類：花生、杏仁、核桃、腰果。

全穀類：糙米、全麥。

菇菌類：洋菇、香菇、松菌、木耳、銀耳。

海藻類：昆布、洋菜、海帶、紫菜。

豆類——植物性蛋白質的來源

豆科種類繁多，色澤各異，功用亦各不相同，除供製甜品外，復適合做菜餚、羹湯，價廉又富營養。

豆科植物包含黃豆、綠豆、紅豆、白豆、黑豆、豌豆、扁豆、斑豆、利馬豆、蠶豆、豇豆、四季豆、毛豆等。豆類均含蛋白質、碳水化合物、纖維、維生素B_1、B_6、葉酸、鈣、鋅、鎂、銅、鐵等礦物質。它是一種高蛋白質的植物，但豆類並非完全蛋白，它缺少一種主要氨基酸，故必須與米、玉米、蛋或肉類配合食用，才能使人體得到完善的蛋白質。豆類含鈉與脂肪甚低，常食甚至可降低血液中的膽固醇；又因含蛋白酶抑制劑，故能抗癌。豆類在肝中產生短鏈脂肪酸，因而抑制膽固醇之產生，其中纖維素並能與膽固醇結合，使排出體外。

由於豆類含有較多的碳水化合物與維生素，因而需要較長時間來消化，又使胰島素分泌較慢較少，豆類又含有多量的鉀，有益於高血壓患者，雖然老年由於腸胃影響不宜多吃豆類，但也不能全然不吃。

豆類有益於五臟：綠豆或青菜加些酸有益於肝臟；紅豆可強化心臟，其苦味能消炎；黃豆味甜有益脾臟；黑豆或黑色海藻略加鹽，有助於腎臟的活絡；白豆與蘿蔔、白菜等對肺臟腸胃好，有助於呼吸，其辣味可刺激肺臟的活絡。

× × × ×

黃豆：黃豆又稱大豆，被稱爲植物肉類，原產於中國，早在二千年前就開始食用，現已成爲受推崇的健康食品。它含有極豐富的熱量，每百克黃豆中含有三十七克的良質蛋白，可供應人體的生理機能需要，賦予充沛的活力。其餘含有維生素A、B、鈣質和碳水化合物。黃豆能促進脾臟功能，補腦、消水脹腫毒、利大腸，益氣多力，防止慢性病，其良質蛋白能增強血管壁之彈性，蛋白所含之配醣體，能減少血脂肪與膽固醇，防止老化，至磷脂質與鈣質，則能降低血壓。黃豆中含有大量植物雌激素，能對腫瘤成長發生干擾，進而防止腫瘤發生，抑制乳癌形成。

許多人讚頌黃豆是衞生營養寶品，它可加工產生各種不同之食品，如豆漿、豆腐、豆腐皮、豆乾、豆花、百頁、素鷄、凍豆腐、麵筋、烤麩等，豆漿就是將黃豆磨成漿後，除渣成豆乳，而後加熱產生一層皮膜，是爲豆腐皮，或稱豆腐衣。將豆腐皮揭去，加石膏乳於豆漿中，便自然凝結而成豆花，滑嫩可口，再經壓榨脫水程度之不同，而成豆腐、豆乾、百頁等。豆漿之營養價值與牛奶不相上下，含鐵較牛奶爲多，含鈣較少，多喝豆漿可防止因攝取過多動物性脂肪所引起之成人病，清熱散血，生津潤燥，治脾臟虛弱、咳嗽、便秘。豆腐燉鯉魚可以催乳。黃豆磨成粉狀食之，使皮膚更顯得容光煥發，不愧爲潤膚養顏食品。豆腐始製於漢淮南王劉安（劉邦長子），明代李時珍直接指出豆腐醫療範圍甚廣，有寬中益氣，降火消渴之功，治糖尿病、自汗盜汗、肥胖病、心血管病等，久服自能降低膽固醇，並防止血管硬化。黃豆浸醋實驗證明可使血管壁韌性加強，促進血液中的中性脂肪消耗，有減肥作用。豆浸後一星期便可食用，早晚各一次，餐時嚼碎，每次十粒。

×　×　×　×

綠豆：綠豆粒粗而色鮮者爲官綠，皮薄而粉多，粒小色深者爲油綠，磨取綠豆粉宜用油綠。食療本草謂綠豆補益元氣，和調五臟，安精神，行十二經脈，去浮腫、潤皮膚，清熱解毒，消暑止渴。夏日用綠豆煮粥，或煲綠豆湯爲清熱解暑食品，至於綠豆沙加上蓮子、百合、陳皮等和糖熬成糊狀，可以潤肺健脾，但無淸熱解毒作用。綠豆生研絞汁飲之，能治丹毒煩熱風疹，並解金石砒霜草木一切諸毒。綠豆粉能解諸熱及酒食之毒，以及癰疽瘡腫等症。綠豆芽有解酒毒、熱毒、利三焦之效，新鮮綠豆芽，營養較綠豆尤佳。綠豆含維他命A、B、C俱豐，能促進肝臟運作。

單一綠豆性寒，凡脾胃虛寒、大便滑洩者不宜食。若是怕冷、低血壓和女性生理期間，最好勿吃綠豆。風濕病患者不宜吃綠豆芽，以其性寒也。

×　×　×　×

紅豆：紅豆能促進心臟的活化及利尿功能，如怕冷、低血壓、容易疲倦、黃昏時腳腫的人，可以常吃些紅豆；在生理期間的婦女，可以多吃如紅豆湯、豆沙、紅豆餡餅、紅豆飯等，在生理期中吃糖不會發胖，且具調理功能。但腰胃突出及高血壓患者，忌食含糖之紅豆飯、餅，只能含單一的甜味。

紅豆能利尿，但加鹽食之利尿功能則減半。而且甜鹹參半的食物，是導致神經不安的原因之一。紅豆屬鹼性，如摻入米飯（屬酸性）煮成紅豆飯，可以彌補白米飯中所缺蛋白質、維生素B_1、B_2和礦物質之不足。它又可中和酸性度。但紅豆皮較難消化，胃腸弱者吃了會脹氣、瀉肚，對便秘患者卻有通便功能。

×　×　×　×

赤小豆：赤小豆以緊小而色黯赤者爲要，粒大鮮紅或淡紅者不能作藥用。赤小豆功效爲治熱毒、散惡血、下水腫、排癰腫、止泄痢、利小便、健脾胃、下腹脹滿、除煩通氣。現代藥物學亦認爲赤小豆爲利尿劑，適用於心臟性水腫、腳氣浮腫等症，常食方能有效。但亦不可過服，令人肌瘦膚燥。

×　×　×　×

豇豆：屬豆科植物，含有澱粉、脂肪、蛋白質、菸酸及維生素B_1、B_2等。功用理中益氣、補腎、健脾、止消渴。

扁豆：扁豆是一年生纏繞性草本植物，沿菜園籬笆而生，有硬殼軟殼之異。硬殼白扁豆其子充實，性溫平，白色微黃，可入藥用。軟殼性微涼，可供食用，略調脾胃。

李時珍謂扁豆止洩痢、消暑、除濕熱、暖脾胃、止消渴，適用於脾虛泄瀉、婦女白帶過多，解酒毒、河豚魚毒及一切草木毒，因扁豆有解毒作用，古有治中砒霜毒、六畜肉毒、鳥肉毒，皆用扁豆煎湯或研末治云。

扁豆是有益肺臟的食品，白扁豆能將支氣管內分泌物排出，故能活化心臟。腰圍肥胖而支氣管又易積存分泌物的人，可食扁豆、牛蒡、木耳等促進大腸代謝。白扁豆補脾而不滋膩，化濕而不燥熱，體弱脾虛患者，可以白扁豆、淮山、熟苡仁煎湯代茶，或以扁豆、粳米、淮山、紅棗煮粥，或以扁豆與麥片同煮，皆可健脾開胃。吳稚暉氏曾以扁豆、淮山煮粥，以治腹瀉，日食三盅，數月後腹瀉痊癒云。

扁豆含有豐富之維生素A、B、C、蛋白質、脂肪、碳水化合物、鈣、磷、鐵及酪氨酸酶等。有和中下氣、補五臟，主治嘔逆之功，久服頭髮不易白。

× × × ×

黑豆：黑豆又名烏豆，可入藥，黑豆炒食極熱而煮食甚寒。《本草綱目》云：黑豆汁可解藥品之毒，治腎病，有助腎臟功能，煮汁飲能殺毒止痛，除胃熱、痺下淤血、散五臟積聚內寒、治溫毒水腫、活血利水下氣，入藥治下痢臍痛。婦女產後需保護腰，可將黑豆浸泡一夜，濾乾後以中火炒，不加鹽，不使焦黑，爲保腰良好食品，至於怕冷、低血壓、腰痛腰痠患者，亦可吃炒黑豆，但在黑豆浸泡時可加少許鹽。

黑豆含有豐富之蛋白質、維生素A、B、E、脂肪等，滋補成分甚高。豆類似乎均具有消腫、解毒功能，不過也要注意自已身體狀況，使補得恰到好處。

黑豆「煮食則甚寒，炒食則性熱」，欲補身煲湯，宜用炒黑豆，而非生黑豆。

×　×　×　×

魯豆：魯豆爲野生之黑小豆，現種植於園地，味甘性溫，有人用以飼馬，故俗呼馬料豆，亦稱黑料豆。它能壯筋骨、止盜汗、補腎、活血、明目、益精等，可以鷄心棗、杞子、黑小豆煎湯食之，可以明目補腎，兼治筋骨疼痛。

×　×　×　×

毛豆：毛豆味甘性平，營養甚豐，包含蛋白質、脂肪、碳水化合物、粗纖維、鈣、磷、鐵、胡蘿蔔素、硫胺素即B_1、核黃素即B_2、尼克酸、抗壞血酸即C、維生素E及卵磷脂等。卵磷脂有補腦作用，並能防止和減少膽固醇沉積於血管內壁，以及降低因動脈硬化而引起之高血壓。毛豆所含維生素E，能預防流產，且間接延長紅血球細胞之壽命，故孕婦常吃毛豆，自然獲益。

× × × ×

蠶豆：蠶豆性平，因其豆莢狀如老蠶，故名。蠶豆有快胃、利臟腑之功，加雪裏紅與瘦肉煮湯，可以開胃消食。酒醉不醒，以蠶豆苗，油鹽炒熟煮湯灌之，可醒。

× × × ×

荷蘭豆：荷蘭豆即青豆，正名豌豆，長在豆莢裏，嫩時可連莢一併食之；老後豆莢堅韌，只能吃莢內豆仁。

豌豆中含有蛋白質、脂肪、維生素A、B、C、E、鈣、磷、鐵等，豌豆烹調時不加鹽，淡煮食之可作食療，治糖尿病。豌豆還可補中益氣，並增進頭髮營養。

× × × ×

豌豆苗：豌豆苗性味甘涼，營養價值很高，有清熱、去濕、解毒之效。倘患有皮疹、或無名腫毒、皮膚痕癢不適者，不妨以豆苗作食療，多吃豆苗，濕毒可除，皮膚病可癒。豆苗柔弱如蔓，有鬚嫩時炒食極佳。

× × × ×

豆豉：豆豉亦爲黑大豆製成，它係用黑豆蒸熟後發酵製成，氣味苦寒，含蛋白質、脂肪、碳水化合物、鈣、磷、鐵、維生素B、C，是烹調時良好之調味料。

豆豉有鹹、淡之不同，鹹豆豉有解煩熱毒、寒熱虛勞、調中發汗、通關節、鼻塞之功，淡豆豉能治頭痛、寒熱、瘴毒、除煩、下氣等症，皆可爲藥用。感冒風寒大都以粥湯沖葱頭、豆豉、生薑飲之。豆豉能治頭髮脫落，可用黃耆、首烏、當歸與豆豉煎服，亦可用上好豆豉蒸排骨、或蒸魚作菜，連食二、三星期，卽可使頭髮免於脫落。豆豉可以溶血栓、降血壓、助消化、強腦力、緩衰、抗癌，並具提高肝的解毒功能，老人食之可防癡呆症。

好豆豉發酵後不抽取豉汁，豉粒內有肉脹滿，以指捏搓，鬆化軟滑，是爲原豉。經抽取豉汁後，第一次豉汁謂之原抽，所剩豆豉尚不太壞，但經二抽、三抽後，豆豉僅餘豆殼，粒內無肉，商人乃以白礬浸泡，俟豆殼脹滿後撈出曬乾，仍充豆豉發賣，是爲劣質豆豉，以其中含有白礬，久服傷人眼目。良質豆豉則無此顧慮也。

豆醬：豆醬有麵醬、豆醬之不同，前者由蠶豆製成，味甜，又稱甜麵醬；後者由黃豆製成，爲烹調時主要調味料，又可作湯飲。

黃豆醬能入藥用，以其可殺飲食百藥之毒，除熱、止煩滿，制食物之毒，包含魚肉菜蔬蕈毒、蛇蟲蜂蠆之毒，小麥雖能制百藥之毒，但不如豆醬也。

水果類

柑橘：柑橘在水果中含有各種豐富的糖類—果糖、蔗糖、葡萄糖、多種維生素，特別是C，以及蘋果酸、檸檬酸、胡蘿蔔素、核黃素、礦物質等，能助消化、舒肝氣，治胃熱、壞血病、浮腫、貧血、神經衰弱，開胃健脾、止渴醒酒、解魚蝦毒、提神醒腦，有防止老化、動脈硬化之功，美容減肥之效，營養價值高，每晨一杯，有健身作用。

橘子最好連囊和殘渣一起吃下，不易產生皺紋，皮膚有彈性，使腰苗條，胖人吃果肉時配檸檬，可以加強減肥效果，瘦人可滴些威士忌酒，使原有涼性水果變得不寒，不會影響傷害虛弱的體質，且可吸收豐富的維他命C。

橘子一次吃得過多，會出現口腔潰瘍、舌炎、唇炎、咽炎等上火表現，甚至引起高胡蘿蔔素血症，應適可而止。由於橘屬於涼性，在月經期間和坐月子期間停吃。

毛蟹與柑橘同食，會軟癱，惟可以大蒜解。

× × × ×

蘋果：蘋果生於寒溫帶，本質是涼性，故可清火。性平味甘，生津止渴，助消化，健脾胃。

又因含鞣酸，故能止瀉；有機酸促進腸子蠕動，故又能通大便；果膠能吸取脂肪，用以減肥，纖維素則有吸收細菌和毒素作用。蘋果含有維生素A、B、C、D以及蘋果酸，可治面疱、消痰、高低血壓、肚痛、風濕、痛風及糖尿病等。蘋果雖略帶酸味，但經體內分解後則變爲鹼性食物。

蘋果、香蕉內含有一種可增強人體免疫力的親醣蛋白質，名裂克汀（Lectin），能增加人體對各種疾病之抵抗力，故諺云：每天一隻蘋果，就可遠離醫生（An apple a day, will keep doctor away），其他如芭樂、香瓜、芒果、木瓜、鳳梨、薑、橄欖菜、玉蜀黍等，也含有裂克汀。

蘋果含纖維素及鉀甚豐，纖維素多，食之故有飽足感，鉀多則能與體內過剩的鈉結合，使之排出體外，故食鹽多時可食蘋果以助排除，因此吃蘋果對高血壓患者有益。

蘋果可以平衡體內的血糖，降低膽固醇。蘋果醋爲保健調味品，但蘋果汁營養甚微，只不過是果糖、維生素C與水之混合而已。

蘋果切開後，宜即食，否則接觸空氣後很快會生銹，如不即食，應浸洗於鹽水中，隨即取出可以阻止受空氣氧化。

秋季爲蘋果收穫期，最普遍的是紅甜五爪蘋果，甜脆多汁是其特色。綠皮蘋果甜中帶酸，適合做蘋果派餡及蘋果沙士醬等。

葡萄柚(grapefruit)：簡稱柚子，臺灣文旦，是其一類，原產於西印度羣島，微酸多汁，美味留香，非常適口。含維生素A及C甚豐，果肉呈粉紅色較呈白色的柚子含有較多的胡蘿蔔素，可在人體內轉換成維生素A。在柚皮內層，含有果膠纖維，能將血管中形成乳膠體而將膽固醇圍住，而後吸收排出，記住光喝柚汁是不行的，必須吃整個葡萄柚果實，才得到這種果膠。一般言之，糖尿病患者不適合吃任何甜點及含有糖分的水果。柚子含有糖分，但因同時含有胰島素樣成分，能使血糖降低，所以糖尿病人仍然可吃柚子。

多吃柚子可以增強對X光或其他射線的耐受量，亦即減少射線對細胞的損害。癌症患者在接受放射線治療前，常吃些柚子，可以保護正常細胞的作用，減少不良副作用。

沙田柚還可治咳，常飲酒者，喝柚汁可助解酒毒，亦可消除口臭。

× × × ×

檸檬：檸檬可以促進皮下脂肪的代謝，連皮吃有減肥效果。檸檬性涼，如低血壓、怕冷、女性生理期中、產後均不宜吃檸檬，檸檬含鈉較高，對腎臟水腫的病人應少吃，但大量出汗後不妨多喝檸檬汁，以補流失的鈉鉀離子，效果較運動飲料好，又檸檬汁可代替醋用，如將之擠在蠔上，十五分鐘內可殺死百分之九十細菌。檸檬汁可治呼吸道感染，有收斂作用，可緩解哮喘，生津止渴，祛暑安胎。它又能幫助肝臟再生及平衡酒精造成的傷害。

檸檬含有豐富的維生素A、C、P等，為鹼性水果，益處：

㈠能防止中毒，分解人體毒素、強肝。

㈡維生素C特豐，可防高血壓，維生素P有強化毛細血管作用，緩和神經緊張，振作精神。

㈢能保持青春活力，使細胞機能旺盛，皮膚光潔有彈性，並助血液循環。還可利用氧化力抵抗衝擊，消除疲勞，促進副腎荷爾蒙的活躍，藉防老化。

㈣蛋白質豐富，可助消化。

洗頭前用檸檬汁擦頭皮，可去皮屑。果皮泡在浴缸裏洗澡，年輕人美膚，老年人可用治因分泌失調引起之皮膚癢。

× × × ×

香蕉：香蕉內含澱粉、糖分、果膠、蛋白質、維生素A、B_6、C、E、鈣、磷、鐵、鉀等，肉軟滑膩，可代糧食充飢，又可用於烹調糕點，飯後吃香蕉，能幫助消化，但飯前吃有傷腸胃，又有慢性病、過敏、胃下垂者亦不宜多食。香蕉含血清促進素(serotonin)高，過敏的人易釋放組織胺，易產生過敏反應病變。

香蕉加鮮奶及冰淇淋，置攪拌機內打勻，可為夏日營養的美食，潤滑甘香而又可口。香蕉可防便秘，促進血液循環，能治結腸炎、胃潰瘍、尿毒、貧血、腎臟病、心臟病、調整高低血壓、動脈硬化等症。中醫認為香蕉清肺潤腸、通血脈、止煩渴，適用於皮膚生瘡、酒醉等。

香蕉可助魚類、肉類之消化，對於常食牛肉、雞蛋、洋菇的人，飯後吃些香蕉，以其中含有維生素B_6，與某種氨基酸，可避免心臟血管硬化。氨基酸在代謝過程中，會產生有毒物質，而B_6卻能使此種有毒物質轉化為無毒，對健康維護有益。

香蕉含有豐富之電解質，如鉀離子和鎂離子。美國醫師建議，患腹瀉者，因電解質之喪失，可以香蕉補充之，藉助虛弱。患糖尿病者，長期使用胰島素，導致鉀離子缺乏，使用利尿劑者也會消耗大量鉀離子，二者均可以香蕉補足。按鉀離子能維持正常心跳作用。

×　×　×　×

梨：李時珍云：「梨品甚多，俱為上品，可以治病，能潤肺涼心，消痰降火，解瘡毒酒毒。」中醫認為生梨能清六腑之熱，熟梨能滋五臟之陰，對肺結核、急性或慢性氣管炎和上呼吸道感染患者，出現咽乾喉疼、聲音嘶啞、痰多而稠、大便燥結、小便黃少等症，均有療效。有上述患者服藥時再吃些梨，可助緩解病情，促成病癒。惟梨性寒，過食則助濕傷脾，尤以產婦及脾虛、慢性腸炎者不宜食用。

據現代醫學研究，梨可降低血壓，具清熱、鎮靜作用。高血壓、心臟病患者、頭暈目眩、心悸耳鳴者，食梨有益。

梨含有豐富的糖分、多種維生素及鈣、磷、鐵等，有保肝和幫助消化作用，所以肝炎、肝硬化患者，常吃梨可作輔助治療食品，士多啤梨因鐵質尤多，可治貧血及降低血壓，更因含有水楊酸，既可解毒，又對肝、腎和關節炎有很大幫助。

× × × ×

葡萄：葡萄又稱菩提子，性平味甘，功能補氣血、強筋骨、健胃、利小便、除煩解渴、清血、強志、使人肥健、耐風寒等。以含果膠、單寧酸，能分解腫瘍毒，而具解毒作用；又因富有鐵質，最宜治貧血性之神經衰弱，卽中醫所說之心血虛、血不養心之症，包括失眠、多夢、心悸、精神不好等等。

葡萄中含有葡萄糖、果糖、少量蔗糖、木糖、酒石酸、抗壞血酸，和纖維素、果膠、有機酸、礦物質如鈣、鐵等。現代藥理研究：葡萄中還含有維生素P，與天然的聚合苯酚，能與細菌或病毒中的蛋白質化合，使它們失去傳染疾病的能力，對脊髓灰質病毒（卽能引起小兒痲痺症之病毒）等有良好殺滅作用。葡萄還可用治胃炎、心性、腎性、營養不良的浮腫、慢性病毒性肝炎，與腸炎、痢疾、痘瘡、疱疹等，此外如腎臟病、胃潰瘍、十二指腸潰瘍、皮膚病、偏頭痛、關節炎、酒精中毒等，食之均有裨益。葡萄可補諸虛不足，輕身延年，對發育不良兒童，經常以葡萄乾替代糖果，是很好的營養食品；與藕、棗、覆盆子、芡實、胡桃等同為果中佳品，常食足資長壽。

葡萄除了鮮食，多用來釀酒或榨葡萄汁。葡萄酒促進血液循環，可助產婦復元。對貧血、低血壓怕冷時，葡萄是最好的飯後水果。但腰圍豐滿者，葡萄就不是理想水果，別以為水果胖不了人，糖分、澱粉高的水果，多吃也是會長肉的。

× × × ×

柿(persimmon)：柿產於深秋，有軟硬兩種，軟者深紅多汁，硬者橘紅清脆，風味各不相同。前者必待軟熟而後可食，否則生澀，倘欲使迅速變熟，可先放置冰櫃，隔日即可取食。後者則無此必要。

柿含維生素A、C、鉀、鐵、胰蛋白酶、澱粉酶、單寧酸等。單寧酸有收斂性，而硬柿又較軟柿為多，能使大便固結。又蛋白質亦有凝固作用，因此蛋白質含量多的食物，最好勿與柿子共食。柿與牛肉同烹吃，會發生肚瀉，又因貧血而服用含鐵藥物者，切勿食柿，以免妨礙鐵質之吸收。此外，風寒咳嗽、胸腹痞悶、產後病後忌之，勿空腹或一次食柿過多，更不可與螃蟹同吃，並忌食醋之類酸性食物。

柿可治腸胃病、解酒毒、止渴、消痰、潤肺。它可促進體內廢物之排泄、利尿、降低血壓、止血、止瀉、消炎、鎮咳等功能。

鮮柿性寒，柿餅性平甘澀，含鞣質，能治痔瘡出血。生薑夾柿餅，有化痰、止咳、斂肺氣的功效。慢性久咳不癒、小兒百日咳等食之有效。亦治甲狀腺腫大。

一種柿霜餅，功能清熱、潤燥、化痰，治肺燥咳嗽、咽乾喉痛、吐血、消渴等症。

× × × ×

蓮藕：蓮藕功能補血、清熱、固精、利尿，除去神經疲勞，增強血管彈性，祛瘀生新、寬胸化痰、醒酒、止血等。生藕性寒，婦女產後忌食，熟藕則養胃滋陰補血。藕節爲良好之止血藥，以其含單寧酸，對血管起收縮作用。

藕在人體內有多重綜合作用。有神經性症狀如坐立不安、神經欠穩定的人，容易罹慢性病，用眼過度會引起角膜炎、自律神經失調、更年期障礙、睡眠欠佳、胃潰瘍、鼻炎、扁桃腺發炎等，耐心長期食藕，足以防止發生。以藕片煮茶、或燉湯均可。一般植物性食品少有的維生素B_1，蓮藕中卻含很多，C含量亦多。

磨藕成汁，加冰糖生喝，對神經不安定的人很適合，藕汁潤肺又具鎮定神經的功能。藕又能治蟹毒、下痢，頗有效驗。

×　×　×　×

蓮子：夏季荷花盛開，入秋花謝，結爲蓮蓬，蓮實卽爲蓮子，蓮根部分卽爲蓮藕，入冬而肥美。蓮子產於湖南者稱湘蓮，浙閩產者稱白蓮，湘蓮質佳，白蓮不易煮爛。

蓮子含棉子糖、維生素B_1、谷甾醇、多量澱粉等，是屬於收斂強壯品：能清熱固精，強心降壓，益腎止瀉，虛煩失眠，清潔內臟，且可淸除青春痘，減少皮膚病的感染，故爲養生上品，久服輕身耐老。煲時須小火慢燉，對大腸機能退化而常拉肚子的人，更應吃蓮子湯，以助腸之蠕動，充分吸收水分，是以蓮子有健腸作用。

糖蓮子是良好的消閑食品，治脾虛泄瀉，蓮子粥常食有治療能力。如蓮子作羹加鷄蛋，可作養生安心食品。

×　×　×　×

甘蔗：甘蔗有新鮮的紅甘蔗與專門產糖用之白甘蔗兩種，世界產糖量百分之九十來自甘蔗。

甘蔗甘涼清熱，含糖豐富，新鮮的蔗糖、果糖和葡萄糖，食後易爲人體吸收，而放出熱量，供人體活動之用。甘蔗還含有蛋白、脂肪、鈣、磷、鐵和維生素等營養物質，新鮮蔗汁可以止渴、生津、解酒、利尿、潤肺、潤腸、消痰、清熱、潤燥、止咳等，流汗的人應多喝蔗汁，糖尿病患者不宜多吃。

但當甘蔗變酸，或酒糟味時，係已爲細菌污染，不能再食，否則會引起嘔吐、抽搐等中毒現象。

× × × ×

楊桃：楊桃能潤肺、潤喉、治咳嗽，初夏吃楊桃要注意，下雨天不可吃，天熱時要沾白糖，變涼時要沾鹽，不冷不熱時，不能沾任何物品。除鮮食外，有加工成品。

咽喉痛，生食楊桃，每次一個，一日二、三次。

× × × ×

獼猴桃：獼猴桃果實肉色，翠綠，甜酸適度，清香可口，果實營養豐富，尤以維生素C含量爲柑橘的五至十倍，較梨、蘋果高三十倍，並含有多種氨基酸、脂肪、蛋白質、水解酶，以及鈣、磷、鉀、鎂等微量元素。果肉含多量糖類，莖皮及髓含膠質。

獼猴桃能治消化不良、食慾不振、肝炎、尿路結石，它還能阻斷致癌物質亞硝胺的合成，其阻斷率達百分之九八，縱然所含C遭破壞，其阻斷率仍達百分之七九。由於獼猴桃具上述特性，故對食道癌、胃癌、肝癌有預防作用，對乳腺癌、支氣管肺癌、肝硬化、腹水也具防治作用。尤其已有病變的胃黏膜，易受亞硝胺的滲入，諸如慢性萎縮性胃炎、胃潰瘍、胃息肉等，常吃獼猴桃確是理想的防癌、抗癌水果。獼猴桃一稱奇異果（Kiwi），可參閱奇異果一節。

× × × ×

桃子：水果多屬涼性，但桃則不同，桃具暖身作用，惟多食損脾、助熱。吃桃會肥，因具甜味、不酸，不會妨害其他食物，且其養分能完全被吸收，不分解脂肪。腰圍豐滿、高血壓、腦鈍的人，表示營養過剩，不適合吃桃子。下腹突出、怕冷、又有低血壓症狀的人，是營養不足現象；駝背型的人通常虛弱，此兩種人飯後水果可以桃子取代。桃子成分主要爲蔗糖、酒石酸、蘋果酸、果膠、維生素C等，它能使腸功能活潑化，促進廢物排泄。

× × × ×

芒果：芒果能益胃，安定神經，治船暈嘔吐、氣喘咳嗽、食積不化、胸腹脹滿、健脾通便，性甘平和，惟患潰瘍、癌腫、風濕、皮膚過敏與腎炎者忌食之。

芒果含有豐富的維生素A、B_1、B_2、C、鈣、磷、有機酸、醣、芒果甙、揮發油等，若芒果味酸，可加些鹽、或檸檬汁與糖同食，可以中和。

× × × ×

杏：杏爲溫性水果，果實卽爲杏仁，分甜苦兩種。入藥以苦杏仁（卽北杏仁）爲主，有小毒，不可多食。杏仁富含單一不飽和脂肪，能阻止膽固醇增加，有潤肺、止咳之功，平喘祛痰、潤腸通便之效。中醫認爲苦杏仁長於治實症咳喘，而甜杏仁則偏於滋養，適於治虛咳。又因含有大量脂肪，能潤腸通便。惟食之，小孩一次二十粒，大人五十粒卽可中毒，此乃苦杏仁甙進入人體後，產生過量氫氰酸，使紅血球失去能力，並痲痺抑制延髓中樞之故，是以古代名醫指出：過食杏仁，足使人目盲、鬚髮盡落。

甜杏仁亦稱南杏仁，性味平甘，功能止咳、潤燥、療肺氣咳嗽、除肺中燥，可治風燥於胸膈。

杏仁糊或杏仁豆腐，則係以乾甜杏仁加清水煮開後，去衣，和冷開水一起放入果汁機中攪打，直至成糊。經紗布過濾後，去渣，再於杏仁湯中投入勾芡或洋菜條，加水微火溶之，再放糖變成杏仁糊，或杏仁豆腐。

× × × ×

橄欖（olive）：又稱青果，盛產於地中海法國南部、義大利一帶，中國西藏青果最佳，能生津止咳、止瀉固精、清利咽喉、開胃下氣、化痰、解酒毒與魚毒。可治咽喉疼痛、痘瘡、耳足凍瘡，近有用於咽喉癌及其他腫瘤者。

× × × ×

李子：二個李子含七二卡的熱量，有標準攝取量百分之一的鐵，且含多量纖維。

李子可誘發人的食慾，有刺激味覺的效果，腰圍粗寬的人，若胃擴張時，可吃李子當飯後水果，但量不宜多。

× × × ×

櫻桃：櫻桃盛產於五月，為時甚短，六月已近末期。功能調中益氣、祛風濕，少食可補血。

櫻桃含鐵量為百果之冠，治一切虛症，能大補元氣，滋潤皮膚。

中醫認為性熱，食之過多會上火，熱性病者忌食，而且一次不能吃得太多，否則易得肺痿。

× × × ×

烏梅：又稱酸梅，為薔薇科植物，是青梅加工燻製而成，味酸、澀、溫，含蘋果酸、枸櫞酸、酒石酸、琥珀酸等，對大腸桿菌、傷寒桿菌、痢疾桿菌、霍亂弧菌、白喉桿菌、腦膜炎球菌、肺炎球菌、鏈球菌等都有抑制作用，所以夏日飲酸梅湯，最好不過。

酸梅能生津止渴，斂肺澀腸，止痢驅蟲，應用於口乾煩渴、肺虛久咳、膽囊炎、腹瀉、痢疾、癬瘡、腫瘤、月經過多、瘡瘍久不收口等。

酸梅能防止暈車，飯盒中放一酸梅，可防食物變腐，消毒殺菌、鎮嘔退熱、止咳祛痰，對一切消化器官病有效，對蛋白質過敏有對抗作用。

× × × ×

乾梅（prunes）：十個乾梅（含三盎司）含十二克的清涼茶醇（sorbitol），二百卡熱量。百分之七的鉀、百分之七的銅、百分之十七的維生素A、百分之五的E、百分之五的鐵、纖維一三・五克，它是最好的通便食物。梅汁中添加維生素C，可增加你吸收鐵質的能力。

× × × ×

草莓（strawberry）：草莓季節始於早春，終於中秋，盛產於四、五月間，此時品質既佳，價亦廉宜，選購時須全部鮮紅，無清白或淡黃色部分。功用清暑解熱，生津止渴，利尿止瀉。

草莓是一種嬌貴的水果，須避免擠壓，其熱量低，一杯草莓（五盎司或一四九克）含熱量五十卡，鉀 244mg、鈣 31mg、維生素A 90mg、維生素C 88mg，是柑橘類的二倍，以及K、蘋果酸、枸櫞酸、蛋白質、脂肪、纖維微量。

農業部報導：草莓含豐富的天然鞣花酸（ellagic），其他像藍莓、蔓越橘、蘋果亦含有之。

它似乎是能保護人體細胞，對抗發霉食物及其他致癌化物，可降低發展某種癌症的可能性，防止由化學物質導致的癌症。草莓對牙齦出血、高低血壓、心臟病、肝臟病、吸煙、便秘等有助益。

藍莓 一杯含熱量八二卡，纖維四・九克、維生素C佔百分之三三、維生素E佔百分之二七。

× × × ×

覆盆子(raspberries)：一杯含熱量六〇卡，纖維九・二克，另有維生素A、C、B_2、B_6、葉酸、枸櫞酸、蘋果酸、果膠、葡萄糖、揮發油、銅等。功能補腎固精，益肝明目。治小便頻繁、遺尿，並可抑制霍亂弧菌之生長。

× × × ×

蔓越橘汁(cranberry juice)：每天喝一杯蔓越橘汁可預防治療尿道感染。它使尿液更具酸性，而將細菌殺死，它不只具有抗生素效果，且能使某種細菌無法附著於輸尿管壁，這種名叫E. Coli 的細菌，就隨尿液一起排出體外，而沒有機會引發感染。

× × × ×

木瓜：木瓜果肉豐滿，風味獨特，含有豐富的維生素C和A，約有香蕉的四、五倍，碳水化合物、脂肪、纖維、無機鹽，以及豐富的鈣、鐵，尤以鉀特多，由於木瓜含有大量蛋白質分解酵素木瓜酶，故可助消化、清血熱，使肌膚潤澤，是婦女美容佳果，胃腸和肝機能較弱的人，食用後可增強體力，促進大腸蠕動，滑腸通便，並具利尿作用。

木瓜與蛋黃混合吃，能治肝硬化，與蜂蜜合吃能治泌尿系統病；對心臟、血液則有滋補作用。木瓜含維生素C之多，堪與檸檬比。在攝食動物性蛋白質後，吃木瓜最好，既助消化，且可減輕胃負擔。

又木瓜有舒筋消腫、四肢關節不利，治腳氣濕痺之功，熟木瓜能利大小便，治紅白痢疾。未熟木瓜果液可治消化不良，又爲發奶劑。生木瓜的白色汁液，可常用來塗雀斑，可望消除，以其含有木瓜酵素，能分解蛋白之故。

此外，木瓜籽每次以溫開水送服十粒，可治頭痛，但孕婦忌服，因其不利胎兒緣故。又烹煮牛肉時，若放置一塊木瓜皮，則易煮爛，嫩精即是從木瓜中提煉製成的。

黃色素水果如木瓜、橘子、胡蘿蔔等，倘吃得太多，皮膚及手掌心可能會變黃，如停吃改食番茄，或飲清茶，自然會消失，此並非黃膽病，除非眼白變黃，則須求敎醫生檢查。

× × × ×

桂圓：亦稱龍眼，屬於無患樹科，龍眼樹之果實，產於閩、廣、臺灣、印度等地，果實在赤色圓球的果殼內，去殼爲乳白色半透明狀肉體，色澤晶瑩，鮮嫩可口。

桂圓味甘性平，含葡萄糖、蔗糖、澱粉、纖維素、脂肪、蛋白、酒石酸、維生素A、B等。由於桂圓含糖分極重，胃酸過多者、虛火盛者、胃弱或感冒者、腹瀉中滿者、舌苔厚膩者，均不宜吃。

桂圓功能補心安神，養血益脾，定志補腦，開胃助消化。適用於心思勞傷、失眠健忘、驚悸神昏、氣血不足、眼睛疲勞、輕度近視、貧血體虛等。桂圓肉論藥效，當以生曬者爲佳，其滋潤性亦強，火焙者性偏燥熱，鮮龍眼烘乾後爲桂圓肉，是我國傳統的滋補品，補養比荔枝好，滋補力強，龍眼性平和，而荔枝性過熱，昔人有云：「龍眼除思慮、安神志、長智益脾，養心補血，論食品荔枝爲貴，講滋補龍眼爲良。」

× × × ×

荔枝：「一騎紅塵妃子笑，無人知是荔枝來。」此爲詩人李白歌詠楊貴妃愛吃荔枝故事。楊貴妃與蘇軾均喜吃荔枝，蘇軾不但愛吃荔枝，更愛吃龍眼。

荔枝含蛋白質、脂肪、鈣、磷、鐵、鉀、維生素C等。荔枝殼呈紫紅色，不似龍眼殼之平滑，瓤肉淨白，汁多味美，且甜如蜜。荔枝性熱，食多會發熱、煩渴、頭昏目眩、胃感不適等。但荔枝可治胃寒、腹痛、四肢無力、暖胃，功能補血生津，通神益氣。糯米糍的荔枝乾可用以補腎火。

× × × ×

鳳梨：又稱菠蘿，酸味很強，對胃酸缺乏的人可常食，胃酸過多者宜少吃。鳳梨能化痰、消咽喉炎、治便秘，惟體衰力弱的人，會因鳳梨對便秘作用太強而成瀉肚現象，不宜多吃，內臟下垂的人也不宜吃。

鳳梨含有蛋白質分解酵素，和牛奶、豆漿在一起吃，可提高蛋白質的吸收，且可醒胃。所以炒菜時有時加入鳳梨罐頭，主要在促進蛋白質分解，而有助消化。

鳳梨不要與李子同食。

懂得吃水果的人，還可藉著吃水果來強身治病。水果可促進胃液分泌，助消化，但切開水果放置過久，不僅損失營養分，抑且易於感染細菌，應該避免。

水果與蔬菜應該併食，不可偏廢，否則會造成營養不良。以青菜與蘋果相比，鈣高十八倍，磷高八倍，胡蘿蔔素高廿五倍，此外蔬菜較水果更能有效地促進人體對蛋白、脂肪、醣類之吸收，對兒童成長健康誠不可不注意。

× × × ×

西瓜：西瓜在炎夏吃，有強心、消除浮腫、利尿之功，並能防止水分過度流失，提高腎臟功能，消除急性腎炎，與膀胱炎引起的浮腫。西瓜肉熬糖，當腎藥吃，能預防尿道結石。西瓜適用於疲勞、動脈硬化、高血壓、腎炎、膀胱炎、尿道炎、糖尿病與水腫，但肝病患者不宜多吃。西瓜含維生素A、B、C、蛋白質、鈣、磷、鐵，與有機酸、氨基酸、蘋果酸，其中氨基酸具利尿作用。瓜汁多可提高體內的水分代謝功能，有助於廢物的排泄。

有人吃西瓜喜愛沾鹽，味可更甜，可防脹氣，並治消化不良。但宜用炒過的熟鹽。

國人有嗑瓜子的愛好，此可解除緊張、消閑、開胃，促進消化和吸收。西瓜子中含有亞硫酸、球朊等成分，有降低體內膽固醇及動脈血管硬化之效。

×　×　×　×

香瓜：香瓜種類繁多，有青香瓜、黃金瓜、哈密瓜等，味甘、性寒，能促進水分代謝，利尿、止渴、除煩熱、防暑氣。盛夏出汗多，口乾舌燥、小便黃少、大便乾燥、中暑等，均可食香瓜。惟脾胃虛寒、腹瀉、吐血咳血者不宜食。

種在田中的香瓜，維生素C含量與柑橘略同，但哈密瓜僅及香瓜一半。又美國甜瓜（cantaloupe）含維生素A、C極豐，功能不在香瓜之下。

番石榴：又稱芭樂，是最佳的減肥水果，維生素C含量甚豐，它可防止皮膚黑斑，使皮膚細嫩。番石榴、桃子能吸收尿酸，減輕腎負荷，防止糖尿病。功用能止瀉、止血、消炎。

× × × ×

椰子：椰子肉功能補虛損，壯筋骨，椰汁能消暑、解渴、退熱、益胃生津，並能驅蟲。

× × × ×

枇杷：枇杷是水果中含維生素A最多的一種，又含豐富的轉化酶、澱粉酶等酵素，具有整腸、消除便秘、除去浮腫之效果。枇杷葉功能清肺氣，使火降痰消，治熱咳、口渴，春採嫩葉、秋採老葉。嫩葉可治慢性氣管炎、久咳等作用。按枇杷葉可用作涼飲料，枇杷膏卽用其葉作爲主要用料之一。

枇杷對消化弱或胃脹氣的人最好少吃。注意枇杷仁有毒，不可生食。

× × × ×

無花果（fig）：無花果含鉀甚豐，鈣、鐵次之，纖維亦多。無花果乾可治便秘，其籽能刺激腸胃活動，減輕胸痛，治療感冒。無花果熬成汁，用來治肺炎，喉頭發炎時，可用以漱口，齒齦囊腫發炎時用來清口腔，無花果乾燉瘦肉，可以健胃理腸、消炎、解毒、治痔瘡、慢性腸炎等。

外敷方面，用新鮮或乾的無花果，和牛奶做成糊狀，可緩和燙傷，使膿瘡與癤子的膿出來。

×　×　×　×

奇異果（kiwi）：奇異果含維生素C與草莓相同。檸檬酸含量也多，可以消除疲勞，幫助通便，清熱利水，散瘀活血，催乳，消炎。

奇異果可做 **kiwi shorbet**：將熟透的五、六個奇異果去皮，放置果汁機中略事打勻，將糖漿傾入，並加檸檬汁拌勻，送冰櫃內結硬，再取出，用打蛋器攪拌成光滑細膩，再加一只鷄蛋清打泡後拌和，仍入冰櫃結硬，食前取出，反扣在大盤上，表面飾以草莓、奇異果片，高雅美觀。

×　×　×　×

羅漢果：羅漢果亦稱長壽果，具多種藥效，是廣西、桂林特產。果皮黃褐，有柔毛。中藥房有乾燥果實出售，但新鮮的極少見。味甘性涼，入肺脾，能止咳、清熱、涼血、潤腸，治胃熱、血燥、便秘等。科學家將羅漢果提煉成濃縮浸膏，製成沖劑、定喘片、止咳露、清湯補料等。

水果營養指南

水果	熱量(卡路里)	纖維素	維生素A	維生素C	含鉀量 mg
med. apple 中型蘋果	81	1.1	74	8	159
3 apricots 杏子三只	51	0.6	2,769	11	313
1 med. banana 中型香蕉一只	105	0.6	92	10	451
1 cup blackberries 黑莓一杯	74	6.0	238	30	282
1 c. blueberries 藍莓一杯	82	1.9	145	19	129
1 c. raspberries 覆盆子一杯	61	3.7	160	31	187
1 c. strawberries 草莓一杯	45	0.8	41	85	247
1 c. cantaloupe 香瓜一只	57	0.6	5,158	68	494
1 c. grapes 葡萄一杯	58	0.7	92	4	176
1/2 honeydew 甜瓜半只	66	1.2	80	46	502
1 med. kiwi 中型奇異果一只	46	0.8	133	75	252
1 med. mango 中型芒果一只	135	1.7	8,060	57	322

1 nectarine 油桃一只	67	0.5	1,001	7	288
1 Naval orange 橘子一只	65	0.6	256	80	250
1 papaya 木瓜一只	117	2.4	6,122	188	780
1 med. peach 中型桃子一只	37	0.6	465	6	171
1 pear 梨一只	98	2.3	33	7	208
1 c. pineapple 鳳梨一杯	77	0.8	35	24	175
1 med. plum 中型梅或李一只	36	0.4	213	6	113
1 cup watermelon 西瓜一杯	50	0.5	585	15	186
1 med. guava 中型番石榴一只	45	5.0	713	165	256
成人每日所需		30-60 g	5000 IU	60mg	1,900-5,600 mg

蔬菜類

馬鈴薯：俗稱洋山芋，爲歐美主要食物，含有大量澱粉，含鉀亦豐，高於香蕉雙倍。此外含維生素C、A、B、B_2、B_6均頗豐富，還有礦物質鐵、銅、碘等。

馬鈴薯和胃健脾，益氣調中，可助消化。古人用馬鈴薯治療胃及十二指腸潰瘍、慢性胃痛、習慣性便秘、皮膚濕疹、燙傷、藥物中毒等。

馬鈴薯於秋季收穫，須儲存乾燥陰涼、通風良好處所，以華氏五十度左右爲宜，使不致發芽腐爛。但不要儲放在冰箱中，否則會使澱粉轉醣；也不要暴露於強光下，以防變綠發苦；避免與蘋果接觸以防變味。馬鈴薯發芽或變軟發青，會產生一種叫龍葵素的鹽基性有機毒素，食之會引起腹瀉甚至痲痺，應削去，過分青綠則棄之。

選購時以沉重堅實、光潔平滑者爲上，取用時儘量薄削表皮，以保持皮下養分，甚至連皮同食。惟胃弱者不宜多吃馬鈴薯，否則胃部感到飽脹噯氣。

× × × ×

甜薯：甜薯色分紅、白、黃三種，肉有白、黃、橘紅、紫紅數種。它又稱番薯，營養價值頗高，除含澱粉外，還含蛋白、脂肪、鐵、磷、鈣等微量元素，以及多量維生素A、B_1、B_2、C和較多之纖維素，纖維素在腸中吸收水分，增加糞便體積而起通便作用。

一個中型的甜薯，含一百三十六卡路里，可作熱量來源。紅薯含糖量較高，主要由麥芽糖、葡萄糖所組成。其所含澱粉酶，鮮儲期間，能繼續使澱粉分解成麥芽糖，而使番薯更甜。

紅薯有補虛乏、益氣力、健脾胃、強腎陰之功效，其藥用價值有六：卽可治痢疾、下血、酒積熱瀉、濕熱和黃疸病、遺精和白濁淋毒、血虛和月經失調、小兒疳積。

常食鮮薯可以減低血漿中膽固醇之含量，防治血管硬化，對濕疹毒蟲螫傷、夜盲、疱疹等有助益。

由於紅薯含糖量高，吃多胃裏會產生大量鹽酸，而感到燒心，同時胃受酸液刺激，要加強收縮，胃裏酸水反向上衝經賁門進入食管，於是吐酸水了。同時糖分過多，身體一時吸收不完，而發生肚脹、放屁現象。此乃因氣化酶和粗纖維在腸胃裏產生大量二氧化碳所致。

番薯易於栽培，只需一小段莖蔓、一小塊切片、或一片葉子卽能生長，存活率甚高，產量亦豐。注意：生了黑斑病的紅薯有毒，不要食。

× × × ×

胡蘿蔔：胡蘿蔔含有身體所需各種礦物質和B_1、B_2、鉀、鈉、鈣，能使體內達成鹼性平衡，增強整個內分泌腺系統、神經系統，並增加血液中養分。胡蘿蔔汁和青瓜汁混合來飲，可治禿頭。胡蘿蔔能治眼疾、氣喘、糖尿病、皮膚乾燥、黑斑、凍傷等，它能潤滑皮膚，又因含大量維生素A，有益於弱視及患夜盲症者。胡蘿蔔並具有促進小腸蠕動的功能，刺激小腸壁吸收營養，促進血液循環，進而有助於貧血、疲勞、血壓低之改善。

胡蘿蔔對血清、利尿有很大幫助，多飲用其汁料，能迅速溶解人體肝臟中積存的廢物，淨化肝臟，更能治胃疾及支氣管炎，至精神不安定者，可用胡蘿蔔汁與藕汁各半摻飲。胡蘿蔔含有極豐富的維生素A，僅次於肝臟。它不僅含有胡蘿蔔素，也含木質素（與白蘿蔔同），由於木質素能使巨噬細胞活力加倍，以致增強了人體巨噬細胞吞噬病毒細菌的能力。

肥胖人士不適合飲胡蘿蔔汁，但可食醋醃胡蘿蔔，既可攝取其營養，亦可控制體重。惟瘦弱、胃下垂的人不宜。

胡蘿蔔刨碎屑二杯，加入麵包屑一杯半、葡萄乾一杯半、胡桃屑一杯、奶油半杯、白糖半杯、玉桂粉一小匙、麵粉半杯、檸檬皮二大匙、白蘭地酒三大匙、荳蔻粉半小匙，調勻加蓋隔水蒸燉二小時，便成布丁。可作年點。

× × × ×

白蘿蔔：白蘿蔔含有消化澱粉作用的澱粉酶及其他酵素，能寬胸下氣，化痰消積。生蘿蔔味辛辣，屬涼性，食之會使胃腸不適，熟蘿蔔能治風寒、咳嗽，具滋補作用，可用生蘿蔔加葱薑、冰糖燉熟飲汁食之，亦可與肉類燉食，能助消化，並防止胃下垂。

煮蘿蔔湯時，要用冷水煮，才能得到蘿蔔原味，常吃蘿蔔能消氣，並解除身體疲勞。

× × × ×

玉米：玉米又稱玉蜀黍、珍珠米。有黃白之別，玉米越新鮮越甜，因為玉米採摘後，所含糖分能迅速轉爲澱粉，而失去甜味。假如無法立刻煮食，該將之冷藏，以保原味。

玉蜀黍連同外葉浸水半小時後，再放置架上烤熟；若是爐烤，則將外葉和穗撕掉，先塗奶油，再用鋁箔包好，以華氏三五〇度烤二十分鐘。煮食亦可，用水煮沸後熄火燜二十分鐘便可。或煮三、五分鐘即可。

玉米粉可製成一道義大利式的 polenta，以代替麵米吃法，先將一杯粗玉米、三杯清水或鷄湯加鹽煮滾，再將玉米粉倒入調拌待稠，倒入塗油的盤上，烤三七五度約二十分鐘，食前撒以香料或起士，或加番茄汁食之。

× × × ×

爆玉米花（popcorn）：農業部指出：每半杯爆玉米花可供給百分之十二蛋白質、百分之七六碳水化合物、百分之二·二清滌纖維，與二八一毫克有助新陳代謝的磷質。它和鈣質合作，強固骨骼與牙齒，如一杯富鈣質的牛奶，加上半杯多磷質的爆米花，這是最好的配合。

爆玉米花有意想不到的神效，可預防許多疾病，它能降低血液中的膽固醇，減少食物中吸收的膽固醇，因而血液脂肪也減少，對心臟與血管方面會健康很多，但不宜加鹽和奶油。它還能預防牙病、保持牙齦與牙床的健康、預防低血醣以及如結腸炎、便秘等消化系統的疾病，也能減輕體重，趨向結實。

紐約大學營養學家說，爆玉米花能把多餘的水分、膽汁、酸鹽、脂肪混合在一起，造成一種溶解的或內部清滌的反應，除去許多可能成爲釀癌物質的化學成分而預防癌症，它可增快排泄，而使結腸中的釀癌物質沒有足夠時間產生癌細胞。

在此一併談一談玉蜀黍鬚，或稱玉米鬚，它是玉蜀黍頂端的鬚狀物，露在葉鞘外。玉米鬚具多重藥物作用：

一、**利尿**：它能促進氯化物之排出，常用於腎炎、浮腫、吸血蟲晚期肝硬化、腹水患等。

二、**利膽**：能促進膽汁分泌、防止膽結石之形成，並能治膽囊炎、黃膽性肝炎、脂肪肝和糖尿病等。

三、**降壓**：它與野菊花、決明子泡茶喝，可穩定血壓。

四、**止瀉**：它可抑制因消化不良引起之腹瀉，常與蘿蔔配用。

五、止血：其有效成分爲維生素K。

× × × ×

南瓜：南瓜含有豐富的紅蘿蔔素和維生素A、B_1、B_2、C，是熱量極高的瓜類，雖有會破壞維生素C的酵素，不過煮後就消失了。南瓜宜用麻油煮，放薑片，有促進新陳代謝及助消化吸收的作用。

南瓜自古爲治療高血壓的食物，糖尿病患者食之可促進胰臟功能。南瓜對胃腸脹氣或有發炎現象的人，應避免食之，多吃會令人氣壅，妨礙代謝，同時對各種症狀有誘發作用，只有體型正常、沒有過敏症的人始可食南瓜。調味要單一，不要甜鹹在一起，影響神經的調和。

南瓜子則含有微量的磷脂質，少量進食無妨，乃消閑食品。

× × × ×

冬瓜：冬瓜性甘微寒，皮厚多爲綠色，在冬天始熟，且經霜帶白，如塗白粉般，爲瓜類中最大者。冬瓜含維他命B甚豐，餘爲多種維生素、蛋白質、磷、鐵等礦物質；同時含有抗病毒和腫瘤的干擾素。它不含脂肪，且含鈉量甚低。其所含維生素B族能促使澱粉、醣轉化爲熱能，可減少人體內脂肪的形成。

多瓜能將體內廢物化爲尿排出，夏日汗多，尿呈茶色，吃多瓜後可使尿色轉淸。多瓜具有利尿、治腫脹、淸熱、降脾胃火、消痰和活絡腎臟功能，可以健美、減肥、消除疲倦、減少脂肪積聚、益氣耐老、除心胸滿。

神經不安定型人可在冬瓜原汁內加貝類、香菇；腰圍突出者可在原汁中加入竹筍、木耳及少量瘦肉；下腹突出者則在原汁中加入牛舌或鷄腿；怕冷又低血壓的人可在多瓜湯中加些胡椒鹽。一般煲湯宜少用鹽，因鹽鈉有使水分在組織中滯留情事，而降低利尿減肥之效。

多瓜乃夏季消暑佳品，有名的多瓜盅卽將整隻多瓜中間挖空，放置肉丁、火腿丁、鷄丁、多菇丁、筍丁、蝦米等於內淸燉數小時，鮮美淸香；如人數不多，或嫌製作麻煩，不妨將各料放於碗中，上蓋多瓜，注入鷄湯淸燉亦可，名曰白玉藏珍湯，其味不亞於多瓜盅。

暑天煲淸粥，加連皮帶瓤核之冬瓜，可增利水、去濕、淸熱、解毒之效。多瓜煮鯉魚，不加鹽能治慢性腎炎。

多瓜切片磨擦痱子，可代替除痱粉；又痔瘡腫痛，可以多瓜煎湯洗之。

× × × ×

黃瓜：黃瓜品類甚多，盛產於夏季，可生食，外皮鮮綠，瓜肉嫩脆，中間種子部分含維生素B、C甚豐，小黃瓜含酵素，會破壞維生素C，此外鈉、磷、矽等亦多。還有硫，能增進皮膚營養。黃瓜中因含鉀甚夥，故可清淨血液，而利尿作用亦強，並可減低血脂肪。且能解毒消炎。

如有胃擴張或高血壓患者，可將黃瓜切片滴醋或檸檬汁拌食，瘦小怕冷、低血壓患者，儘量吃熟的。夏日天熱胃口大差，黃瓜清脆爽口，可稍加麻油與鹽，最爲人所愛食；如防脹氣，可用熟鹽。醬瓜健胃，可治胃病並促進食慾。

×　×　×　×

絲瓜：《本草綱目》記載：絲瓜可作爲涼血、解熱毒、活血脈、通經絡、袪痰、通乳汁用。原因是瓜果性味平甘，瓜絡以通經絡見長，用於氣血阻滯的胸肋疼痛和乳癰腫痛，瓜藤亦可通筋活絡，去痰鎮咳，根能消炎殺毒，去腐生肌，種子則有清熱、化痰、潤燥、解毒等作用。

絲瓜產於夏季，內含維生素A、鐵質等，具美顏、美化皮膚效果。一般吃絲瓜，是連果實一起烹調，乃夏日清涼蔬菜之一。

絲瓜老熟後，會生出強靱的網狀纖維筋絡，經霜乃枯，俗稱絲瓜絡或絲瓜筋，可用作洗澡及擦洗碗碟之用，代替海綿，頗受喜愛。

×　×　×　×

苦瓜：苦瓜又名涼瓜，味奇苦性寒，功能降血壓、消暑熱、解勞乏、清心明目、益氣壯陽，成熟後則色赤而味甘平，養血滋肝，潤脾補胃。熟時苦瓜往往會崩裂，露出金紅色之子實。

倘將苦瓜切開略加鹽醃，可減去一半苦味。或用清水煮滾，橫切成片，可釀肉末，或切塊加蒜末、豆豉同煮，起鍋時再略加糖拌和，便不致苦口難食，而別具風味。

× × × ×

番茄：番茄艷麗，誘發食慾，爲西餐中主要材料。它含有番茄紅素（lycopene），係屬於紅蘿蔔素族之一種化學物質，性能抗癌。而紅蘿蔔素（beta-carrotene）在人體內可轉換成維生素A。其餘含有番茄紅素之果物尚有歐洲桃子、草莓、西瓜、紅肉葡萄柚、曼越橘等。一項研究發現：癌症患者，對草莓、番茄都吃得很少。番茄卽西紅柿之稱。

番茄含有維生素C、B_1、B_2、B_6、P、K、鐵、鎂、鈣等物，尤以鐵質高，以及氨基酸、尼古丁酸及鉀，主治皮膚病、小皺紋、助消化、肥胖、平血壓、強化肝臟、動脈硬化，並能消炎，又因含有果膠，具整腸作用而治便秘。

生番茄青澀，含有大量番茄鹼，對人體有毒性，須俟紅熟，鹼分消失後，再爲食用。新鮮紅熟番茄，可以消除緊張；用番茄汁洗臉，能使皮膚柔嫩細緻。

番茄醬是西餐中主要調味料，尤以吃漢堡牛肉時，人人愛淋。惟番茄醬中含鈉很多，患高血壓、心臟病者宜少食用。番茄汁宜旋榨旋食，加少許檸檬，可袪除精神壓力；神經質的人，可於番茄汁加點酒，可產生鎮定作用，容易疲勞的人，在番茄汁中加等量藕汁，可以恢復健康。

× × × ×

茄子：茄子在上海又稱落蘇，所含維生素B_1、B_2、磷、鐵與番茄相似，而蛋白質、鈣比番茄還多。茄子表面一層紫色外皮，尤富營養，它含相當多的維生素P，可增加微血管之抵抗力，對高血壓、咯血與皮膚易生紫斑病的人特別適宜，但也易誘發過敏與神經不安。茄子功用可散血止痛，有收斂、止血、解毒作用。外用可敷治腫毒，例如蜈蚣咬、蜂螫：生茄子切開，擦搽患部。或加些白糖，一并搗爛塗敷。

× × × ×

荸薺：又名地梨、馬蹄。以桂林產者無渣爲佳。功能明目、清熱解毒，並利尿、降血壓。荸薺與慈姑共煮食之，足以清火解熱。荸薺味甜、清脆，既可生食，亦可佐餚。

荸薺夏日可製荸薺涼糕，法將荸薺去皮切絲或片，加二杯水煮成半透明狀，再加半杯糖，另清水一杯調以一杯澄粉及太白粉，或玉米粉煮溶成糊狀，傾入塗油的模型中再蒸廿分鐘，涼後切塊，沾裹花生粉或椰子粉，便是老幼咸宜之甜點。

以荸薺漿汁敷臉，可治暗瘡並滋潤皮膚。

慈姑：慈姑為池塘中水生植物，盛產於歲暮年終，能清火，解血熱，主成分為澱粉及多種維生素B、C。主治解百毒和惡瘡丹毒，或蛇咬傷。鮮慈姑搗爛，加少許生薑汁敷患處，一日換二次。

慈姑風味特殊，清香微苦，為佐膳良好蔬菜，可與肉類燉湯，亦可與貝類紅燜。

竹筍：竹筍或寫成竹笋，其味鮮美，營養豐富，可鮮食、曬乾或製成罐頭食品，有素食第一品之稱。

據現代營養學分析：竹筍除含胡蘿蔔素、維生素B_1、B_2、C外，還含有鈣、鐵、磷、鎂等十二種微量元素，和十六種氨基酸，特別是因含有一種名天多酰胺的白色含氮物質，構成了筍的芬芳與獨特風味。又筍屬於低脂肪、低糖類、多纖維的菜蔬，故對減肥、防癌有一定效用。按山區民衆多長壽，患高血壓者較少，此與正常食筍有關。

竹筍性涼，含較多粗纖維，對便秘患者可促進腸之蠕動，幫助排便，或營養過剩者，多食筍不致發胖且能滿足其飽腹慾。但腸胃欠佳、體弱多病、過敏、低血壓、氣喘患者均不宜吃筍，此外，筍中含有大量草酸鹽，會影響人體對鈣質的吸收，因此兒童不宜吃筍。

筍、干貝、蛤蜊湯對胖子、神經不安定、大便呈顆粒狀者，是良好食譜。

×　×　×　×

蘆筍：蘆筍盛產於四、五月間，含有維生素B_1、B_2、葉綠素甚富，新鮮可口，它可強化血管，預防高血壓發生。一般水腫用蘆筍煮水當茶喝，可以消腫。

蘆筍可以改善衰退的肝臟機能，治療糖尿病，對腎臟和膀胱結石頗有裨益。其所含養分能影響大腦，提高神經及情緒的功能，同時，可鎭定心臟及心悸亢進，並具有防癌作用。

×　×　×　×

蘆薈：蘆薈是熱帶性食物，具有強烈殺菌作用，與中和葡萄球類細菌的毒素，解毒性強，鹼性高，常食可防止體內蓄積有毒物質。蘆薈含有大量維生素B_2、B_6、B_{12}，可治多種皮膚病，如青春痘、燒傷、凍傷等，在養顏美容方面，亦有多種用途與功能。

×　×　×　×

茼蒿：茼蒿又名蓬蒿，可以安心氣、養脾胃、消痰飲、利腸胃，所以常吃茼蒿對咳嗽痰多、脾胃不和、記憶力衰退、習慣性便秘，均有裨益。

茼蒿含有豐富的維生素A、B_2、C、鈣、鐵、賴氨酸、胡蘿蔔素等，此外還含有一種揮發性的精油，和膽鹼等物質，因此具有整胃健脾、降壓補腦潤肺清血等效用。

然而茼蒿中所含芳香精油，遇熱易揮發，從而減弱健胃作用。是以烹調時，茼蒿可以水燙方式涼拌食之，或用熱炒、燉湯，均應於臨起鍋之最後階段投入，藉以提高其維生素之利用率。

× × × ×

菠菜：菠菜亦稱菠薐菜，含維生素A、B_1、B_2、C、D、E和鈣、磷、鐵等，其紅蘿蔔素可在人體內轉換成維生素A。菠菜中鐵質含量甚少，且不易被吸收；含鈣較豐，但因菠菜中含有很多草酸，會與鈣結成不溶性草酸鈣，阻礙身體對鈣之吸收，妨害腸胃之消化，故最好勿與豆腐、奶等含有豐富鈣質之蔬菜共煮，否則徒然引致鈣質之缺乏。又患腎結石或膀胱結石者，如結石係草酸鈣，亦不宜常食菠菜。前人認爲菠菜含有鐵質，能補血，姑不論菠菜含鐵之些微（況補血並非多吃含鐵質食物那麼簡單），且因菠菜中含有草酸，亦能妨礙人體對鐵質之吸收。

菠菜味微澀，炒熟後性偏平和，煮湯食之有寒冷潤滑之性能。利腸胃、解酒毒、通血脈、益胸膈、下氣調中、止渴潤燥，並能促進胰腺分泌，有助消化作用。

研究青花菜、青豆、菠菜之烹煮，或置微波爐中速炒，其所含有用之類葉紅素（以次葉紅素爲主）均未被破壞。類葉紅素一般認爲能防癌，如無頭甘藍、甜薯、紅蘿蔔、香瓜、番茄、青花菜、乾杏者然。

菠菜每百克中，含蛋白質2g、碳水化合物2g、脂肪0.2g、粗纖維0.6g、灰分2g、鈣70mg、磷34mg、鐵2.5mg、胡蘿蔔素2.96mg、維生素B_1 0.04mg、B_2 0.13mg、菸酸0.6mg、C31mg、草酸100mg。

× × × ×

芹菜：芹菜性甘寒，含維生素A、E、B_2、鐵質及多量的鈣質。荷蘭芹在所有蔬菜中含維生素與礦物質最多，與胚芽、萵苣等相仿。它能促使脂肪代謝，E在體內能防止多餘的氧化，延緩老化。貧血患者可將荷蘭芹和菠菜一起榨汁，每月喝一兩次，對身體甚佳。

芹菜具降低血壓之功能，其葉莖及根又能降低血清膽固醇。故常吃芹菜可預防動脈硬化，能止血、養精、保血脈、益氣功、利尿，並能治風濕神經疼痛，促進血液循環，其所含各種香氣，有助人體機能之發揮。

× × × ×

髮菜：髮菜爲苔類藻體植物，產於中國四川、陝西、寧夏一帶山野多霧之溪澗地區，長七、八吋，色烏黑幼細，絲絲纏繞，形似頭髮，故名。做菜時先淨洗加食油浸泡，剔除污垢後再用溫水浸發，而後以上湯、薑汁、酒等燴製。

髮菜含豐富的鐵質、磷、鈣、蛋白、醣類與碘，營養價值甚高，鐵質有補血作用，碘則助長生髮，髮生血旺，頭髮自然轉黑。婦女產後血虛，最宜用髮菜煲瘦肉湯；又因含有豐富纖維，故能調理腸胃，清除積塵，化痰軟堅，對高血壓病亦有好處。

另外以髮菜二錢、蠔豉一兩、瘦猪肉四兩、生薑一片、陳皮一角，煲湯飲，對燥熱咳、吐濃痰或流鼻血者有療效。兒童食之能促進發育。粵菜中有用髮菜、蠔豉燉猪蹄膀，以酸菜作底而避膩滯者，新正尤爲風行，蓋取其「發財好市」之諧音。

× × × ×

芥蘭菜：又稱芥藍，品種很多，通常所見有白花與黃花二種，秋季下種，過兩月便能採摘。十月所產最爲幼嫩，可採摘到翌年四月。烹調時要選擇鮮嫩，可伴炒牛肉、魚片或鮮魷，炒時噴點酒，其味更爲香美。烹調蔬菜時最好不要切得太碎，以防養分流失，或由於氧化作用而使營養成分減少。同時洗後切、立刻烹、趁熱吃、不儲久，這幾點應列爲烹調一般蔬菜之基本原則，固不僅用於芥藍而已。

芥蘭含有維生素A、C、蛋白質、脂肪等。普通蔬菜、牛奶、水果、冰淇淋約需消化時間一小時，牛奶、巧克力蛋糕二小時，鷄、魚約七十五分鐘。

×**芥菜**：芥菜性涼，含有紅蘿蔔素、維生素B_2、C，鈣質含量尤豐，其葉綠素中辣味成分，可促進消化酵素之分泌，並有淨血、利尿作用，藉能增進皮膚之營養。

×**青菜**：青菜含有維生素A、B及C，將青菜曬乾製成白菜乾，其維生素C含量依然甚高。

×**油菜**：含有豐富之維生素與礦物質，營養價值極高。種子榨油卽菜油。

×**高麗菜**：高麗菜有紅白之分，生吃熟吃均可，具有豐富之維生素A、C及鐵、鈣，也含有能消除胃腸障礙之維生素U，以及植物性蛋白質中稀有之賴氨酸，倘製成高麗菜乾，則鐵、鈣、纖維增加三倍含量。

×**萵苣**：萵苣含維生素E，有淸血作用，並增強血液流動，防止血管硬化，一般用製沙拉，生吃。

另有一種菊苣(endive)，長期食用能強化人類視神經與眼睛機能。凡眼睛流淚、視力衰退、眼壓過高、白內障、網膜出血、眼底出血、青光眼、眼充血、夜盲等，食之均有效用。菊苣有縮葉與匙葉二種，前者質較佳，可生食或榨汁飲用。

× × × ×

黃芽菜：黃芽菜能消食下氣，清熱潤燥，此物含有豐富之維生素A、B、C、F。

× × × ×

綠花椰菜：也稱美國菜花，富維生素C、B_1、B_2、鐵、鉀、磷、鈣、蛋白質。衞生機構研究：它能加速女性荷爾蒙雌激素的新陳代謝，並可防乳癌。

烹調時可將它摘成小塊，洗淨放在無金邊的容器內，撒點鹽、淋點油，用玻璃蓋或保鮮紙上戳幾個洞透氣，放在微波爐裏三、四分鐘，取出再燜二分鐘，即可成爲又綠又軟、清爽可口的上好蔬菜，也可稍加小匙大蒜屑以增香味，提高食慾。

白花椰菜營養成分與綠花椰菜同，卻含有豐富的賴氨酸、組氨酸和氨基酸等，除熟食外，亦可生食。

青椒：青椒含豐富之維生素A、B、C，辣味與香味，可促進食慾，夏日食之可防止身體疲勞。

× × × × ×

蕹菜：蕹菜又名空心菜，含有蛋白、脂肪、碳水化合物、鈣、磷、鐵、胡蘿蔔素等，各種營養素含量之高，成分之完全，在蔬菜中無出其右。

蕹菜功能可解黃藤、砒霜、野菇等中毒，治尿血、咳血。蕹菜對血壓低、心力弱或屬於虛性的高血壓，不宜吃蕹菜，此外愛好游泳者也少食蕹菜，以防抽筋。

× × × × ×

苜蓿芽（alfalfa sprouts）：是裝露孔塑膠盒或袋裝。治尿酸及尿酸性膀胱結石。

× × × × ×

防風（parsnip）：味甜像白色胡蘿蔔，可強化呼吸機能，去痰止咳，防治傷風、中風高血壓，又可止頭痛、消疲勞等。

花生：花生營養豐富，含大量維他命B、E及生育酚、磷質等。維他命對神經衰弱有益，磷則能補腦，果肉（花生）帶衣的止血作用比不帶衣的強五十倍。花生還能補中益氣、生乳、潤肺、治腳氣，加強新陳代謝。煮花生猶能治久咳、燥咳、小兒百日喘與腳氣病。

神經衰弱者，倘火盛失眠、多夢口乾、口苦，則宜食煮花生而非炒花生，花生多脂肪，割去膽囊者，須肝臟分泌液以助消化，久之有傷肝臟；大便溏泄者，花生中油多會導致滑腸，而使溏泄加重；跌打損傷、並有淤血者，不宜吃花生，因花生具凝血作用，對消除淤血極爲不利。清代名醫趙學敏云：「凡傷瘫者忌服花生，服之瘡愈增痛。」

花生治血小板性紫癜，已被認爲有效。

香菇：香菇是眞菌類養生珍品，能益氣壯力、治風（防止感冒）、清血（圓滑血行），經研究發現它對心臟病、高血壓、腎臟症、膽石症、流行感冒、癌症等都有預防和治療之顯著效果，它不但能降低血液膽固醇，且能治慢性肝炎。香菇又可預防佝僂病、肝硬化，防止動脈硬化，並因可刺激干擾素之形成而能抗癌。經分析香菇含有多糖成分，能刺激網狀內皮系統，從而增強機體之免疫能力。

香菇與靈芝對高血壓患者均具降低血壓作用。試以香菇三朵煮水當茶喝，三天立見血壓下降；但仍需每隔三天喝一次，以維持血壓正常。它最大好處在無副作用。至於靈芝，小片比大片藥效強五至十倍。倘患有痛風病者，則不宜食香菇、靈芝。

香菇含豐富之維生素與酵素，可以促進新陳代謝，增強精力和美容，它又是鹼性食物，可以中和酸性的肉類食物，以及疲勞時血液中的酸傾向。香菇所含維生素D_2，其分子式與荷爾蒙很類似。其他多量維生素與無機物，足以保持人體精力之平衡。

現代菇類完全是用人工培養出來的菌種，由農家推廣栽培，這種菇類安全，不虞中毒，菇種常見的有洋菇、傘形的草菇、扇形的鮑魚菇、象牙白的金針菇、和色香味俱全的香菇，以及黑木耳、白木耳等。

× × × ×

洋菇：洋菇又稱蘑菇，經分析研究其所含一種多糖化合物，具有抗癌性。它對白血球減少及傳染性肝炎，不論急慢性，均具療效，但蘑菇所製成的菜式，宜清淡少鹽而不油膩。

× × × ×

金針菇：金針菇所配置之菜餚或燉湯，經醫學證明具抗腫瘤，抗過濾性病毒能力，並可刺激免疫系統。

金針菜有別於金針菇。金針、木耳都是平肝食料，食後可防肝氣妄動，保持心氣和平，它能去濕、安五臟、清肺熱與和肝氣。婦女產後貧血、血虛，吃金針可資補血。

× × × ×

黑木耳：黑木耳又稱木耳，白木耳又稱銀耳，白木耳已見前中國醫藥滋補篇，玆不贅。至黑木耳味甘氣平，有滋養、益胃、活血、潤燥之功，適用於痔瘡出血、便血、痢疾、貧血、高血壓、便秘等症。科學家發現：中國所產黑木耳，能減低血液凝塊，有防止冠心病、腦溢血與血管硬化作用，促進血液循環。唐代《本草綱目》記載：「木耳可強志、益氣、安腦與定神。」並能補虛，滋潤皮膚。木耳滑溜順口，葷素菜式中，每愛用作配料。它含有豐富磷質，係人類骨骼發育所必需。磷多存在於動物骨骼中，植物含磷僅木耳、紫菜等幾種。

× × × ×

百合：含水解秋水仙鹼、澱粉、蛋白、脂肪等。功能潤肺止咳、寧心安神，適用於病後餘熱未清、神思恍惚等症。按百合對肺結核咳嗽、痰中帶血、神經衰弱、心煩不安等具治療作用，它是補虛食療中的常用藥材。實驗百合煎劑有止咳、止喘作用、及慢性支氣管炎、肺氣腫和婦女更年期神經官能症、癔病等，干品煮食有滋補營養，鮮品有鎮靜止咳之功。

× × × ×

芝蔴：芝蔴卽胡蔴，味甘性平，爲滋養強壯劑，功能滋益肝腎、養血通乳、潤腸胃、烏鬚髮、補腦益氣、長肌強筋，適用於身體虛弱、便秘頭暈、眼花耳鳴、萎黃貧血、津液不足、神經衰弱等，久服能輕身、抗衰老，爲延年益壽良品。

芝蔴有黑白兩種，白芝蔴用於榨油、黑芝蔴用於療病補身。黑芝蔴對於慢性神經炎、末梢神經蔴痺均有療效。

古人認爲黑芝蔴與何首烏是補腎黑髮要藥，神經衰弱是心腎兩虛，心指神經，腎指內分泌系統，尤其是性腺，腎虛常見脫髮。神經衰弱治好，脫髮也自止。

芝蔴含有豐富的脂肪、蛋白、油酸、亞油酸、甘油酯、維生素B羣、E、鐵、鈣、磷、卵磷脂等，芝蔴含磷等補腦成分，中醫謂補肝腎，西醫則云補腦。芝蔴油有降低膽固醇作用，故血管硬化、高血壓患者食之有益。

芝蔴可維護或增強造血功能。它是一種促凝血藥，可用於治療血小板，減輕紫癜和出血素質。便血者可用紅糖煮芝蔴糊服食。芝蔴根有消炎、止癢作用，遇到蕁蔴疹、瘙癢症，可取芝蔴根數莖煎湯洗患處。

× × × ×

松子仁：松子仁性甘溫，助陽氣而通經脈，能防風寒溼痺，補腎益精，溫腸胃，潤皮膚，補氣耐饑，通腸去濁，有益老人。又可治慢性便秘，惟松仁含油特多，於腸胃有積滯者不宜。松仁與核桃仁搗碎加蜜，能治肺燥乾咳。

× × × ×

白果：白果卽銀杏，《本草綱目》云：銀杏有溫肺益氣、鎭咳去痰及殺蟲作用。中醫主要用來定喘、澀小便。按白果有固澀作用，用於遺尿、小便頻多及白帶。烤白果有緊張膀胱口括約肌的作用，故可用治兒童遺尿。

據醫界研究報告：未經加熱的果肉，對葡萄球菌及大腸桿菌有抑制其生長作用。油浸白果對結核菌有強力抑制作用，能治癒肺結核。方法在中秋節前幾天，採取帶靑的白果，不去柄與果肉，直接浸入生菜油中，浸滿一百天，卽可服用。每日早中晚各服一顆，飯前或睡前服，服藥期中如身上出現紅點，說明有毒性副作用，應卽停服。

銀杏有一定毒性，甚至會中毒，古代醫書云：「稍食卽可，再食令人氣壅，多食則臚脹昏悶。」現代醫學報告：謂白果中有一種類似膺鹼物質，實驗於動物身上，可出現抽搐，而延髓痲痺死亡。由於白果有一定毒性，兒童生食七至十五枚，卽會引起中毒，炒熟吃則毒性減低。五歲以下幼兒則禁吃白果。治尿床則用烤白果，按規定量服，至不尿床爲止。

×　×　×　×

葵花子：葵花子爲向日葵之子實，向日葵供人觀賞，葵花子供人嗑食消閒，生吃炒食均可，它含有豐富的植物油脂、蛋白質、維生素A、B_1、B_2、P和鈣、磷、鐵等礦物質，爲良好之滋補品，又能治失眠、增強記憶力，對神經衰弱、抑鬱症可助減輕症狀。它又有平肝、降血壓、治痢和透膿作用，醫界認爲葵花子富含鉀質，還可治療因缺鉀而引起的肌肉無力、心肌衰弱，對糖尿病也有幫助，鉀可使人排出多餘的鈉，達到預防高血壓的目的。

葵花子油營養豐富，易爲人體吸收，它係不飽和脂肪酸，其中亞油酸佔百分之五五，有助人體發育和生理調節，能降低膽固醇，對動脈硬化、高血壓和冠心病者均有益。

五辛類、糖醋及其他

五辛類多辛辣或其他特殊氣味，多用以調味。人之喜愛各各不同，正如曹子建所云：「蘭茝蓀蕙之芳，衆人所同好，而海畔有逐臭之夫。」大抵香、脆、甜、鮮，爲大衆所喜愛，但四川、湖南人特別嗜辣，山東、河北愛吃葱蒜，浙江寧波專食鹹魚腐乳，廣東人還愛吃苦瓜，至於臭鹹蛋、臭豆腐干、臭蟛蜞、臭酸菜，或因發酵過度而變質，或因防腐欠佳而轉異味，仍各爲某些人所嗜食，以其別具風味故也。

五辛類包括葱、蒜、韮、薑與辣椒，它不但可作調味的佐料，亦可作配菜的配料。北方人偏愛生吃葱蒜，別具一番醇味。佛敎徒戒殺生、戒肉食，只食五穀、素菜植物，不食五辛，以其具性刺激作用。又五辛之外尙有香料，各具醫療價值，值得研究。

× × × ×

葱：葱有大葱、綠葱、洋葱等。葱含熱量低，具有維生素A前體和B_1、B_2、C、蛋白質、纖維、鈣、磷、鐵等礦物質。根據動物實驗，顯示葱中含有類似抗生素的性質，可以防止細菌、酵母菌之生長。葱白和葱葉含有大蒜精，具揮發性，氣味強烈。葱白含有蔗糖，故具甜味，助消化，易致食慾。蔥葉表面有蠟質似的粉末，葉片所分泌的黏液，乃富有營養之蛋白質。蒜臭素或稱大蒜精，是一種硫化物，進入人體，能使維生素B_1容易被吸收，消除疲勞，增強體力，故自古有云：吃蔥蒜能強精力。

蔥可驅風逐寒及發汗等功效，能養眼安神及強心利尿。蔥的切口摩擦頭部，能促進頭髮生長。

《本草綱目》記載：「正月蔥、二月韭。」意指正月蔥是補品，可清除體內污垢，除舊布新，身心調和，提高消化機能。過了正月的蔥，刺激性強，會將體內營養消除。又如血壓低、神經不安、月經中，產後婦女，均不宜吃生蔥，宜炒熟再吃。

大蔥可治失眠，並增進腦力，可預防傳染病，有催汗及治療傷風感冒功能，如被蟲類刺傷，可用蔥根敷擦止痛。

薤白（shollot）俗稱火蔥，能健胃、整腸、喘息、咳痰。藥用爲鱗莖部分，叫蔥白。

×　×　×　×

洋蔥：洋蔥名種很多，有黃、白、紫色等。洋蔥有殺菌化膿之效。它含有維生素A、B_1、B_2、C、蛋白、脂肪、粗纖維和鐵、磷、鈣等。具與奮神經與開胃作用。

洋蔥可生吃亦可熟吃。研究發現生洋蔥一天食半個，可使血中好的膽固醇增加百分之二十，烹煮後效果則差矣。紫洋葱功效又不如黃、白洋葱。洋葱汁可抑制過敏的皮膚發炎，惟精製乾洋葱、蒜粉，則無此功能。

洋葱可提高已經退化的機能，對怕冷、低血壓、顏面鬆弛、性慾減退等症狀，因洋葱之刺激素，能使機能恢復正常。相反的，血壓高、容易疲倦、或眼睛充血的人是不適合吃洋葱，否則有使血管破裂之虞。

× × × ×

大蒜：大蒜係百合科植物大蒜的鱗莖，爲多年生宿根草本，葉扁平狹長似帶，夏日抽出圓形肉質長花軸，頂端開白色帶紫的花朶，其地下鱗莖卽大蒜頭，可供食。

大蒜主要成分爲大蒜辣素，新鮮大蒜並無辣素存在，只含一種硫的氨基酸，謂之大蒜氨酸，此酸經蒜中酶之分解，才會產生大蒜辣素。大蒜辣素乃含氧之二硫化丙烯，爲無色油狀物，俗稱蒜油，故有強烈蒜味。

大蒜抗菌譜甚廣，包括化腸性球菌、大腸桿菌、傷寒及副傷寒桿菌、白色葡萄球菌、變形桿菌、結核桿菌、痢疾桿菌、綠膿桿菌、肺炎球菌、白喉桿菌、霍亂弧菌、腦膜炎雙球菌、鏈球菌及多種黴菌等。它可以加強免疫機能，強化消化系統，抑制血管凝塊，防止心臟病和動脈硬化的發生。生化學家發現生蒜可降低體內有害膽固醇與三酸甘油酯，增加有益的膽固醇，與調節血壓等。

大蒜能治病已有數千年歷史。《本草綱目》論大蒜有解毒溫中、消穀理胃、歸脾腎系之功用，並記載能開胃健脾、通五臟、去寒溼、解暑氣、避瘟疫、消癰腫、破癥積、化肉食、殺蛇蟲、蠱毒、蟯蟲、鈎蟲等寄生蟲。按大蒜治腹瀉、下痢，對腸道傳染病如腸熱症、頑固血痢、阿米巴赤痢等最富特殊功能。它又可治肺病、傷風感冒、止咳化痰、預防腦脊髓膜炎、白喉等，並防止後遺症。大蒜亦有用治黃膽病並防治瘟疫者。

大蒜因殺菌力強，使循環增快，故對癒、瘰、瘡、癬效果良好，對頑強皮膚病可消炎止痛，對結腸癌及各種癌瘤均可抑制，它還可阻斷亞硝胺前體物合成亞硝胺這一過程，使人體免受亞硝胺致癌之危害。大蒜與洋葱並可抑制皮膚潰瘍。

大蒜可除風溼，預防腫脹和治療腫脹。一般人吃高脂肪食物、抽煙、精神緊張，都會使血液變得黏稠，如果吃蒜，一小時內卽可使黏稠減輕，並使血中脂肪水平正常。

大蒜能幫助消化、刺激味覺，促進胃液分泌，增加食慾，所含百分之二揮發油，具抗菌性，能除毒、清除腸內腐敗物。生蒜在口中二、三分鐘卽能消滅口腔內所有細菌，是以可用治牙齦腐爛症、扁桃體炎。

國人用大蒜調味，不僅燒魚蝦、海鮮可藉以除腥解毒，卽炒菠菜、空心菜、茄子等菜蔬，亦可藉大蒜而增加風味。惟大蒜宜生吃始具醫療作用，一經煮熟，揮發油中之含氧二硫化丙烯基卽告消失，而無抗菌力量。

生吃大蒜不易為一般人所接受，不妨在涼拌菜中加一些蒜泥或蒜汁，每天吃一點以達到消滅腸內細菌及清除多餘膽固醇之目的。吃蒜後除口臭可將茶加紅糖、檸檬用來漱口，或咀嚼茉莉花以牛奶漱口，或吃些荷蘭芹或芫荽。

口服大蒜能改善慢性鉛中毒，降低血鈣。蒜能幫助肝臟儲蓄維生素B_1，促進分泌唾液、調整肝臟機能、增加性精力。惟大蒜對赤紅的眼病不好，有損目光；又多吃大蒜會刺激心臟，並導致血壓上升，或大蒜精油在紅血球中引起溶血作用而致貧血，阻礙血液凝固，皆不可不愼。

蒜汁與蜂蜜混合敷於患處，可治皮膚腫毒、神經痛、風溼症等；蒜泥與凡士林調和，用來塗抹毒瘡或毒瘤，效果亦甚佳。但大蒜並非全能，也不能當抗生素用。得肺炎時依然得找醫生吃眞正抗生素，靠大蒜治療會有間接傷害。

× × × ×

韮菜：韮菜含有抗生素物質，具殺菌功效，其葉根種籽均可入藥。李時珍云：「韮菜熱、根濕，生則辛而散血，熟則甘而補中，乃益肝壯陽之菜也。」並指出韮菜缺點是「春食則香，夏食則臭，神昏目暗，酒後尤忌。」

韮菜葉根有興奮、散淤、活血、止血、通絡、通便、止汗等作用，適用於跌打損傷，用供外敷。它對人體有保溫作用，能增進體力和促進血液循環。爲振奮性強壯藥。

農曆二月分所產韮菜，味最鮮美，初發芽者色淡黃，稱爲韮黃，尤爲鮮嫩，血壓低、貧血乃至動脈硬化、心肌梗塞患者，皆可食之。噎膈反胃，包括食道癌、胃癌，咽下困難或食韮菜搗汁，每次一匙汁和入牛奶半杯，煮沸後，趁溫緩緩咽下，一日數次，有效。但二月過後，韮菜以少吃爲妙，蓋天氣土壤對韮菜生長無益也。又胃虛燥熱、消化不良者，亦不宜食韮菜。如扁桃腺炎、中耳炎者應忌食有害無益。

× × × ×

生薑：是薑科植物的根狀莖，味辛辣，鮮生薑可作調味料，能去腥，倘將它搗爛，榨汁靜置，積沉後的澱粉便是薑粉。鮮薑含有百分之〇．三的揮發油，此油含薑辣素、薑稀酮、薑酮等辣味成分，食之能促進消化液的分泌、增加食慾，並有抑制腸內異常發酵及促進氣體排出的功能。

生薑對大腦皮質、心臟、呼吸中樞有興奮作用，能促進發汗，用治感冒。又能促進血液循環，使血壓上升，它有益低血壓患者，但對高血壓患者、肥胖症者則不宜。

薑汁可以殺菌，對抗沙門氏菌有效；又薑汁是強力的抗氧化劑，它可防止油脂腐臭，又可治噁心、頭暈、暈船、暈機等。薑亦可外用，有抑制皮膚眞菌和殺滅陰道滴蟲的功能，擦治鵝掌風、腳癬等皮膚病，如骨節扭傷，將生薑搗爛和酒敷患處，亦有療效。

薑內含有助消化之酵素，具整腸作用，又可使肉變嫩可口，烹魚蝦時改變風味，孔子不徹薑食，有其至理。薑片、葱段、蒜末為中國厨司配味、開胃不可或缺的佐料。惟生薑入夏後變為老薑，其味辛辣，刺激性強，神經不安、失眠、高血壓患者不宜食，春季生薑鮮嫩，食之則無此忌。

老薑辛辣，能調解體溫，凡腹冷、腰冷、上下四肢體溫不調和者，均可用薑粉和胡椒粉混和敷擦。婦女產後或經期間，亦多用老薑連皮配合蔴油鷄、魚湯、腰花等食下，使身子不再虛冷、衰弱。患感冒時，昔人多用紅糖薑湯，趁熱服下，以資袪風驅寒。

× × × ×

辣椒：辣椒含營養之高，為果蔬中所少見。它含維生素A、B_1、B_2、C、P、辣椒素等成分，乾製辣椒中尚多鈣、磷、鐵，尤以磷特多。《本草》書中載有：辣椒溫中、散寒、除濕，治腸胃薄弱，但因性熱、刺激性強，患痔瘡、有眼疾、熱病、胃潰瘍、肺結核咯血者均忌用。

辣椒具有開胃、增進食慾之功能，怕辣者不敢進食，不妨煮辣椒時加點醋，可減低辣味。

又製辣椒醬時，油不宜過熱，乾椒易呈焦黑，有失本味。同時著者建議，嗜辣椒醬者，不妨加入些紅棗泥，能使味趨柔醇可口，減少辛辣之感。又辣椒醬中可拌以蒜泥，其味特美。

辣椒粉(cayenne)可促進血液循環，消除充血，促進消化。辣椒粉加水漱口，可減輕喉痛。

胡椒粉（white pepper）是南半球亞熱帶植物，高棉盛產之。將胡椒粉研成粉末，是辛辣香冽調味聖品，所有鹹食、麵湯、肉食、煎烤等，撒上一些胡椒粉，便香氣撲鼻、刺激食慾。胡椒味辛，大溫，含辣椒成分主要來自胡椒辣鹼和胡椒辣脂鹼。另含揮發油、脂肪和色素蛋白質。胡椒有暖腸胃、防寒濕之功，並袪痰，解魚、肉毒。黑胡椒味香，白胡椒味辣。

花椒：氣味辛溫，微毒，含礦物質磷、鐵極爲豐富。此外尚含揮發油、川椒素、植物留醇、不飽和有機酸等。花椒可主治除風邪氣、袪寒、堅齒、明目、健胃、驅蛔蟲，藥用以色紅者爲佳。

× × × ×

蔗糖：蔗糖是自甘蔗提煉而來，由於加工精製程度之不同，而有白糖、菊花糖、紅糖（赤糖、黑糖）之別。

白糖是甘蔗加工精煉後之乳白色結晶品，經過洗糖、離心、分蜜、除去雜質後而成潔白之砂糖；菊花糖仍含部分糖蜜，至於紅糖，則係未經提純之糖，但營養遠甚白糖。

白糖味甘性寒，功效潤肺生津，和中益脾，甜食可補充氣血，解除疲倦，但不宜多食，多食則有害，損齒生蟲，對痲疹患兒、高血脂、動脈硬化、胃酸過多、肥胖、冠心病、糖尿病患者，均不可食精製糖類食品。此外身體在代謝糖分時，需維生素B_1，因而甜食吃多時，會造成維生素B之不足，於是容易懶散、記憶遲鈍、精神不安等現象。而糖分攝取過多時，鈣的利用率也降低。

紅糖含有棕色的糖蜜、葉綠素、葉黃素、胡蘿蔔素、鐵、鈣等，鈣爲白糖之三倍，鐵爲白糖之二倍。紅糖性溫味甘，能益氣化食、健脾暖胃、止痛行血、活血破淤、緩肝袪寒，尤適於產婦、孕婦、經期、貧血等症象之需要，有助血液之循環。

按蔗糖爲多醣類，必先分解成單醣（葡萄糖），再分解成醇類，始能供給人體養分，散發熱能和動能。

× × × ×

蜜糖：蜜糖也稱蜂蜜，由於採蜜之花種不同，致味有濃淡，色亦有深淺，它含有鐵、銅、錳和多種維生素，能促進體內酵素之活動，所含糖分爲葡萄糖和果糖，能立刻轉爲熱量被血液所消化吸收。蜂蜜有利便秘，是輕度瀉劑。

蜂蜜能安五臟諸不足，益氣補中，止痛解毒，是中老年常備滋補品。它能促進血液循環，減少心跳率和降低血壓。在內科方面，蜂蜜適用於肝炎、肝硬化、神經衰弱、肺結核、心臟病、腎臟病、胃炎、胃腸潰瘍、貧血、失眠、便秘、氣管炎、膽囊炎等。在外科方面，因蜂蜜含有抗菌素，能殺菌防腐，制止化膿菌之滋長，吸濕、收斂、消炎、止疼、生肌，加速傷口癒合和保護皮膚等功能。蜂蜜近已用於白內障、天花、痛風等之治療。蜂蜜與鯨油、杏仁油調製，可以潤滑肌膚，蜂蜜與鷄蛋白混合，加以麥皮粉末，便成美容面膜。

純蜂蜜如滴於厠紙上，會凝結如珍珠；劣品則溶化向四周濺散。此外如放在冰箱裏，純品不會結冰，僞製品則發硬而成冰塊。

蜂蜜雖益，但未滿一歲的嬰兒不要喂食，由於蜂蜜含有細菌孢囊，易在腸內成長及產生強力的毒素，以致影響嬰兒的神經及肌肉。

× × × ×

麥芽糖：麥芽糖一稱飴糖，它是用米、麵或粟、玉米等作物經發酵糖化而製成之糖類，例如軟糖、酥糖、芝蔴糖，都有麥芽糖摻入。

麥芽糖味甘微溫，主補虛冷、止咳、腸胃潰瘍、緩解胃痛、潤肺健脾，是補中益氣良方。肺陰不足而又經常咳嗽者，可試用麥芽糖二兩，溶於少量水中，將鷄蛋打入搗拌後燉熟作早餐。又麥芽糖拌紅皮蘿蔔，放置一夜，溶成糖水後飲服，可治咳嗽喉痛。

麥芽糖與竹筍共煮有毒，以綠豆解。

× × × ×

巧克力糖：巧克力糖（朱古力糖）在營養方面含蛋白質、脂肪、碳水化合物、維生素A、

B、鈣、鐵、磷、鉀、鈉等。牛奶是製造巧克力原料，加上果仁，更增營養，使人更富活力，但熱量高。青年人吃了不會增胖，不過也不能無節制地吃。有些巧克力蛋糕內加大量奶油的。

× × × ×

醋：醋在發酵分解後，會產生百分之五的醋酸，還有維生素B_1、B_2、乳酸、琥珀酸、檸檬酸、葡萄酸、蘋果酸等有機酸，這些有機酸都是使醋味香美的原因之一。烹調菜餚時，增加鮮、甜和香氣，具有增加食慾、促進消化、預防腸道疾病的作用。醋不但防止食物中腐敗菌之中毒，對病原菌特別是痢疾桿菌，也有殺傷能力。食醋可以開胃，對消化不良、缺乏胃酸的人，在腸道傳染病流行的夏季，應該多吃點醋，蘋果酒釀成的蘋果醋，屬鹼性，可防止老化，中年人適量攝取食醋，可預防血管硬化，降低血壓。醋適量浸花生八、九粒，每天晚上浸，次晨連醋吃下，高血壓患者連吃半月，甚有效驗。

醋尚有若干藥用價值：

1. 治魚刺梗喉：將食醋少許徐徐咽下，魚刺即被軟化，或可自行脫落。
2. 治腳癬：取食醋二、三匙置溫水，將患足浸入三、五分鐘，持續一、二周可癒。
3. 消炎、殺菌、無名腫毒、燙傷灼傷、蚊蟲叮咬：搽點食醋，可以散淤、消炎、止痛、止癢。

4.治車船昏暈：出發前半小時，喝一杯含一湯匙食醋的溫開水，便可治暈車、暈船之不適。

5.催眠：臨睡前將一湯匙食醋沖入冷開水中服下，即可安然入睡。

6.止鼻出血：將藥棉蘸食醋少許塞鼻，可得止血功效。

7.治陰道滴蟲：將食醋稀釋成百分之〇．一或〇．五溶液後坐浴，十天爲一療程，可治陰道滴蟲。

8.預防流行性感冒和感冒：取適量食醋薰蒸（每平方公尺二毫升），進行空氣消毒，可預防流行性感冒和感冒。

烹調魚類時加點醋（除鰻不可加醋外），不僅可除腥臭，且能溶解食物中之磷與鈣，使人體易於吸收。燉牛羊肉時放點醋，使肉易爛；油膩食物加點醋，可減少油膩感。烹調蔬菜加點醋，可保護維生素C不被破壞。

使用醋時，鍋碗盤匙切忌用銅，否則易產生醋酸銅，吃後會引起嚴重中毒。

×　×　×　×

芫荽（**parsley**）：芫荽又稱香菜，性溫熱。中國香菜具濃烈芳郁香味，一般放在菜盤內作爲裝飾。烹調海鮮、魚類時加芫荽可以去腥，並增加色香，使胃納大開。芫荽可防阻疾病，包括癌症。由於芫荽中含有天然麩胱甘肽（glutathione），此物能使損害細胞的致癌物停止活動，它也是一種抗氧化劑，能阻擋對細胞的多種攻擊，包括心臟病和老化。其他綠葉蔬菜和水果，尤其是青花椰菜與柑橘，也富於麩胱甘肽，但經過烹飪會破壞一半，罐製則完全損壞。

芫荽含有豐富的維生素B、B_2、C及鐵質、蛋白、碳水化合物、脂肪、鈣、磷、胡蘿蔔素、硫胺素、核黃素等，也含有揮發油，其主成分爲芳樟醇。

芫荽芳香健胃，可避穢、驅風解毒，並促進周身血液循環。

羅勒（basil）：葉似紫蘇羅勒，具鎮靜及定神作用，泡茶飲能治頭痛、反胃、失眠、怕冷及精神抑鬱，搗碎供作外敷治蟲螫，有驅蟲作用。置於番茄、濃湯、麵條、紫茄、瓜類、或小牛肉、豬肉捲上，香味特佳。

月桂葉（bay leaves）：月桂葉有整腸健胃功能，在燉牛肉、羊肉或雞骨中，加一、二片月桂葉，可以治抽筋，促進胃腸通氣，在米罐、麵粉罐裏放兩片香香的月桂葉，可防止長蟲。

× × × ×

玉桂粉（ground cinnamon）：玉桂屬樟科植物，乃熱帶常綠喬木，又稱肉桂，肉桂皮是高級食用香料及中藥材。其味辛溫、無毒，它還可防癌，健胃暖腰、壯陽、治腹冷、氣脹，具溫經止痛功效。婦女產後腹痛，用桂皮三至六克，紅糖十二克水煎飲湯，分二次溫服。

玉桂粉可用在蛋糕或麵包內，或蘋果餅上再煮烤，增加芳香。

玉桂能驅蟻，置玉桂皮二片於螞蟻出沒處所，蟻卽不來。

× × × ×

蒔蘿（dill）：蒔蘿其味特殊，具鎭定作用，撒在洋芋或其他蔬菜上可防止脹氣，亦有用於鷄、魚、海鮮、蛋、肉、起士等，對糖尿病、胃潰瘍及低鹽食者有助益。並有催乳作用。

× × × ×

丁香：丁香性溫味辛，溫中暖胃，降逆反胃，治口臭，能治慢性消化不良、腸胃氣，減輕噁心嘔吐，有抗菌、驅蟲之作用。丁香煨雪梨有健胃、降逆、生津、潤燥、治膈噎之效，法將雪梨剖開去核，置丁香十餘粒，合緊紮好，以文火煨熟，去丁香，吃梨。還有乳頭破裂，丁香研細末，敷之。

紅麯：紅麯有治脾胃營血之功，消食化滯，活血消腫。它是天然的食品著色劑，和有益的防腐劑。中國許多名酒皆以紅麯爲酒麯，亦有用紅麯製香醋、藥物和菜餚等。紅麯性甘、溫、無毒，其成分含澱粉酶、胡蘿蔔色烯類。

撒爾維亞（sage）：一種鼠尾草屬植物，烤火鷄時用以調味，可助消化油膩食物，兼作感冒發燒、神經病痛之輔助。亦是齒齦出血、喉痛和扁桃腺炎時有效的含漱劑。

百里香（thyme）：含有百里酚，是一種公認的抗菌劑。具有消毒、清潔、淨化作用，在髮精、浴油、漱口水或肥皂中均含有它。

迷迭香（rosemary）：對腦部有輕微的刺激作用，使記憶力、警覺性和精神集中的能力更形敏銳。

蒲公英（dandelion）：不論放在茶裏或拌入沙律內，對腎臟和泌尿道都是理想的補劑，蒲公英外形像菠菜，但有長莖，略有苦味，可止痛，也是一種健胃藥，利胆、清血、抗菌、消炎、清熱解毒藥，並用於流感、肺炎、胆囊炎、胃炎或胃潰瘍，以及咽喉痛、發熱頭痛等。

×　×　×　×

茴香（fennel）：能健胃、去痰、驅腸氣。果實主要成分爲揮發油、脂肪油等。小茴香適用於小腸疝氣、寒氣腹痛、睪丸腫痛、胃腸弛緩下垂等症。大茴香，又名八角。功用可治心腹冷氣、癩疝、調中止痛、止嘔吐。

×　×　×　×

紫蘇：屬唇形科植物。紫蘇葉能抑制葡萄球菌的生長。功用解魚蟹毒，發散風寒，消除鬱悶。蘇子，降氣平喘咳。蘇梗，安胎。

①魚蟹中毒、腹痛或風疹：紫蘇葉三十克、生薑十八克、厚朴六克、甘草六克、水煎去渣。一日分二、三次服。

②懷孕胎動不安、腹脹肚痛、嘔逆：紫蘇葉梗各十克，陳皮、茯苓六克、白朮十克水煎去渣一日二～三次分服。

第五篇　健身與長壽

好身體是運動出來的

長生不老是不可能的，生老病死是自然界生物發展的規律，但是延齡益壽，推遲衰老的科學準則卻是可以做到的。科學的體育鍛鍊，可以促進新陳代謝，保持人體細胞功能，改善器官血液供應，增強器官對外抗力。

新陳代謝包括合成代謝與分解代謝。合成代謝是攝入物質進行合成、吸收、儲存，利用氨基酸合成蛋白質；分解代謝則是把體內所存的糖元分解爲葡萄糖，把組織蛋白質分解爲氨基酸。在童年和青年期，合成代謝高於分解代謝，故能生長發育，生命旺盛。壯年時兩種代謝過程速率幾乎平衡，故變化較少；但到了分解代謝高於合成代謝時，人就開始衰老了。一旦新陳代謝停止，就意味著生命的終結。

　　且談中老年人的生理特點，就外表看，步履蹣跚，皺紋日增，鬚髮轉白，關節僵硬，視力下降，記憶衰退，骨骼易脆，肌肉鬆弛等；就體內器官言，心肌收縮力減弱，血管彈性下降，血流阻力增大，肺泡彈性降低。此外人到七、八十歲時，腦細胞可減少百分之二十，肝重減少百分之四十。生理學家認爲人從二十五歲以後，代謝活力每十年遞減百分之七至八，因此過了四、五十歲，一些慢性病就容易發生。

　　體育鍛鍊能防治疾病，資料顯示：五、六十歲動脈硬化之老年人，經鍛鍊半年後膽固醇下降四分之一，此外堅持打太極拳、做外丹功等，也能改善某些慢性病及促進康復。

　　體育鍛鍊能改善和加強病變器官的功能，有助於病變器官的康復，做操、步行等能使全身循環加速、代謝加強，鍛鍊項目不在多，關鍵在堅持，根據自己的年齡、體質、病情等選擇合適的鍛鍊項目便行，如練練停停，必無效果，貴在持之以恆，堅持不懈。最好固定每晨鍛鍊。老年人適應能力較差，必須量力而行，宜選擇簡單易學、不需過分低頭彎腰的動作。尤以高血壓患者，絕不能蠻幹，只求得到活動，呼吸要自然、協調、深長，不宜屏氣、負重和肌肉過分緊張的練習。

運動促進生理健康

　　人體由運動、循環、呼吸、消化、神經、感官、泌尿、生殖、內分泌等系統構成。運動系統能改善關節、骨骼的營養供應，增強肌肉及韌帶的伸展性與彈性。血管循環可增強心臟，改善體內脂類物質的代謝，有預防及輔助治療高血壓、冠心病之功能。呼吸系統由呼吸道及肺組成，上年紀的人肺泡彈性下降，導致老年肺氣腫之發生，而體育鍛鍊能使肺泡較充分地張開，增大肺通氣量，提高通氣功能及攝氧能力。神經系統是指揮全身一切生理活動的源泉，體育鍛鍊能改善神經細胞與奮抑制的協調均衡，提高神經細胞的靈活性，增強神經系統的功能。消化系統由於老人咀嚼困難，胃腸道分泌減少，另因胃黏膜變薄、胃腸內絨毛逐漸萎縮、肌纖維軟弱無力，因而出現胃腸擴張現象，於是消化功能降低，易感胃痛、消化不良、便秘等症。體育鍛鍊能促進消化吸收過程，腸胃道蠕動，有助於消化不良、便秘情況之改善。

簡易運動的實施

現在患文明病的人愈來愈多，由於機械化、自動化的普遍發展，人們活動與體力勞動的機會愈益減少，一旦缺乏運動，身體機能很快就會衰退，不論現代醫學如何發達，也無法補救。事實上體育鍛鍊對延緩衰老、防治疾病有令人鼓舞的作用。如不設法鍛鍊，就比別人提早衰老。一些年輕人不分晝夜、廢寢忘食地工作，不懂愛護身體，不鍛鍊身體，一開始身體就比人落後，因此老年人需要鍛鍊，年輕人更需要鍛鍊。

最簡單的鍛鍊法在經常走路。走路要快，要用勁，要雙手擺動，挺胸縮肚，所謂坐似鐘、立似松，行似風，如此可以練練腿胸肚腿各方面的勁。年輕人爬山有上有下，有攀有登，練的勁更是全面。家有乒乓球可以勤練，地小可練原地跑步，老人行動踽踽者，不妨扶著桌面椅背多走動，都是好的，行而久之則精神倍加，坦坦無釆薪之憂。

健身與運動

強身為健康之本，而運動始可達到強身之目的。運動所產生之活力與朝氣，足使你青春長駐，延齡益壽。

青年人可從事較劇烈的運動，壯年而後，體力已過巔峰，只宜散步、慢跑、打高爾夫球、游泳、踩自行車等，依年齡調配適當的運動量，尤有必要。否則過猶不及，會造成內臟傷害，和運動部位磨損，而且大運動會使體內某些激素分泌量下降，經期錯亂，性慾降低，甚至過度運動會引致蛋白質喪失、肌肉分解、失眠或睡眠不安的現象。是以任何運動，均須量力而為，不能急就成章。

關於健身房中的體操，可分四大類：

一、爵士操：顧名思義，是聞爵士樂而起舞，女性甚歡迎此類韻律操，操中多有扭轉。注意勿過度，勿太激烈，一旦傷害肌肉纖維，便難恢復固有的柔軟性。

二、椅上運動：此為久病初癒、身體較弱的人而設計，運動量雖小，但仍能達到活動筋骨的目的。

三、有氧運動：是一種增快心跳至每分鐘一百五十次左右，持續十來分鐘，吸進大量氧氣，達到健肺、強心、活筋的目的。有氧運動依其跳動幅度的大小，分成高衝擊力與低衝擊力兩種，前者兩腳同時跳起，後者僅需一腳離地。跳躍是使用膝蓋的彈力，將全身重量提高，其運動量相當大，對減肥最具效果。跳繩三十分鐘可消耗三二〇卡路里，但須注意膝蓋所承受的壓力不可太過。

四、柔軟操：著重四肢向不同角度伸展，軀體向不同方向扭動，這種運動能使人胸豐、腰細、四肢肌肉結實，故為大衆所喜愛，即連田徑選手、職業球員也經常從事此類體操。練氣功的人與大家一起運動比較有趣，同時在指點下操作，可免姿勢不正甚或受傷的危險。練氣功的人也不可過度，以免高度敏感、精神錯亂、自身受到傷害。

運動名目繁多，排球比較接近體能訓練和有氧運動。划船坐在狹小幽雅的小舟中，即使慢划也能增進手臂、胸、背部的肌肉精力，速划更是鍛鍊心臟血管的極佳運動。直線輪溜冰、刀鋒輪溜冰對大腿和臀部最有效益。慢跑最能發揮運動功能，心臟血管與全身會產生特殊變化，心臟加強、血管擴大、血管輸氧增加，代謝作用旺盛。慢跑前須先暖身，讓全身肌肉從鬆散中逐漸產生彈性，既可增加你跑步時的功力，又防止不良後果。動作包括軀幹回轉、身體側屈、上體四面旋轉、身體前屈、左右腳反覆前伸、曲伸、仰臥、兩膝擡起貼胸、雙手托頸起臥等。這些動作，需緩慢而有節奏，不要操之過急，持之有恆方能見效。

運動後心情舒暢、頭腦清醒、精力充沛，有繼續運動的熱情與興趣，則此運動量合理。若反感到疲倦，將有傷脾胃，運動量必須酌減。

運動會大量消耗熱量，人體的新陳代謝需要大量維生素B羣以協助熱量的轉化，因而必須適時補充B羣，如酵母中即含有B羣甚豐。又維生素C有助於結締組織的組成，在運動過度感到缺氧時，也可充當抗氧化劑。

運動優點甚多：

㈠消耗熱量，可達消除脂肪、減肥之效。

㈡瘦弱者因運動刺激消化、促進食慾、增肌益身。

㈢增強各器官功能，對心臟有助體內溶解血液凝塊能力，預防心臟病與中風，降低患糖尿病、大腸癌和乳癌之機會。

㈣運動使身材標準、強骨健肌、寬肩厚胸、細腰緊肢，且精力充沛。按人過卅五歲開始變矮，脊椎骨轉薄，但如臂、背、腹肌運動得宜，則肌肉拉扯不致產生背痛，身高亦不致減少。

㈤可放鬆心情、抒解憤怒、排除憂鬱煩惱、精神集中睡眠好。

㈥經常保持運動可使人減緩老化十年至二十年，較實際年齡減少甚多。日行三公里使身體輕快，乃青春源泉。

㈦中年後更應每天固定運動，以防止骨骼脆弱的老化問題。每天從事背肌與肩肌運動，年老就不致彎腰駝背。

㈧使人食慾增進，睡眠質量提高，心跳緩慢有力，呼吸平穩，氣色紅潤，自可健康長壽。

却病强身外丹功

外丹功是我國古代養士修身養性的一項健身運動，它融會道家修會、武術精髓與醫學原理之大成，長期操練，可達心平氣和、氣血周暢、百骸通利、活力充盈，獲得防止老化、恢復機能之功效。

外丹功運動能發動先天氣，調節平衡，藉鼻孔之呼吸，逐漸調節肺部呼吸，下至橫膈膜，其功能可以壓迫腹部鬱血返回心臟，復由心臟逼出鮮血輸送周身，串流穴道，使血不塞澀，氣不停滯，舒筋骨，活血脈，以氣鼓盪血液流遍五臟六腑，是一種有病治病、無病強身之自然療法，對慢性病頗具療效。按外丹功在於平衡心緒，調和內臟功能並增加人體抵抗力，使人體大腦意識、肢體活動和呼吸調節三者配合，達到自我袪病、強身健腦、延年抗衰之目的。古醫云：一風生百病，一氣生諸患。故氣不和則病。

一般人逾四十歲後，即不宜強烈運動，若運動超過自身負荷，或感擠迫心臟，不僅引起副腎皮質機能不全，亦且易致營養代謝不良。最宜從事柔和養息之運動，日不見長，月有所增，行之既久，可達健如松柏之境界。

外丹功是慢功，屬於立禪，站着練功，身勿使力，聽其自然，純以後天氣引燃先天氣，使流貫全身，摒除雜念，而身中眞元氣自起，舒活四肢，淸氣助力，使五臟六腑返老還童，奇經八脈活潑通暢。奇經八脈卽督、任、陽維、陰維、陽、陰、衝、帶八脈，心肝脾肺腎五臟屬陽脈，膽胃膀胱大小腸三焦爲六腑，屬任脈。

外丹功論其功架共有十二式，另還有漢導引強身功、按摩輔佐功等。易學易練，不受時間、場地限制。它是講求吸氣吐納，全身鬆弛，注意力集中，保持心境舒坦，開胸行氣，通暢血脈，使氣得其平，平則血暢肝壯。外丹功姿態大部膝蓋微彎，肌肉於是作了等長等張活動，推動五臟六腑來健全器官及血液循環，全身經絡都能靈活，故老人練外丹功，頤養晚年，老當益壯；中年人怡神養性，青年人穩定心志。養身之寶乃精液氣血。惟孩童忌練外丹功。

外丹功旣非拳術，亦非武功，只能算是一門養生之術。它旨在養生，而非防禦或攻擊。血得和氣則流暢，其原理是運用肢體動作，配合鼻孔呼吸，引動體內的先天元氣，而外丹功則是以體內的先天氣，代替針砭等外力。

練功前須心平氣和，雜念全消，宜淸晨藉新鮮空氣與綠色植物行之，衣服宜寬大，練前不可生氣，不作其他運動，俟大小便畢後行之，有疾應先服藥，重病不宜強練。又練功不可憋氣，順其自然，不宜僵硬，自然放鬆，不宜受驚擾和激動，頭暈不適時，應停止強練，立卽休息。

練外丹功該注意事項：

㈠飽餐後半小時不宜練功，空腹亦不宜練功。晨間練功前最好飲溫水半杯，豆漿果汁亦可，以免妨礙胃功能。

㈡練功前必須心平氣和，保持鎭靜，使筋骨鬆軟，練功後必須散步，不能立卽就寢，因未散熱氣，會轉升腦部，心臟未蒙其利，反受其害。又廿分鐘內不喝冰水，不洗冷水澡，不要立刻去厠，最好練功前先如厠。

㈢習外丹功者自已應有忌，愁氣不通，多房事，令人氣力缺乏，多睡令人目盲，多言傷氣，如剛沐浴、醉飽、遠行方歸，均不可行房事，又大汗後勿脫衣，以防着涼，晨起勿大語，免損人氣。入睡屈膝臥，以益人氣。練功後必須過一小時，俟氣散始可行房事。

㈣不管天氣是否極冷，無論導引強身功還是外丹功，操練時應忌戴帽子，但可戴手套。衣服以寬鬆吸汗的布料爲佳，鞋子以布鞋或彈性膠底爲理想，這正符合中國人頭涼腳暖的養生之道。

㈤切忌臨高山或迎向風口練，以防流鼻涕感冒。注意保養自己。首在練功時間，最好在卯時（早晨五時至七時），面朝東，靠近樹木或草地，一來收朝陽菁華之氣，二來吸植物氧氣，吐出本身碳酸氣，令五臟淸潔。按卯時正是晨光熹微，太陽似升非升，天色似曙未曙，所謂紫氣東來，接着太陽跳出的廿分鐘，便是朝陽之氣，此時練功，最宜收效。

㈥空氣汚染地區、或汽車廢氣排出多的環境下，不宜練功運動，否則會增加血管阻塞比例，有心臟病發作危險。如在山中，當防濃霧甚或瘴氣，應避免。

㈦練功後注意養氣，不可暴躁亂發脾氣，應保持「人忙心不忙，事煩意不煩」。

(八)通常練功三十分鐘後，至少須散步五分鐘，讓身上餘熱藉毛細孔排出，使筋骨柔軟，五臟舒適。散步時首先仰天看天一兩分鐘，以降腦部壓力，防止血液集中頭部。第二頭復正後雙目視遠處地面一分鐘，以疏導眼部四周血液，以防傷及視神經；第三平視遠方三分鐘，以益視力。無論眼望天空、地面、遠方，都是看一片而非一點，五分鐘以上散步，身體會感到輕爽。

對初次練功者，先修練「導引強身功」，這類似體操，目的在導氣令其和，引體欲其柔，使全身肌肉柔和，筋骨舒適，有助於先天氣的引動。中老年人在習外丹功之前，亦有先修導引強身功者，可使外丹功更能發揮強身作用。青年人不習外丹功，只求導引強身功，有三、五十分鐘時間，足可強健肌肉，舒暢氣血。

家姐胡佩錡女士以多年習外丹功，進入堂奧，來美後即授著者全套招式，著者行之既久，頗具心得，自認爲獨樂樂不如衆樂樂，只有假文字傳諸讀者，領悟成效，固在個人也。

此外，外丹功之附功，一爲無懷人傳，另一是宋代張果醫說。此二人對外丹功各有獨立見解，一併略述如後，用資參考。

古人之謂心疾，猶今日所云神經質，常疑風吹草動，以爲有人竊聽，或有人陷害，或心疑匪盜夜潛入宅等，由心疾引起情緒反常，終日多思多慮多疑，其輔助療法：坐高椅左手摩擦右肘共四十九次，再由右手摩擦左肘四十九次，復用雙手心摩擦兩膝蓋亦四十九次，百日後其心疾漸復常，但不可一日中輟。或做站立預備式蠕抖，使心胸之氣導解，半年後逐漸復常。

偏方：無論紅白青任何一色蘿蔔，每晚餐炒一碟，或煨湯，有清臟順氣之效。

五臟之氣，因傷成病，謂之五勞。肺勞氣短而面腫；肝勞面目乾黑、口苦、目視不明；心勞大便難或時有溏痢、口內生瘡；脾勞舌根苦澀難嚥；腎勞小便不暢、色黃，並有餘瀝、內急等象。

治法：補心氣以治肝勞，補肺氣以治脾勞，補脾氣以治心勞，補腎氣以治肺勞，補肝氣以治腎勞，所以益母也。經曰：「聖人春夏養陽，秋冬養陰，以補其根本。肝心爲陽，脾肺腎爲陰，五臟失常，實亦成勞。虛則補之，實則瀉之。」

七傷病名：大怒逆氣傷肝，憂愁思慮傷心，飲食過飽傷脾，形寒飲冷傷肺，久坐溼地傷腎，風雨寒溼傷形（身體），驚怖恐懼傷志（思考）。

肝傷則少血、目暗；心傷則苦驚、善忘；脾傷則面黃、善臥；肺傷則氣短、咳嗽；腎傷則腰痛、下冷；形傷則皮膚枯燥；志傷則恍惚不樂（指心氣不足）；治法與五勞同。

九氣之辨：百病生於氣，怒則氣上，喜則氣緩，悲則氣消，恐則氣下，寒則氣收，暑則氣泄，驚則氣亂，勞則氣散，思則氣結，九氣平和，何病之生。

無懷氏云：九氣有一氣之逆必疾，九氣順則病無，使九氣相互相助，於外丹互之助之，延壽之道也。

漢導引强身功

練習外丹功之前，宜先做導引強身功。「導氣令其和，引體欲其柔，元氣逐漸充足，腑精而益神明。」以其可增強體能，促進氣血暢通，筋骨活絡，五臟泰和。

導引強身功計有十七式，玆分述於後：

1.**托天抱月**：從預備式開始，面東立正，舌抵上顎，頭頂住百會（卽頭頂處），微叩齒、口似閉非閉，目平視，收下巴，除雜念，以使全身輕鬆爲原則，呼吸一任自然。練習時將兩足跟貼緊對正，足尖向左右外開成一八〇度，如同一字形，兩足腕保持正直，兩足心切實踏地，雙手托於腹前，左手心向上，右手心貼在左手背下，左右拇指合成十字形，兩手由腹前向左右繞到頭頂，胳膊伸直，兩手心向上，十指開展，利於神經末梢舒暢，別小看十指，它共有六條經絡，當雙手上舉過頭，鼻子發出哼聲，然後雙手慢慢放下，而出哈聲，連做三次，則哼哈之氣可舒解胸腹中平日積抑之鬱悶，顫氣使胸懷豁朗，精神爲之一振，足以消除疲勞，上托清肺，下抱舒肝。

2.**飛鴈回首**：兩足原狀不動，依然呈一字形，身微下蹲，軀幹中直，兩胳膊向兩肩外伸直，兩手掌翹立，兩手腕平肩，頭轉向左望，目視中指尖，默數一、二、三、四、五字或約二十秒，再扭頭目視右中指尖，慢慢放下，自然貼腹部。本式功能：中指通心，心神相交，展至全身，因而神清氣爽。

3.迎風走冰：雙足還原與內肩齊，右足向外磨出四十五度，足跟翹立，左足向前邁出一步，便即俯身二十五度，鼻尖對準肚臍，同時雙手抱腹臍前，左手心貼臍，右手心附貼在左手背上，雙目下視，低頭著聲哼，鼻孔納氣，使氣貼背，小腹凹，背上拔，頭平，著聲哈，張口吐氣，腳退回，前足着地後，右足翹立，以利引氣運行。右足收回後復立正，跟着左足掌向外磨出四十五度，此時張口，以小腹之氣由口中哈出，雙手垂下，然後右足向身前邁出一步，俯身右手心貼臍，左手心附貼右手背上，目下視，與前同一步驟，作哼哈聲，立正時兩手自然垂兩腿外側，動作柔和，不僵硬。歌唱者習練本式，對丹田之氣大有助益。有人將小腹稱爲丹田，調和陰陽，心腹暢逸，卻疾去痛，咽喉清朗。

4.搖臂朝天：兩足橫跨與外肩齊，兩手心靠腿側，十指張鬆，雙目前視，雙手臂左右高舉至頭頂，手心相對，頭頸左轉九十度，同時雙手在頭旁外翻，眼睛跟着注視外翻的左手背，嘴裏發出哈聲一次（只是單純張嘴發哈聲），而後雙手同時垂落，連做三次，再以同樣方式右邊做三次，頭頸復正，雙眼平視前方，接着雙手高舉伸直於頭上，十指朝天，手心仍相對，胳膊伸鬆直，停二十秒，使氣息貫通於十指上。由於手的伸展，自然引氣，這時陰陽兩蹻脈的氣緩緩上升，自動與兩手相通，軀體自然生出一股活力，所以搖臂朝天，運臂悠轉，外強筋骨，順調神氣，息合五臟，得度其機。

5.搖簸箕：跨左足與外肩齊，身微蹲，雙目平視，面帶微笑，兩胳膊平舉前伸，雙手心相對，十指鬆張，兩胳膊由身前向後搖，再迂迴停在胸前，先左而後右，兩腿栽地，兩手心始終相對，如抱大球狀，藉身體搖擺，活動全身穴脈，使氣血暢通，筋骨舒適，風邪遁形，足心踏地，此動作可使湧泉穴活絡，它是在腳靠前方三分之一處凹陷的穴，是腎經的起點穴，可治失眠、頭痛、暈眩等。

搖簸箕是腰胯的轉動，其中可利用三焦。所謂三焦，上焦指橫膈以上胸部，中焦指橫膈以下到肚臍間，下焦指肚臍以下小腹。氣血卽在三焦流動。促進三焦氣血循環，有利上呼吸道，有助胃腸蠕動，使吸收順利，且易消化，排洩正常，搖簸箕動作能調節人體荷爾蒙，使荷爾蒙分泌正常。

6.伏腰式：兩足張開與外肩齊，身向前俯如九十度鞠躬，雙手握虛拳，而拳眼（虎口穴）向前是引氣，勿使力，眼平視，膝不動，頭上揚，目前視，向下俯身時，鼻發哼聲，左拳指右腳下着地，右拳懸過右膝下，兩拳隨兩腿側，此時身已立正。再伏腰九十度，換右拳指着地右腳下，左拳則懸於左膝下，哼着地，哈起立，兩腿直立，亦可稍微曲膝。本式屬哼哈之息導引之一種，除引氣外，對頭腦、身軀、內臟、各經絡都有實質的益處。及至舒活兩腿大筋絡及胯骨，心胸開朗，頭上揚而豁達臟腑。

7.拔禾式：雙足跟併攏，兩足尖略分開成三角形，收舌抵顎，雙手心相對，向地面自然下垂，兩手十指鬆開，臂部稍擡起，彎腰頸直，此時是吸力，鼻孔有聲，雙手插在雙足面上，先說吸，然後立卽左手沿左耳向上伸舉，呼氣半坐，同時左腳外開二大步，說呼，右手收回垂放右腿側，復立正，兩手心向內彎腰，再雙手向下垂入兩足面間，此時說吸，換右手向上插天，左手向下插地，同一方式做三次或九次。此爲飲息中焦，散津強胃，上清於肺，渚於腦，下輕肘臂。

8.運臂式：兩足與外肩齊，身下蹲四十度或二十五度，兩手握虛拳，垂兩膝蓋側，拳眼向外，兩胳膊鬆直，兩足蹬地，兩手心向上翻轉，平伸而直向天空，此時是吸力，再以兩足蹬地之力，使軀幹帶動兩胳膊，由兩肩側運臂胸前，此時則是呼力；身仍復下蹲，兩手向身後運臂，又轉爲吸力，兩胳膊再反運胸前平舉作呼，此屬吐納導引之一種。本式開胸暢膈，周身爽快，使肩胛舒活，雙肩不致僵化，防治五十肩、胸氣出入悶滯，可習本功。

9.揹絲式：跨出左腳與外肩齊，兩臂向後伸直四十五度，手腕捲曲，指張如托物，十指上勾，俯身廿五度，目前視，兩腿直，立刻使雙足跟分別向上顚簸各九次，俯身時頭如頂物而行，但不前行，只是用足跟向上顚簸，「背後七顚百病消，背後九顚百骸安。」促使背脊活騰，氣血暢通。

10.跳步拔背：立正張十指，跟着蹲身向上跳，並左腿向前跳出一步（卽弓腿），足腕與膝垂直，後面右腿撐直，同時兩臂隨左腿跳步時，由兩腿側向前向上悠舉過頭伸直，手心相對，並使脊背上拔，雙目平視，待兩手有感氣流運行時，再換右式。本式係左右交換，功宜諸虛，四肢輕利，使氣息流貫手肩，屬拔背導引法。

11.搴旗式：放鬆兩手於腿兩側，如預備式，邁右腿向前斜撐，後面左腿半坐四十五度或廿五度均可，但後足掌向外磨出爲橫步，且胸平直，收尾閭，兩腳不動，只是手心向上，五指張，翻左手背在上，右手背在下，如兩手履物然，而後交換上下磨轉。再換右式，左腿斜撐直，右腿半坐，右手背在上，左手背在下，左轉哼力，右旋哈力，左右式腰胯帶轉，向左右磨轉九十度，狀如搴旗。無論左轉或右轉，腰軸要鬆透，兩手靈活交換運用搴旗。本式屬哼哈轉腰導引，功能疏經暢脈，顏色滋潤，上肢舒活，下肢蹻捷。

12.春風擺蓮：兩足與外肩齊，兩臂鬆直於兩腿外側前，十指張開，身稍微蹲，擡起兩手與胸平，兩手向左而右，脊抖磨轉九十度，小腹隨腰磨轉，兩手飄浮，再由右向左磨轉，完合一式。本式功效除懶散、精神不振、胸悶，屬腹息忐忑導引法。

13.搖鈴式：兩足與外肩齊，蹲身，兩手握虛拳，拳眼相對向頭上舉起，而手腕鬆平，兩膝稍曲，臂伸直，勿使力，蹲身起立作搖鈴狀，亦如舉重，兩拳收回用哼氣，兩掌伸出用哈氣，但不論哼或哈，兩虛拳皆在搖動中，其狀如搖鈴，計搖九次，兩大腿隨搖，久而自悟，強健筋骨，精神抖擻，本式屬混元一氣導引法。

14.跳壘式：曲膝、半蹲，兩拳握實，手背向前擺動，至兩拳背與雙肩平，兩膝儘量向前彎，引膝之力，雙目平視，兩拳向身前悠蕩，雙膝彎曲，用內呼吸將小腹之氣提上乳間，斯爲內吸。

身向後悠，兩腿稍直，再將乳間之氣送回小腹，斯為內呼。如此前後往返悠蕩計九次，身體復還元爲預備式。本式功能握拳凝神，元氣漸沛，前後擺動，神氣妙合，屬引膝導引法。

15.白馬昂首：兩足並立成三角形，與內肩齊，大彎腰九十度，兩腿直立，昂首，雙目前視，十指張開，手心相對，十指下垂，斯爲彎腰，擡頭用哼，而後起立低頭，兩手復垂兩腿側，手心對腿，低頭起立，吐氣作哈。哼哈時間約十秒，連續彎腰起立共三次。本式功能體輕骨健，氣爽神清，屬背腎導引。

16.抽絲式：雙足與外肩齊，右手在右胸前扣掌，左手在左胸前扣掌，跟着兩手十指相立，手心相對，兩肘下墜，雙目平視，兩手心向左右抽開，狀如抽絲，儘量向兩肩外抽開，鬆綿勿使力，是爲吸氣，兩手心復合胸前，是爲呼氣，如此兩手一吸一呼抽絲法，是爲內息。連續九次，兩手心抽絲，似有物相繫，功久自悟。所謂心定治百疾，氣補治諸虛。不期而能自至。

17.捲簾式：兩足外肩齊，握虛拳，手背向上，右腿向前邁出一步，足掌着地成半典膝，後面左腿半跪，足跟翹，下巴貼於咽下，目視地，同時拳眼相對，由下而上擡頭，兩拳隨上，兩腿漸起立，兩足跟漸落地，而後換左足跟上前一步，兩腿原地立直，身也起立，兩拳由兩耳挾頭，舉於頭上，拳眼仍相對，上舉是爲哼氣；兩拳張開，平落小腹兩旁，似預備式，是爲哈氣，哈張口，不僅以聲舒散胸腹火氣，又可使小腹不滯。所謂哼哈妙無窮，復中生泰和是也。

外丹功練法簡介

外丹功十二式切莫小視，其中各有奇驗，只要每日勤習，則一日之復，淫邪不能侵入；其次氣血暢通，心境豁達。至於定力如何，屬於修道境界，非常人所敢望，常人但求外丹功十二式及漢導引強身功，足夠強身矣。

茲將外丹功練法過程簡介如後：

預備式是外丹功基礎，練預備式時，身體要做到鬆、柔、虛、靜，此為練功心法。預備式儼若列車之火車頭，帶動後面車廂，先垂手肅立，身體鬆動，調節肺呼吸。

1. 說明：調和呼吸，促進全身氣血暢通，宿疾自會減輕。

2. 練法：首先擺好姿勢，面東而立，兩足平行，腳直膝蓋鬆，與內肩齊，兩胳膊自然垂下，手背向外，十指略張下垂，兩食指略翹，頭頂正，雙肩下沉，舌抵上顎，口微閉，眼看前方，靜待先天氣發動雙手，然後甩手，兩手卽行蠕動。

初習外丹功者，由五分鐘開始，逐漸延長至半小時可矣。

第一式　面東龜息吐納功

1. 功效：頭腦清爽，身中有力，使五臟健壯。

2. 説明：調和腹部呼吸運動，安舒五臟，氣和順遂。

3. 練法：吐納先須伸直脖子，兩足原地不動，左手心貼腹部，右手心按住左手臂，十指略張，吸氣時擡頭，膝腿稍曲，吐氣時俯身，兩腿稍直。納（吸）氣時由鼻孔吸氣，直到小腹，使小腹脹如小鼓，吸氣須一鼓作氣，一次吸滿，不可分兩次，吸納須緩慢，要綿綿不斷。吐氣時要俯身低頭二十度，要柔綿細長，要雙手稍壓小腹，俟吐之不復吐出時，立刻擡頭再納。吐納時兩足心踏地，吸氣時肛門稍提，吐氣時肛門放鬆。但高血壓患者不要提肛，免氣上逆。一納一吐，算爲一息。連續共做九次息卽可。呼吸完畢，再兩手甩顫三十秒。

第二式　蹲身甩手百壽功

1. 功能：四肢舒展，促進血液流暢，對腎虧早泄有功，老當益壯。

2. 説明：調和周身運動，血液流通，四肢輕便。

3. 練法：腿蹲下一點，左腿向左側跨一大步，與外肩平，直腰身下蹲，如坐椅狀，兩膝遙距對齊，先提左手於身前，伸直大拇指對胸前，手背向外，然後提右手壓在左手虎口穴上（卽大拇指、食指中間）計壓二次，再翻轉用左手壓在右手虎口穴二次，乃將兩手分開，手心相對，然後兩手心向下，並向前左右兩側顫甩，做畢再回原狀，兩手合十，同樣左右手各按虎口穴兩次，雙手向前左右分開，手心向下，兩足蹬地，兩胳膊稍直，兩手向身後舉起，此時身須前俯二十度，兩膝稍直勿使力，兩手在背後甩顫，手高略與臂平，手指上翹，如倒握小球，目垂視地面，然後雙手慢慢還原，正立，將右足收回與內肩齊。要義是足如樹根，手如落葉。

第三式　翼臂足翹一妙功

1. 功能：十指氣通暢行，下肢步履輕捷。

2. 說明：調和雙腿雙臂活動能力，四肢筋骨柔活，增進中老年人健康，走路輕盈。

3. 練法：兩手先向前平伸，兩手心向上，而後再向肩兩側張臂如翼，胳膊平舉，十指張開，兩足趾尖上翹，兩腿站直，雙目平視，掌按指翹方式上翹九次（卽默數九次），兩胳膊會蠕顫抖動，做完後兩手不動，心中意念會由手而胳膊來回通流，是爲先天氣。然後手背向下不變，後跟略翹，再靜待先天氣蠕動，而後兩胳臂、肩臂從左到右，來回意念貫穿其間如通電流，兩胳膊仍平舉，每數一字，一指屈入，五數疊全，便成拳頭狀。

第四式　疊指為拳神秘功

1. 功能：氣血暢流全身，上肢輕活，心胸舒泰，精神氣爽。

2. 說明：調和上肢與胃腸運動，幫助腸胃消化，增進食慾，調理三焦功能，兼治頭暈。

3. 練法：兩手疊成握拳狀，大拇指在兩手心內，兩拳平耳對兩肩，兩肘與肩平，兩腿站直，膝蓋宜鬆，雙目平視，呼吸自然，叩齒，無名指頂着掌心，兩拳在肩上自然作小圓周繞耳逾頭旋轉，繞九次，再作大圓周繞耳逾頭旋轉九次，然後雙手向胸前分開，乃握拳式向外朝上甩顫，做畢手指張開慢慢放於兩腿旁邊，此式有益後腦及脊柱。

第五式　仙人托天按地功

1. 功能：肩臂舒展，胸腹胃腸清利，筋骨柔活。

2. 說明：調和肩臂活動，疏導心胸使之豁朗，增強目力體力，可治風溼病、胃腸、筋骨與老年五十肩。

3. 練法：原地不動，左手先提於胸前，大拇指對胸口處，手心向下，再右手伸出放在臍部，右手心向上，即左手撐對着右手掌。右手先向上動三下，然後左手向上舉起，如托天狀，右手按地，稍仰頭，目視手背的大拇指卽可。右手按地，五指張開，大拇指緊靠大腿側面，托天云者，左手心向外，手掌外突，順肩膀高舉過頭，伸直手背對頭頂，並似有似無的收下巴，心中點數九個數字，每默數一字，上下兩手掌按指翹九次，再兩手同時動作顫抖，抖畢換右手放在胸前，左手放下面，掌心相對齊，以左手向上推三下，換成右手托天，左手按地，方法同前，掌按指翹九次，再上下兩手一起顫抖，徐徐放在胸前，繼續從事下一動作。

第六式　雙手合十安神功

1. 功能：大腦清新，可治高血壓、心臟、內臟諸病。

2. 說明：調和十指活動，疏導心臟輸血通路，使肺活量擴增，咽喉清朗，心神自會安定。若強自忍下焦急不寧情緒，是積疾也。故雙手合十，掌按指翹，氣血舒暢，並周流全身，所謂火宮融合，金宮流暢，邪火退，心境開朗矣。

3. 練法：原地不動，此時身下蹲十五度，先以二肱交叉搭十於胸前，左手在外，右手在內，兩手掌上立，十指尖與腕垂直，右大拇指對左乳前，左大拇指對右乳前，雙目平視，舌抵上顎，口微張，百會頂住，通身不可使力，每默數一字，二掌指一按一翹，數畢九字，兩手及肱、肩臂會呈柔和的顫抖，並逐漸使胳膊抖動猛烈，似切菜般。然後改換右手在下，左手在上，過程與前同，時間自酌，做畢雙手放下兩腿旁側。

第七式　捧珠入覲內運功

1. 功能：腎虧、神經衰弱、爬梯氣喘，可習本式，立竿見影，功見顏色，日趨滋潤，竅竅亨通。

2. 說明：調和肩骨胯活動，氣血通達，有健脾經之效，促進新陳代謝，增加活力，情緒穩定。

3. 練法：左足橫跨出一步與外肩齊，身下蹲三十度左右，兩膝由蹲如懸空坐椅，可酌量自己程度下蹲，兩胯拔開，收住尾閭（脊柱尾），脊柱平直，舌抵上顎，口微張，目前視，百會頂住，雙肩下沉，跟着雙手平端雙乳上，兩手心向上，如捧明珠，中間留寬約四指，中指對中指，十指張開，足心踏地，足跟要翹起，二足前後對齊，呼吸自然，立卽將頭先左後右各扭三次，而後心中默數九個字，每默念一字，掌往上按，指往下翹，數畢，兩手再於乳部至小腹之間上下運動衝脈，運動數量可自行斟酌，然後放下足跟，兩手重歸胸前，手背在上，手心在下，準備從事下一動作。

第八式　迂迴轉帶大妙功

1. 功能：手足輕捷，血不蹇澀，氣不停滯，按衝脈前行於腹，後行於背，上行於頂，下行於足，凡筋骨肌肉，無處不到。

2. 說明：調和腎臟與脊背活動，對腎虛、腸胃不良、腰痠背痛、血壓高、肩臂風溼痛皆有助益，如朝夕轉帶不輟，則六淫不得而干，七情不得而傷，六淫散則潛疾自逝。（六淫云者：風淫、熱淫、溼淫、火淫、燥淫、寒淫；七情云者：喜、怒、哀、懼、愛、惡、欲。）

3. 練法：原地不動，身下蹲膝正直，左右手五指平，對正臍前，中指對中指，左右手指中間相距四指寬，指尖與腕平，胸部宜鬆直，忌挺凸，而手心向下，默數按翹九次，先向左轉帶脈九十度，左右轉動腰帶脈，復向左右側迂迴一八〇度，左轉右迴各九次，仍復原狀。轉帶脈不轉肩膀。

註：如單獨練習轉帶，應左右各三十六次，或練習全部十二式，左右各九次轉帶亦夠。轉畢仍回復開始狀態，兩手在臍前勿動，靜待先天氣如電流似的貫串上肢與軀幹，先天氣流暢時間視自己功力而定。

第九式　佇養心神定力功

1. 功能：調和工作緊張，穩定情緒，豁達心胸，周身爽利。

2. 說明：促使五臟六腑融和，周身骨節，節節氣通。

3. 練法：原地不動，身下蹲，擺成懸空坐椅狀，兩手伸舉胸前，兩手背向裏，手心向外，十指上翹，兩胯鬆開，收住尾閭，然後心中默數九個字，掌按指翹數畢，靜待先天氣起動，此時腳底之湧泉穴有感發熱，作周身骨節抖動，愈抖動愈感舒適。兩手向前推後拉不停地顫抖，前推時平出，後拉時立掌，十指蠕動好似電流通過，漸覺發熱，全身氣血皆豁然貫通。同時雙腿兩膝也要左右不停地顫抖、搧動，除頭外，全身都在動的狀態。

第十式　單脚垂翹固腎功

1. 功能：對腿、腎、膀胱均有強健功效。

2. 説明：調和大腿骨節、筋絡活動，治心亂症，神經痛、神經衰弱、血氣不順、思考間斷、胃腸消化不良、心臟病、糖尿症、腎臟病、遺精、喉啞、便秘等，老人宿疾、半身不遂，功力既久，可望康復。

3. 練法：習時身鬆直，腿站立不拘曲伸，而足心踏地，左右兩手食指、中指、無名指均疊入掌心中扣住横紋線，大指上翹，小指下垂，大小兩指如八字形，兩胳膊垂放兩腿側，手腕垂直，跟著提起左脚向左側外跨出半步離地，足趾先向下垂，再向上翹，足尖一垂一翹為一次，連續垂翹九次，膝蓋鬆直，向旁顫動，再向後顫動，左腿功畢，左足返落原地，再換右脚懸起，亦垂翹九次，顫抖中身勿使力，自己酌量顫抖時間可也，單脚垂翹，初練重心不穩，不易平衡，隨時會東倒西歪，久之自能神魄生光。

註：本式坐椅上亦可練習，習練單腿垂翹，是為坐練。凡站練兩腿不能支者可行坐練，行之既久，四肢血氣自會通暢，推其理，三焦與膀胱二脈氣通血暢，四肢自能骨活筋舒也。

第十一式　健壯步履仙鶴功

1.功能：提膝垂足如仙鶴，有補腎虧功能，固健膀胱，對腎病、糖尿病、便秘、四肢無力、周身懶散，氣血不暢，皆可自然而癒。但須持之以恒，常練始能康健延年。

2.說明：調和兩胯關節腰脊活動，促進周身氣血流暢，可使全身關節清利，筋骨勁強，先天氣自能循環於四肢。

以上十式均爲原地站立功，而本節是行走功夫，是提膝正身，鬆袴開襠，落步猶如仙鶴邁步。

3.練習：兩胳膊垂兩腿側，鬆直，身下蹲，兩手背朝前，十指張垂地，食中兩指稍外出，身端正，頭頂天百會，舌抵上顎，微叩齒，目前視，收住尾閭，稍提肛，脊骨保持鬆直，兩肩兩手勿動，更不可上聳與偏斜。右膝提起與腹部齊平，足腕下垂，足趾與足跟對正，並向身前右側慢慢落地，似輕而實，落步鬆肛，然後左腳照前法泡製，必須身正前行，站腿要實，邁步要虛，呼吸自然，心勿急躁，愈靜愈妙。以七步計，往返十四步，至第七步時落右足，隨即兩手心向前，倒退左足，要直著退步，其時右腿膝蓋略曲弓，再退右足，右膝蓋轉直，惟兩足仍保持兩步寬，步數視地方大小而酌量仙鶴步，以五步、七步、九步爲滿數，然後返身再走仙鶴步。再休息散步，準備從事下列小仙鶴步。

第十二式　小仙鶴步功又名安步功

此爲散步功，履進履退，猶如機器人提胯走，僵直地移動身體，散其體熱，熱量散了，五臟平和，骨節筋絡，均超強健。

以上外丹功十二式，當視如至寶，每日勤練半小時，便能身感舒泰，不過百日，即見實效，對中老年人健康最有幫助。行之既久，對人生會充滿喜悅，對未來有憧憬，既益人，又壽己，既強身，復強國。

按摩輔佐功

按摩對外丹功具有輔佐作用，按外丹功按摩穴道運氣方法具有左列各要點：

㈠先將手心擦熱，然後擦手、手臂和胳膊，將汗擦入毛細孔內，可以滋潤肌膚，消除疲勞，散體熱（乾洗）。

㈡摩擦手心發熱，口吹丹氣說哈於手心，而後向上擦臉面和頸後，可使臉皮光滑，防面膚老化，可治青春痘。

㈢搓手心發熱，按摩頭髮、頭皮（手指深入髮內，一共卅六次），可減掉髮、防白並增進記憶力。

㈣用兩拇指托著下顎，用中指按摩眉心、攢竹穴（兩眉端——雙眉連結處）計九次，預防視力不足。

㈤依前式按摩絲竹穴（眉尾——眉梢外端）計九次，預防視力減退。

㈥依前式按摩睛明穴（內眼角）計九次，預防近視，用指壓不可碰眼珠。

㈦依前式按摩瞳子膠穴（外眼角）計九次，預防角膜炎、視神經萎縮。

㈧用大拇指第二節背面搓熱，隨卽閉眼輕輕以大拇指背敷摩眼皮，使眼珠淸明，左右各摩九次，防近視。

㈨用中指按摩眼眶計九次，於眼孔周圍向左右循環繞回，可預防近視眼疾。

㈩用中指按揉睛中穴（眼球），要閉眼輕揉，不可使力，預防白內障、近視眼疾等。

㈩㈠鼻部按摩鼻柱穴，用兩中指擠壓鼻柱，由眉端、鼻根到鼻心再到鼻翼，輕按三下，上下計九次，可使呼吸暢通。

㈩㈡用中指按摩禾膠穴（鼻孔下）計九次，可舒暢鼻塞，眼睛有力。

㈩㈢用中指使力壓燕口穴（嘴兩旁口角）計九次，稍擡頭可疏導腸脾。

㈩㈣用中指壓承漿穴（下巴顎——下唇緣凹處）計九次，可舒暢心胸。

㈩㈤壓完承漿穴，然後逐步用中指向上移，壓到聽宮耳珠旁，按摩聽宮穴九次，預防眼疾，可治耳鳴。

㈩㈥雙手中指再上移壓到太陽穴兩眉梢旁邊，用力按摩太陽穴九次，可治感冒頭痛，清腦明目。

㈩㈦用大拇指及食指拉耳垂九次，防眼疾，彈耳輪九次，用前三指按壓耳輪，可使肝火下降，通內臟穴道，使五臟舒服，也防眼疾，心氣平和，其上耳通心、中耳通肝、下耳通腎。

㈩㈧用左手二、三、四指頭敲百會（頭頂正中央）九次，可提神醒腦，散頭熱、去心火，激盪百脈舒暢，降血壓。

㈩用右手壓左手合谷穴計九次，可使大腦舒暢。工作時情緒不爽，以右手捏住左手合谷穴約二分鐘，心情卽爲之舒暢。

㈪用左手壓右手合谷穴計九次，可使小腦舒暢，又左右大拇指捏壓合谷穴，止痛各經絡，治背酸。

㈫用右手壓左手第四指與第五指中間之經絡（中渚穴）計九次（最後一次要久一些），可使膀胱舒暢（左膀胱、右內腎）。

㈬用左手壓右手第四指與第五指中間之經絡計九次，最後一次要久些，可使內外腎、脾臟、肝臟舒服。

㈭壓左手腕、手掌後凸骨前，以大拇指中指按九次，可使胸部大腦、脊背舒暢，降高血壓。

㈮壓右手腕九次，可使膀胱、外腎攝護腺、胞宮舒暢，並治糖尿病。還具安神作用。

㈯壓左手臂九次，可使左心旁舒服，以大拇指中指自手腕處量到內側肘中間按九次，此筋連通心臟，可降血壓，心臟左右各心房舒暢。

㈰壓右手臂郄門穴九次，可使右心旁舒服。

㈱摩擦手心發熱，按摩後背腰部三十次，可使內腎舒服，強腎臟。

㈲將手心擦熱，包膝骨以按摩膝蓋下足三里穴（膝下四指處微外側）三十六次，可治風濕病、關節痛諸症。無名指按足三里穴，能治胃病。

(廿九)活動眼睛的瞳仁，左轉右回九次或十八次，中停五秒（閉目養神），再右轉左回九次，中停十秒閉目，然後睜眼靜看遠處十五秒，可使眼神有力，強化眼機能。

(卅)活動手腳如甩手、提腿、踏步，使全身平和、心情開朗、安定血氣。

(卅一)做畢一小時內，不可飲冰水、吹風等。

附談塑膠按摩板與健康拖鞋

按古代中國功夫傳下之病理按摩書說明，人體器官有一毛病，就會反射至雙腳腳掌和腳底。倘若有病，或任何器官不夠健康時，在反射區按摩就會疼痛，健康的人是不會的。這是因爲人體有病時，會產生一種尿酸晶的毒素集結在反射區，若常按摩反射區，按摩後多喝開水，如此尿酸晶會慢慢消失，血液循環得以加強，病患處也會慢慢健康起來，但按摩每日至少一次，每次十分鐘至半小時，按摩後多喝開水，目的在幫助排泄，至於水果及蔬菜中的水分，並不能用代白開水。

按摩可分手工按摩與腳踏按摩兩法。手工按摩頗爲費力費時，不如腳踏按摩簡單易行。腳踏按摩係藉用一塊塑膠板，板上具有大小不一如鵝卵半圓塊狀之凸起，每天在板上踩五分鐘，就能增強血液循環，促進新陳代謝，強化體內器官功能，達到強健體格之效果。板上小型圓塊可抵觸到腳底深部之反射區和肌肉組織，刺激血液循環，大型圓塊對脊柱之反射區（位於腳弓內側邊）有刺激效應。吾人可利用每晚看電視時間邊踩邊看，用全身力量向下壓，即可達到按摩之目的。心臟病患者按摩一分鐘便可，糖尿病患者不超過五分鐘，脊椎反射區不超過三分鐘，頭痛或渾沌不清者，則應踩在按摩板最小顆粒上，頭部反射區位在大拇趾下，然後用另一隻腳踩在腳背上以增力量。至於眼睛按摩反射區則在右腳拇趾邊的第二、第三趾下凹處，對準了小顆粒，再用左腳在右腳背上加壓下去。陽萎加壓右腳後根底正中處，此無異按摩睾丸也。

大陸近出產一種塑膠健康拖鞋（sandales Acu-Massage），鞋墊上有很多塑膠釘狀物，每天穿上半小時行走，只要不感疼痛，便有按摩似地舒暢。由於腳底有很多穴道，經刺激後對人體健康大有助益。

皮膚與經絡美容

認識皮膚

皮膚之美妍、健康與色澤，最爲人所關切，亦頗易引人注目。愛美之心，人皆有之，正因如此，愛護皮膚之重要，不言可喻。皮膚與身體之健康，密切相關，人人都嚮往青春而富有彈力的美膚，但由於內在、外在因素的影響，皮膚會產生種類繁多的疾病。

皮膚厚度成年人約爲二毫米，但臀部、手掌、腳掌的皮膚厚度則在三、四毫米之間。兒童皮膚遠較成年人爲薄，新生兒皮膚僅厚一毫米。毛髮多少因人而異，隨着年齡不同，毛囊數目也有增減。汗腺遍佈全身，約有三百萬個，一晝夜汗液之分泌約有九百克以上。健康的成年人一周內分泌的皮脂在一百至三百克中間。皮膚裏雖無大血管，但有衆多的毛細血管，卻容納了人體循環血液的三分之一。皮膚含水量約佔人體全部水分的四分之一。此外皮膚還參與呼吸運動，二十四小時內由皮膚呼出的碳酸氣，佔肺呼出總量百分之二，吸入氧氣佔肺吸入總量百分之點五到百分之一。由此可見，皮膚對人體作用是多方面的、複雜的，而且也是十分重要的。

皮膚與毛髮

人體的各種組織和器官都是由三胚層分化而來，皮膚主要來源於外胚層和中胚層。其中表皮及其附屬器官如毛髮、指趾甲、皮脂腺和汗腺的上皮來源於外胚層，眞皮和皮下組織則來自中胚層。從外觀上看，皮膚只是薄薄的一層，但在顯微鏡下觀察，則有三層，最外一層稱爲表皮，沒有血管，也沒有神經；中間一層稱爲眞皮，裏層稱爲皮下組織。這兩層有神經、血管、淋巴管、汗腺、皮脂腺、結締組織和脂肪，還有各種毛髮與相連的指趾甲、毛囊等。毛髮分三種：

1. **毳毛或稱毫毛**：短而細軟，分佈在四肢和軀幹。

2. **短毛**：粗而短硬，如眉毛、睫毛、鼻毛。

3. **長毛**：粗而長軟，如頭髮、腋毛、陰毛、鬍鬚。

人類皮膚又分乾性、油性和中間性皮膚。皮膚好像一面鏡子，反映出生活機體一切複雜的機能、疾病和不舒適的現象。皮膚是人體的重要組成部分之一，其功能一是被覆着整個體表，以抗禦外來的刺激；二是經常參與機體的各種生理和病理的變化過程；同時皮膚有豐富的神經感受，反映機體內在的各種變化。

皮膚表面有一層薄薄的酸性皮脂，不利於病菌的生存與繁殖，同時表皮角質的不斷脫落，汗液的分泌都可以把黏附在皮膚上的細菌清除掉一些，因此在清潔完整的皮膚上，病菌是難以生存侵入的。由於表皮堅韌，眞皮具有彈性，加上皮下脂肪的軟墊作用，因而皮膚能緩衝外來壓力，保護深部組織和器官。人體除疼痛的感覺外，還有冷感、熱感、觸覺、壓覺等，那是外界的各種刺激，先作用於各種神經末梢，經過脊髓傳導到大腦分析，然後產生的不同感覺。譬如皮膚病最常感覺的就是癢，而癢感的神經末梢主要分佈就在表皮內。皮膚發癢宜用含石炭酸的藥皂。

人的體溫總是保持在攝氏三十七度左右，當外界氣溫降低時，皮膚毛細血管收縮，血流量減少，立毛肌收縮，排出皮脂保護皮面，阻止熱量的放散。當外界氣溫升高時，皮膚毛細血管擴張，血流量增多，流速加快，汗腺功能活躍，而水分蒸發亦多，連帶熱量透發。皮膚就是依靠輻射、傳導和蒸發來維持體內外溫度的相對平衡。

分泌與排泄的作用同樣重要。皮脂腺的分泌不僅能潤澤皮膚和毛髮、保護角質層、防止水、化學物質的滲入，且有抑菌和排出體內某些代謝產物的作用。汗腺的排泄常與氣溫、衣著、肌肉的運動及精神因素等有關，而皮脂腺的分泌，與氣溫、年齡和飲食有關。還有當眞皮受到抗原物質刺激後，可以引起機體的免疫作用，例如接種牛痘，可以預防天花，接種卡介苗，可以預防結核病等。

探討衰老原因，外因包括環境、社會、營養狀態等，內因包括分子、細胞、器官、遺傳等。防止皮膚衰老是個十分複雜的問題，首先要加強皮膚功能的鍛鍊，注意皮膚的清潔，保護精神的愉快。「生氣催人老，笑笑變年少，笑一笑，十年少」的流傳諺語，也有道理。飲食多樣，新鮮清淡爲佳。昔人云：多食鹹則血脈凝而變色，多食苦則皮槁而毛拔，多食辛則筋急而爪枯，多食酸則肉胝䐢而脣揭，多食甘則骨疼而髮落。偏食五味既有所傷，自易發生早衰現象。

化粧品的使用

使用化粧品，須用得其當，根據皮膚類型而選用，如果皮脂特別多者，可用熱毛巾在臉上濕敷十分鐘，而後用含硫或硼酸、或麝香草酚的藥皂洗滌，以保持顏面皮膚的潔淨，從而有利於皮脂腺的分泌。皮膚上有黃褐斑，俗稱汗斑者可選用珍珠霜，皮膚早衰、皺紋較多者以選用含有荷爾蒙類的面脂爲宜。總之在選擇面脂時，要注意面脂的基質以羊毛脂、植物油、甘油、動物油脂爲宜，而面脂的配料，則以蜂蜜、蛋黃、杏仁、桃仁、珍珠等較好。存放時間不宜過長，以防變質。如經濟條件不許可，不妨用甘油五〇毫升、冷開水廿五至五〇毫升，充分混勻外塗，每日一至三次，可使皮膚柔軟，光澤增加。爲保持頭髮的色澤，宜儘量少用吹風機，多補充一些在頭髮生長過程中所必需的鐵、硫、矽和維生素A等營養食物。

由人體內機能失調而引起的皮膚疾患，美容化粧只能暫時收效。其機能失調有多種情況，如水分不足，未能淨清血液中廢物，血液污濁所吸收的脂肪未能轉化成熱能等，都會影響皮膚。水分不足會使皮膚起皺紋，生疹粒；如脂肪的分泌異常，就會形成脂性皮膚或皮膚疹，如性激素失調，便會生雀斑。

神經不安定會導致情緒波動疲勞，緊張不安的生活有害身心的交感神經，間接造成皮膚老化。寧靜生活對美容易於收效；舒暢喜悅的情緒，不只身心有益，甚至對皮膚亦有裨益。

皺紋是皮膚老化的一種現象，一般而言，皮膚細胞失卻脂肪和水分而老化的原因，是消化機能失調、雌激素減退、運輸營養和氧作用的血液汚濁、微血管的循環血液欠佳等等，表皮便會陷下而成皺紋。

經絡護理美容

經絡護理美容刺激法一定要有耐心，實踐三個月以上，肌膚經新陳代謝始能回復柔潤，若不能持之以恒，徒屬枉然。

此法所用毛刷最宜是獸毛刷，如馬鬃毛刷、或其他毛刷、或絲瓜筋亦可用。當我們入浴後，塗上健膚膏或爽身粉，然後按擦，最爲有效，當然其他時間行之亦可有效，每日以一次爲原則。

經絡護理美容刺激法內容如下：

㈠首先由上而下用毛刷或手指強烈刺激胃經走向的足部五次以上，部位是雙腿外側。

㈡足部三焦經和其他經絡錯綜在一起，由上而下局部刺激五次。

㈢足部腎經和肝經頗接近，由上而下用掌或毛刷柔和地斜刺激十次。

㈣循着手外側的大腸經、三焦經、小腸經三條經的刺激，由肩周部至指甲作強力刺激，以手

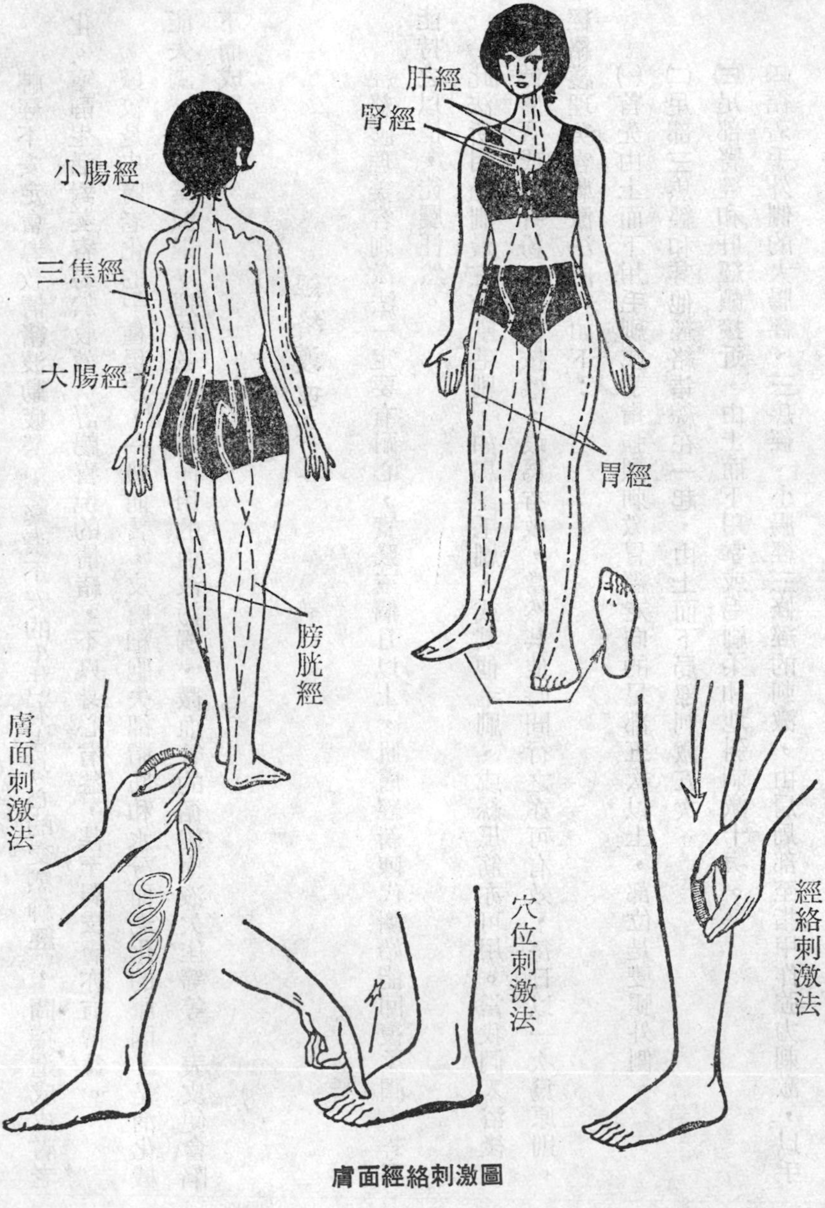

膚面經絡刺激圖

掌或毛刷作垂直刺激五次。

由於刺激背脊中線的中樞神經，可使通往體內各臟器的神經趨於正常，而局部刺激可使圍繞各臟腑的筋肉柔軟起來，所謂藉經絡刺激而達到美容之目的，其要旨不外於斯。易起雀斑的人，多數是因爲腎機能失調，肝機能低降，再加上情緒不佳，臉部的黑膚症便更是嚴重。

施於經絡首先用手或刷由下而上，同時按刷足部的腎經和肝經，使肝腎機能強化起來。其次刷足底部，用力按壓足窩處的穴位稍上方，再是足內踝骨上方三寸處的正中部位，用指壓刺激，然後用指從足內踝骨處，一路沿着腎經按壓至其上方六寸部位的經線刺激，這可強化腎機能。最後刺激整個背部，由背脊正中線從上而下作強經線刺激，然後用毛刷沿正中線兩旁左右向外橫刷，那是圍繞着肝臟、腎臟的肌肉，以及達到肝腎的自律神經中樞加以刺激，可促進其功能，全背經受刺激後，雀斑便日漸消除。

眼部經絡美容

爲求青春常駐，一定要預防水分和脂肪的減縮。首先要保持消化機能的強化，此可藉刺激胃經的大腸經、小腸經以促進之。女性都渴望有豐滿柔美的皮膚，最擔心魚尾紋的出現。魚尾紋是由眼尾角開始起皺，再由眼瞼下擴至內、外眼皮（卽大、小眼眦），年華老去，卽雖細微皺紋也難除去，皺眉時更爲顯著。最好使用調整身體內部的經絡美容法，此可在辦公室，或入睡以前，隨時隨地皆可行之。臉部由於有豐富的神經，故較身體其他部分的肌膚容易蒼老。眼部經絡美容法如下：

㈠首先用兩手中指向鼻樑按住雙眼大眼眦，每五秒作強按壓五次。

㈡同樣用中指強壓眼下眶（卽眼窩下）部位，垂直壓之，以防壓到瞳孔，也是每五秒鐘壓五次。

㈢離雙小眼眦（眼尾角）旁二、三分左右處，作強穴位刺激，每五秒施行五次以上。

這種方法是鎭定視神經，直接刺激眼睛周圍皮膚而改善魚尾皺紋，不過還要和上述經絡軟柔皮膚的方法一起運用始行。

刺激經絡美容

上了年紀，肌膚老化轉粗是無可避免的事，皮膚下層保持有豐富水分，就可維持皮膚的滋潤。爲補足水分，每天要攝取適量水分，或用溼潤毛巾，或用蒸氣直接溼潤皮膚，亦有助吸收效能。但是經絡肌膚護理是從根本上保持青春長駐，施用經絡刺激可自然而然地調整複雜的神經作用，爲求營養和水分的吸收，進而使代謝機能亢進，需要刺激有關美容的七條經絡。按人體共有十四條經絡，有關美容的七條計爲陰經中的腎經、肝經和陽經中的胃經、大腸經、小腸經、三焦經、膀胱經。刺激經絡可保持自律神經的平衡，進而促進臟腑機能活動，起碼也可減少致病因素。刺激有關美容經絡之方法如後：

㈠輕度刺激足部腎經和足部肝經內側三次。

㈡強度刺激足部胃經，由上而下三次。

㈢作螺旋狀刺激膀胱經三次。

㈣用毛刷或手掌直角地將手大腸經、三焦經、小腸經三條經絡同時作經線刺激，由腕部至指端部作三次刺激。

㈤合攏四指由下顎至太陽穴柔和按擦臉頰腎經五次以上。

㈥用中間三指併攏刺激臉部肝經部位，即指端向上，由下顎、口角、鼻翼側、眼部至額部，再由髮際退回下顎，反覆按擦五次以上。

前四條的經絡刺激，是促進與美容有關的臟腑器官機能活動，每次入浴時輕度刺激便可。五、六兩項臉部肝、腎經的刺激，對促進腎機能的攝取水分，以及肝機能的新陳代謝有益。總之刺激皮膚可促進代謝作用，增強皮膚抗病能力。

改善粗糙皮膚

皮膚粗糙的因素，除外在原因外，亦有因誤用化粧品而產生者。過鹼性與過酸性的化粧品都會使皮膚粗糙。因為過多使用酸性收斂性化粧品，皮膚會不斷地收緊，神經和細絲血管不斷緊張，皮膚容易老化。倘過度使用鹼性化粧品，會提高肌膚代謝，容易引起鹼性皮膚炎。過酸性肌膚可用鹼性化粧品來調理，適當鹼性刺激可使皮膚汗腺及皮脂腺擴張起來，促進新陳代謝，倒能使皮膚保持青春。

改善糙膚方法很多，例如頭面功，用輕柔的動作按摩頭面部的穴位和皮膚，能疏通頭面經絡，改善頭面血液循環，對老年的頭面皺紋、鬚髮脫落、遠視、牙齒鬆動、聽力衰退等，均有防治效益。其中乾洗臉的動作，是兩手對掌搓熱，雙手十指略分開，使能佈滿臉上，從下頜腮部向上摩擦至額，經額中部向兩邊分開，連同眉部一起按摩至顳部，再向下經耳至下頜和腮部，為一次按摩循環，如此反覆多次，至面部發熱為止。而後用手梳頭，五指分開並屈指，從前額經頭頂直到腦後，做梳頭動作數十次。古有每日用木梳梳髮百遍，至老頭髮不落情事。此外如叩齒、運舌、提耳、捻鼻等，亦屬保健按摩。

紅臉之經絡美容

紅臉和情緒、體質等有緊密關係，主要是雌激素與雄激素失卻平衡，雌激素佔優勢而發生。由於自律神經中的副交感神經過亢，致使毛絲血管擴張，進而使膚表變紅。經絡刺激之道如後：

㈠在足膀胱經上由上而下用毛刷或布作螺旋狀地施行五次以上強刺激。
㈡在足腎經由下而上作輕度刺激五次以上。

㈢在足內踝三寸左右凹陷處，用拇指施行每五秒五次以上的穴位強刺激。

㈣由肩胛骨下緣至腰椎之間，由上而下作五次經線強刺激，再向左右外側作十次局部刺激。

㈤從耳後至鎖骨間的頸筋處的深凹穴位，用中指尖每三秒作五次強壓，而後在頸筋內側，併合四指，周而復始地由下而上強按壓至少五次。

以上用㈠的膀胱經強刺激來調整其分泌作用，其㈡㈢的腎經刺激，使自律神經安定，也使副腎機能，就是使雄激素的分泌作用正常起來。㈤的頸筋部位是迷走神經的副交感神經支配着的位置，強壓這位置可抑制副交感神經的作用。以上的護理全部需要強壓。

胸圍曲線之調整

女性調整胸圍的曲線，不僅調整乳房的形狀，也要將乳房周圍過多的脂肪減去，否則乳房隆起，胸腰如竹筒也欠美觀。按乳腺從思春期開始發達，這是形成女性美的典型部分。乳腺主要由兩種刺激促成乳房發育成長，一是與妊娠有關的雌激素，另一是從皮膚直接刺激乳腺，而以乳房下側至腋下的皮膚爲最顯著。肝、腎、胃經等都通過乳房，有令乳房發育的穴位，刺激此等穴位，其效益顯。調整胸圍之經絡刺激法有三：

一、理療法：將雙手指合攏，挾在脊骨兩旁，小指按住頸後有瘰癧狀的大骨，由上至下的指序是小指、第四指、中指、第二指，頭要向後仰垂，用指尖強壓爲一個動作，每十秒鐘做五個動作。

二、擰轉按摩法：首先將右手手掌圍繞着乳房，另一隻手放在心窩上，逐漸推放到胸谷間，由乳頭稍下位置起，至腋下用力揉擦，再由腋下向上用力推上，此時手的動作是兩肘平放，肩部作大旋轉狀，用力向上推舉，最後由乳房上方開始至中間胸谷，稍用力柔和地輕擦。以上成一組動作，按擦十次後，再施予左方十次。

三、搽油摩擦法：首先用右手掌托着右乳房，手指併攏，再將左手輕放在右乳房上，指也合攏；而後右手沿着乳房線條之勢，用掌心向上托，左手順着圓勢輕輕按下。此動作施行十次以上，然後交替用左手托着左乳房，改用右手放在左乳房上，同樣也來作十次動作。因其刺激頸後脊骨，可增強乳房發育，按旋轉按摩或塗上油脂後的刺激，可直接刺激經絡和乳腺，故有促進乳房發育之效。旋轉按摩因是從肩至臂的肘部挺力來向上擦乳房的關係，使牽拉着乳房的胸肌多活動，致可收隆胸挺乳之效。塗上油脂按摩整個乳房，可增加乳房彈性，若再包括依照沐浴時的按摩方法實踐三個月後，乳房可望隆起二公分。

生殖器官機能欠佳或發育不全的人，自然對乳房發育有所影響。可用刷或硬布來按摩股間部位，以達到直接刺激生殖器官、促進機能亢進。另在腰部脊骨由上而下刺激五次，作經線強度刺激，可促進支配生殖器官的中樞神經，有利於子宮、卵巢等之發育。倘這些器官順利發育，自然可促進乳腺功能活動，因而收隆胸之效。

如果乳房下垂是由於胸肌失卻收縮作用，進而使乳房失卻彈性，或者乳房四周脂肪過多，致使乳房鬆弛下垂，或因產嬰哺乳，乳腺活動亢進，導致乳房下垂鬆弛的話，則施行胸式呼吸法，不失爲提升下垂乳房之良方。

其法在胸前乳谷間前方十公分處合掌，合掌時肘張展開，視線斜看上方。而後挺胸翹首在四秒內吸滿空氣，合掌時儘量用力，肩臂自會發抖，左右肘至臂合成一字形是其關鍵。最後用四秒鐘徐徐呼氣，去力放鬆，一呼一吸共八秒鐘爲一次，以呼吸八次爲標準，盡可能八次以上。如此運動可使胸肌收縮，乳房提升，並可使乳房外圍（胸腋脇下）之脂肪減少。只要早晚耐心認眞行之，自能立竿見影。總之，以上所提之旋轉按摩法與胸式呼吸法，可收健胸隆胸之雙重效果。

護　膚

護膚的食品如雞蛋，它具有皮膚所需要的營養：蛋黃可滋潤乾燥的皮膚，蛋白摩擦起泡後可做面膜以期減少皺紋，或混合檸檬汁、麥片粉，或酸乳酪搽在面上，過十分鐘再用清水洗淨。還有吃的飯粒也可用做護膚品，輕擦面孔，而後用冷水洗淨，有助除去死皮細胞，令皮膚恢復光滑。青瓜面膜有滋潤皮膚作用，將青瓜去皮籽，切小粒放入攪拌機中，加脫脂粉調成漿狀，搽滿全面，但眼部周圍除外，等二十分鐘用溫水洗去，令皮膚增添光澤。紅蘿蔔是很好的潔面劑，將它煮成軟泥，冷後搽面，數分鐘後用清水洗去。

脫髮之挽救

脫髮是由情緒引起，情緒可使神經緊張，而自律神經中的交感神經一旦緊張，則毛細血管使養分不能到達根部，致頭皮與毛根間產生間隙，造成毛髮脫落。按毛髮脫落，八成以上的人皆屬神經性脫落，亦即由情緒引起。脫髮惡化，會引起情緒焦急不安，交感神經更緊張，而毛髮脫落更厲害。不過倘能施以適當護理和穩定情緒，可望恢復原狀。其法如後：

㈠沿着足腎經由下而上作局部輕微刺激五次。

㈡在足內踝上方三寸位置中點處，用拇指按，作每五秒五次以上的穴位刺激。

㈢從頸後髮際至耳後處之間，分成三點部位，每點處強壓三秒，最後在耳下後方處每三秒向上壓五次。

㈣在脫髮處周圍有旋律地抓揉按摩整個頭部。

刺激㈠和㈡的足腎經，可消除或防止由情緒不穩定而起的副腎內分泌異常，㈢是透過交感神經的部分，在該處作強壓，即可抑制交感神經的功能活動。頭部按摩可促使毛細血管的血液循環作用。但必須有耐心，此法有促進毛髮、助長新生的功效。

一般頭部普遍脫髮，愈脫愈稀，而以極度神經質者為最，這些脫髮現象，皆是當男性激素佔優勢時更為嚴重。

㈠沿着足腎經由下而上作五次局部輕刺激。

㈡在足內踝上方三寸部位中點處，用拇指每五秒作穴位刺激五次以上。

㈢在足膀胱經或經絡之間內側整面，由上而下作五次強度局部刺激。

㈣在頭皮質部塗上營養膏，用指尖耐心地反覆按揉。

刺激㈠和㈡的腎經，可解除情緒不穩定，施以㈠㈡㈢的刺激可使性激素的失衡回復正常。整個頭皮變硬而薄，用㈣的方法耐心按摩頭皮，可使狀況改善。

第六篇 老人與老人科學

養生與延年

本講座所闡述的是如何使人類健康而長壽，既要長壽，必須健康，既欲健康，就必須防止衰老，因此在開宗明義第一篇裏，就一再不厭其詳地、反覆論述衰老的成因與防治。今日世界先進國家平均壽命已屆八十高齡，整個社會進入老人社會，老人的健康與福祉已獲得國家普徧的關懷，老人科學已成一門綜合的新與科學，因此特選擇幾個與老人有切身關係的問題，再爲闡論。

人類潛在的生命有一定期限，養生論云：上壽一百二十，以此來說，六十歲才不過走完人生旅途的一半，進入老年後還有一段漫長的路程，在這漫長的路程裏，吾人必須注意生活起居，加強保健措施，特別是預防疾病的發生。當然長壽爲人人所期望，但長壽不能帶病延年，而是要身心健康，能繼續爲社會作貢獻，思維能力尚可，精神情緒正常，行動自如，生活能自理，防病就能益壽。

延壽的條件很多：

㈠長壽與遺傳有關：長壽是沒有遺傳因子，但祖父母、外祖父母、父母、叔伯、舅姨等多長壽時，則至少沒有增加疾病危險的不良遺傳基因。

㈡體重不足與過重，會影響人的壽命，宜攝取合理營養，過猶不及，此外須多運動。

㈢飲食對血液最好經常保持弱鹼性，因酸性食物吃多，易患高血壓、腦中風、胃潰瘍、腎臟炎、胆結石、糖尿病等，可說是肉類過食作怪，亦稱爲動物性蛋白質中毒。一般蔬菜屬於鹼性的較多，是故鄉村人較城市人多食蔬菜，因而較多長壽。

㈣情緒平靜、心志淡泊者能長壽，狂歡、暴怒、驚駭、悲傷者能促壽。

㈤適當的運動，與家務庭園操作，有益長壽。

㈥充分睡眠有助健康，例如象鶴，食飽便閉目靜睡，壽命超過百餘歲。

㈦娛樂是振作精神的良藥，足以提高工作效率。

老年人的合理營養

要長命百歲，必須重視飲食調理，飲食為人體營養的主要來源，而合理營養則指營養素比例合適。

老年人臟腑功能減退，消化力弱，易於傷食，切勿過飽，亦不宜吃得過鹹，否則會使鈉在體內瀦留，引起水腫、血壓增高，並牽引腎臟的負擔。飲食熱量不宜過高，以防肥胖，能量過剩，易得冠心病及糖尿病。所以飲食合理節制，可防範老年人的衰頹。概括地說：老人的飲食要低熱量、低脂肪、低糖類、充分的蛋白質和維生素，以及適當的無機鹽，如鈣、鐵、鋅等。

㈠首先要了解營養平衡的原則，每天配齊五大類基本食物，同時多喝水，使幫助稀釋並排泄體內的毒素，進而刺激腸蠕動，則糞便能迅速排出體外，減少毒素對腸壁的毒害，因而又能預防大腸癌。

㈡選擇當地盛產之新鮮食物，則價廉而物美。其次纖維素可治便秘，預防痔瘡，並能抑制膽固醇之吸收。水果中之果膠，亦能協助大便暢通，只要沒有糖尿病，不妨多吃水果。此外飲食宜溫熱熟軟，忌黏硬生冷，以利消化。不要偏食，不要過飽，寧可少量多餐，餐後閑步，以免肥胖，食消則無百病。若干營養專家主張早餐豐富，且可吃肉類，中餐簡單，分量適中，晚餐則以蔬果類爲佳。

㈢倘胃口欠佳，不妨變換烹調方式，偶到餐館小吃，或邀同親友餐敍，換換口味，刺激食慾。高齡人不妨多食粥，再配以各種滋補品，作爲食療，食後漫步以助消化。

㈣老年人咀嚼力大不如前，爲適應牙齒，可選擇軟質食物如魚、豆漿、蛋、麵條、肉末、菜泥等。一種混合濃湯，可充飢飽，又富營養。法將一些蔬菜，如四季豆、芹菜、蘆筍、洋葱、義大利黃瓜等，選擇一兩項放入鍋中加鷄湯、或肉湯煮軟，再加黃瓜連皮煮保持青綠，混合已煮熟之半碗白飯，或煮爛洋山芋一個，全部放置果汁機內，加以芫荽、鹽、油，緊蓋，用高速打成糊狀，如愛稀薄，可多加鷄湯，色澤翠綠，美觀可口。如採煮熟之洋菇或胡蘿蔔，分別作成其他濃湯，則洋菇湯呈暗赭色，胡蘿蔔成橘紅色，交換來吃不同之味，但一定要混以米飯、洋芋，才夠稠濃。年老體虛，胃的收縮及蠕動能力低降，營養攝取能力大差，蛋白質、維生素、鐵、鈣等每感不足，更須補充牛奶類食品。

㈤家中常備些現成食物，如冷凍肉、蔬菜、罐頭食品、牛奶、蛋、粉絲等以應不時之需。任何食物在冰箱中解凍而仍保持華氏四十度以下，即可再冷凍；如在室溫中放置一天，則微生物漸漸孳生，食之會出毛病。購買肉類宜注意包裝日期，如不馬上食用，應儘速放入冰庫，最好先分爲一餐量一包，用塑膠膜包好，如再加一層鋁箔包裹，則持久而不乾涸。罐頭如兩端呈膨脹狀態，或罐面生銹，不免產生化學變化，或受到微生物作用，宜棄置。罐頭打開如一時不能食完，應即轉放於瓷碗中，加蓋放入冰箱。

㈥人類爲防衰老，宜服用維生素E、B羣、卵磷脂等，減少煙酒，而不是亂服壯陽劑。

㈦老年人不宜吃太強的刺激性食物，不宜食冰寒生冷的食品，否則易引起胃痛、腹瀉以及腸道細菌感染。更不宜吃焦化食物，因食物烤焦，會發生不完全的分解，並產生能致癌的苯幷芘。烟薰食品因煙中含有苯幷芘，故受其汚染，常食必有害身體。還有發霉、變質的食物，霉中含有致癌的黃麴素，能傷害肝臟，變質食品則易使人中毒。

㈧老年人不該飢一頓、飽一頓、偏食、暴食、乾硬、油炸，均非所宜。飲食不可缺少青菜、水果與粗糧，因其含有纖維，能使糞便軟化，並清除腸道有毒與致癌物質；又可降低胆汁和血清胆固醇的濃度，防治動脈粥樣硬化及胆石形成。纖維食物易使人產生飽滿感，且可減肥。飲食中選用一部分粗糧，如小米、玉米、麥片等，對老人健康大有好處。含纖維多的蔬果，若不細嚼，則易引起胃腸道的不適，或脹氣。對此可根據不同的食物，採用切細、磨碎、煮軟等予以改進。如患有胃腸潰瘍或腹瀉者，則應限制適用。

老年人愼防疾病纏身

人過六十五歲後，體力衰退，生理機能漸差，老化日形顯著，常見現象有脂肪積聚在腰腹、肌肉萎縮、關節僵硬或腫脹、血管柔度漸減、肺部吸氣能力減緩、腎臟功能減半、膀胱功能削弱、腎上腺和腦下垂體分泌荷爾蒙減少、皮膚乾燥、眼鏡水晶體逐漸渾濁、視覺漸趨模糊、聽覺靈敏度欠佳、牙齒鬆脫、咀嚼力弱、脾胃也轉弱，影響消化，人體生命所需的物質乃感供應不足，有時一種器官上有多種疾病存在，年齡愈大，此種情況愈著。疾病一旦發生，要想完全治好，頗不容易，蓋往往顧此失彼也。

褥瘡

老年人長期臥病床榻，自主翻身困難，固定部位受壓，皮下組織缺血，血流不暢，遂引起皮膚潰爛，此卽所謂褥瘡，通常多發生於臀部、膝部、尾骶部、肩胛、踝關節的外側、足跟等，有些坐輪椅者也會發生褥瘡。褥瘡不易治癒，只有事先預防，在易受壓處墊以海綿墊、綿圈等，骨隆起部分可用百分之五十酒精或白酒、潤滑劑、滑石粉等作按摩，或用溫水毛巾濕敷，每次十分鐘，以促進血液循環。幫助病人每隔二、三小時翻身一次以分散壓力。皮膚乾燥脫屑者可塗乳霜，或百分之三十甘油水。如出現水泡可塗紫藥水，如有局部壞死破爛，須每日換藥，或用生肌散，甚至白糖塗敷，促進組織再生，並抑制細菌生長等。

流行性感冒

每年十二月、一月和二月爲流行性感冒之顚峰期，老年人必須於十月、十一月初及時預防注射。由於老年人、小孩與已有慢性病者，流感往往易轉爲肺炎，而肺炎又常會危及老人之生命。預防注射後，不無發生發燒、肌肉痠痛或全身不適情事，不過這是短暫現象，不會有其他問題。

流感可能感染到任何年齡的人，輕微者熱度約在華氏一百度左右，一般症狀流鼻水、咳嗽、惡寒發熱、頭痛疲倦、背腿酸痛，大部分患者會在十日內恢復，體弱多病者易產生併發症，後果嚴重。健康欠佳如腎臟、心臟病、糖尿病、貧血、哮喘、癌病患者，也該接受預防注射。

維持體重

老年人身體過瘦也非理想，營養不足，使血液能力減低而成貧血現象。可提高鉀量，有造血作用。如因其他病變引起貧血，身體抵抗力減弱，易遭細菌感染，得肺炎或其他傳染病機率轉高。

設法來自我調整，維持合乎標準的體重，一般男人身高一六六公分，正常體重是五二公斤至六四公斤。骨格粗壯，肌肉發達，當然很理想，其次是熱量的控制，也就是食物熱量之攝取不宜過多，使血液裏血脂肪量減少，可減輕糖尿病、痛風症、心絞痛、腦出血等病之困擾。中年以上的人如血中膽固醇或甘油酯升高，則應減食高膽固醇之食物與糖果、甜點等，糖尿病也該注意控制，否則易引起胃臟或神經系統病症。

同時過多的糖分吃後，會使血液中糖分降低，使人產生飢餓感而無法安眠。所以睡前宵夜以含複合醣和纖維素食物爲宜。如酸奶、牛奶中含有鈣、鎂，具有鎮定作用是。晚飯量少而清淡有助睡眠。食之過飽妨礙消化，或餓着肚子上床俱影響睡眠。咖啡、濃茶晚飯後更應避免。

如果發現體重明顯增加，應注意全身或局部有無水腫，如體重下降，則注意有無發生消耗性疾病，如甲狀腺功能亢進、結核病或腫瘤等。

足部健康的維護

走路有益健康，固無庸置疑，但足部健康之維護實有必要。例如腳底老繭，係由於過度摩擦而硬結變厚，可於入浴時用浮石磨去，或置以薄軟鞋墊。鞋子大小以能允許足趾活動爲準，大則易於鬆脫跌倒，小則足趾受壓而易產生鷄眼或水泡，又趾甲生進肉內，相當疼痛，應及早用短頭剪刀除去，以免化膿惡化。

老年人因皮膚乾燥，受寒冷刺激，使皮膚血管收縮，皮脂腺、汗腺功能下降，失去彈性，以致出現手指、足跟和足側發生深淺不一之裂痕，甚至還會出血。若常接觸肥皂和鹼，均易使皺裂發生。手足乾裂防治，於洗後塗上蛤蜊油、甘油或凡士林等護膚品，患處貼橡皮膠用資保護。飲食上宜多食深綠色蔬菜，並補充維生素A及E。

調節體溫

老人年紀愈大，身體愈脆弱，體溫較正常人為低，氣溫突變更為怕冷。主要是由於衰老，大腦體溫調節中樞功能降低所造成，此外還和基礎代謝率降低有關。研究指出：患者如鼻尖溫度低，是預後不良的指證。因為鼻尖溫度能代表機體周圍部分的血液循環枯竭，表示患者心臟及血管功能、循環血量及中樞神經調節功能等均處於危殆狀態。又老人由於體溫調節功能欠佳，故在酷暑炎夏之季，往往怕熱而發生中暑現象，外出時宜戴帽或撐陽傘。

注意中風信號

人過中年後動脈多少會硬化而轉脆弱，須重視早期信號，留心血壓，因腦血管病變最具危險，尤其在冬天，心臟病、肺炎、中風等發生可能性頗大，由於寒冷刺激交感神經，副腎就分泌微量荷爾蒙，促使血壓升高，加上其他因素，腦部細動脈便易破裂。一般中風預兆，半邊臉部或手腳軟弱無力，或突轉痲木，嘴角歪斜，流口水，語言不清，頭痛嗜睡等，當即讓患者躺平不能用力，頭側向一方，以防嘔吐物誤入氣管，忌緊張、激動、煩躁，並請出診最爲妥當，無論如何應保持室溫恒久不變，最忌乍冷乍熱。

此外中風的誘因，精神上的興奮、緊張等，都會引發血壓上升，有時夫婦口角，或參觀緊張刺激性表演，或玩牌、下棋產生之激動，導致突然病倒，腦血管破裂，勸君切勿生氣，乃保健長壽之不二法門。

心力衰竭的警號

原有心臟病老人，在一般體力活動後，呼吸脈搏的恢復比平時慢，夜間躺下後覺氣憋，還伴有下肢浮腫等現象，這時該警惕可能發生心力衰竭，應及早就醫。

老人初發心絞痛，或逐漸頻繁，時間延長，劇痛伴有冷汗，藥物漸趨無效，這多屬梗塞前心絞痛，會進一步轉爲心肌梗塞；有時老人患急性心肌梗塞可能無痛，而僅表現呼吸困難，脈搏間歇或細而快，常遭誤診。老人一些急重病，一般都有先兆，如能提高警惕，當可及時防治。

老年人的疾病容易產生連鎖反應，當某一部位受到侵襲時，則平衡頓遭破壞，各系統之間互相牽制，互爲因果，形成惡性循環。有的經過治療，恢復舊觀，有的則一蹶不振，急轉直下。如果心力衰竭或心肌梗塞等，加上腎功能衰竭，便容易產生水腫、缺氧、電解質紊亂、酸中毒等，且轉而又會影響對心腎功能衰竭，和肺炎本身的治療。或患有喘咳，劇烈不止，誤認爲感冒，縱服用強力止咳藥也無濟於事。實則是全身浮腫，牽連心臟擴大，進而胸腔積水，仍當以利尿劑制治，咳嗽氣促便隨即停止。要打破這一惡性循環，非常困難，治不如防。保持老人自身的調節功能平衡，允爲當務之急。

年老常有下肢、雙足浮腫情事，可能由坐久或站久所引起，也可能是腹腔內靜脈阻塞或下肢靜脈曲張所引起。單側下肢浮腫，則可能是該肢靜脈或淋巴管阻塞，如果稍活動後，伴有呼吸、脈搏加快、上腹飽脹等，要考慮慢性心力衰竭的可能。

老年人浮腫多與氣虛有關，年老體弱，往往肺氣不足，脾胃腎衰弱，氣虛不能運化以致水溼滯留而作浮腫，泛於肌膚之間，肢體困乏勞累，食少便溏，脘腹脹滿，面色萎黃，可服人參健脾丸與參苓白朮丸。老人多患腎虛，如肌膚之親、床第之歡過度，便傷腎氣，腎氣虛衰則無力化氣行水，小便不利，頭面四肢甚至全身高度浮腫，按之凹陷不起，腰酸肢軟，面色浮白，可服金匱腎氣丸。心肺氣虛，運血無力，而且水道失於通調，水液滯留，泛溢作腫，其症伴有咳嗽氣喘，胸悶憋氣，臥則加重，心悸氣短，小便短少，可服保元湯（人參、黃芪、肉桂、甘草、糯米）和五苓散（桂枝、白朮、茯苓、猪苓、澤瀉）。但老年人浮腫，大多起病緩慢、病程長，若腫勢嚴重，則成藥不易獲效，應覓醫詳查。如眼皮浮腫，可能是全身性浮腫的表現，或由心力衰竭、腎炎、肝硬化等引起，也可能是過敏或眼睛本身疾病的徵象。

老人肺結核

老年肺結核一般沒有典型的午後低熱、夜間盜汗等症狀，有些雖有咳嗽、咳痰，又常與慢性支氣管炎相混淆。由於老年身體抵抗力低，對外界反應弱，甚至作結核菌素皮膚試驗時，縱患有結核病，也時常無反應，故平時須留心，一旦食慾減退，體重減輕，精神不振時，就得作胸部X光照片檢查，如發現胸部有異常陰影時，除肺癌之可能外，還應想到肺結核之可能，特別是曾患肺結核之老人，最好每年作一次胸部透視，以便及早防治。

排尿

中老年人常有因大小便困難而產生疝氣、脫腸等現象。像攝護腺（前列腺）腫大、久咳不止或陰部肌肉衰老，以及其他非直接病因引起的，均屬間接疝氣。中老年人由於下體附近肌肉老化，支撐力減弱，所以老人不宜從事過度用力的運動或勞動。

老人有些輕微症狀，常被忽略，例如盛宴後不久，小便臭味難聞，這證明吃下的營養素經胃吸收後，送到肝部不接納，令肝腎負擔增加，於身體毫無益處，所以美味的東西也應節制。晨起小便濃濁，可斷定體內堆存的廢物不少，吃進營養物吸收有問題，應多喝開水。小便時沖激所生泡沫，如凝聚良久才能消散，表示身體並不正常。偶然勞動過度，血液裏氧化廢物也會由尿道排出，雖有濃濁，只要充分休息酣睡，就恢復常態。

老人肺脾氣虛，不能約束水道，則小便頻繁失禁，常覺小腹堅脹，滴瀝不禁，尿白體倦，語低食少，可服補中益氣丸。若小便色深而熱，尿痛尿頻，可服知柏地黃丸，年老腎衰，可致遺尿失禁，當益氣養血、扶正固本。至於嚴重失禁，是排尿的一種障礙，並非衰老象徵，須訪泌尿科專家診治。

當出現無痛性血尿時，應警惕泌尿系統腫瘤的可能性，腎結石也可能引起血尿，有的伴有腰背疼痛、尿道部位絞痛、急性膀胱炎或前列腺病變，都可引起血尿。尿頻尿痛，排尿不盡，總有尿意，要考慮是否有膀胱炎或尿道炎，男性老人排尿不暢及夜尿增多，常是前列腺肥大所致，如明顯增大，可能發生排尿困難，甚至不能排尿。遺尿在地足以引起蟻羣時，可能有糖尿病，都要隨時找醫生診治，能作定期檢查才好。

肢體麻木

老人肢體痳木，是肌膚感覺失常之症，主因是氣血兩虛，肢體失養，其次是痰濕或瘀血阻滯、脈胳不痛而發。以補為主，如屬氣虛痳木，可服補中益氣丸；血虛痳木可服當歸補血丸；氣血兩虛可服八珍益母丸；氣滯血淤可服丹參片、活血通脈片；痰濕鬱結可服天痳杜仲丸合二陳丸。

也。但有的麻木則是中風的先兆。古醫謂凡人如感大拇指及食指麻木不仁，數年內有中風之疾。在發病前有指麻現象，故對麻木一症，不可輕視。

老人口乾症

口乾症得分生理性口乾與病理性口乾兩種，前者老人由於新陳代謝功能減緩，所有組織器官功能都在減退，唾液腺也不例外，它的腺細胞萎縮，腺導管變性，唾液分泌量減少，唾液成分變化，終於出現了口乾症，而到夜間往往加甚。後者如患有糖尿病、更年期綜合症、甲狀腺機能亢進、貧血，以及服用鎮靜劑、安眠藥、降壓藥、胃藥、止咳平喘藥、抗過敏藥者，也經常發生口乾的副作用。目前已知有二五〇種藥物可以引起口乾。

無論生理性口乾或病理性口乾，現尚無特效療法。中醫則着重補腎滋陰藥物治療，雖有一定效果，但療程長，見效慢。經常飲些西洋參茶，可以生津止渴。此外，有種人造唾液，專供口乾病人用的，它能促進唾液分泌，改變唾液酸鹼度，維持口腔黏膜溼潤成分，並含有唾液蛋白質形成必不可少的微量元素，不但緩解口乾，還能促進味覺，幫助咀嚼。

老年性癡呆與健腦

老年癡呆症是六、七十歲以上老人易患的疾病，其中以老年期及早老性癡呆症爲最普遍。健忘是一般老年常有現象，往往不認爲病，誤爲一般老人應有的緩慢反應的動作。倘若健忘程度較重，比如剛放在某處東西轉眼就找不到，徘徊在街上不知如何回家，自己孩子或熟朋友的名字一時說不出來，主婦燒飯忘記放水，給學生上課會突然忘卻講課的內容，不知下面該講甚麼，忘記約會，家人屢屢提醒他該做的事卻一轉身忘了，多次告訴他卻依然記不住，但早年事件則仍清晰牢記；對以往的嗜好及活動漸失興趣，脾氣也顯得暴躁而不近人情，孤癖、囉嗦、情緒不穩，忽視衞生，衣冠不整，常收集一些廢物視同珍寶；直到他變得像小孩子與兒女爭食時，家人才知道他是病了。這類症狀發展越來越嚴重，到了晚期即臥床不起，不能主動進食，喪失說話能力，生活完全不能自理，不知去厠所而隨地便溺，缺乏羞恥和道德感等。喪失最基本的防禦能力，不知逃避危險，甚至越牆而出，種種不正常行爲，顯得幼稚而愚蠢。

病患的主因是由於腦部某些生理化學過程因年老而衰退，腦部呈彌漫性萎縮，患者的腦子比正常的小而輕，引致患者腦部運作不正常，於是在記憶、智能、定向、辨別能力、工作能力各方面下降而無法勝任。

科學家認爲早老性癡呆症患者腦細胞中有鋁蓄積現象，或血液中有缺陷的蛋白質所致。有些研究認爲除微量鋁元素作祟外，或可能是大腦神經介質，特別是乙酰膽鹼的減少所釀成。此外，研究報告十五歲年輕父親生的子女，到晚年罹患老年癡呆症的可能性，較五十歲左右父親所生孩子要大四倍之多。

人老細胞組織和器官也隨着衰老，耳朵的聽覺逐漸減退，眼睛的視覺逐漸模糊，心臟和血管也漸硬化，腸胃消化吸收能力下降，精神能力活動降低，智力活動的敏銳性也一年不如一年。加以老年人腦子比青年人輕得多，腦室擴大，腦溝寬深，說明腦子有不同程度的萎縮。正常人的衰老是緩慢的，因病而衰老者短期內能衰退到癡呆的程度。神經細胞變性，神經纖維增生，神經膠質纖維的斑塊（老年斑）亦隨之出現。

又動脈硬化性精神病，有轉變爲老年癡呆症之可能。它主要表現是由於脂質代謝障礙，脂肪堆積在血管壁，管腔變窄，甚至阻塞，以致血供不足，造成血管周圍腦細胞壞死，腦組織軟化。動脈硬化性精神病既因供血不足所致，治療能否成功，取決於能否建立良好的側支循環，以及大腦本身的代償和貯備能力。活血化瘀的中藥，地巴唑、煙酸等等具有擴大血管作用的藥物，煙酸肌醇酯、脈通等治動脈硬化性冠心病的降脂藥物，皆可選用。

老年癡呆症與動脈硬化性精神病患者，最忌孤獨，與世隔絕，否則衰退更速。再者，需要有良好的護理，始能有助於病情的好轉。

原來人腦在懷孕五個月到出生後十八個月便已發育完成，到三歲時腦細胞數量便已固定到高峰，約一四〇億個，以後幼兒體重雖不斷增加，腦的重量卻不再增加，只有待外來的知識灌輸，負起指揮身體的思想、行動，與其他複雜的責任。越是不斷的思考和受到外來的刺激，反應越好，所以腦筋越用越靈，經常用腦的人，壽命也較長，原因是腦細胞受到刺激，會加強它的活動能力，倘廢置不用，腦細胞反而衰退，腦細胞不隨年齡增長而加多，若死去一個便少一個，但腦細胞不會因運用太過而失掉，相反地只會更堅強，只有懶於動腦的人，細胞才易衰退。

記憶就是以往經過的重現，記憶力的強弱與腦素質及腦細胞活動有關，二十歲左右青年腦神經數目達到巔峰，精力充沛，記憶力最佳，三十歲後降爲百分之九二，六十歲後爲百分之八三，而八十歲後便只有百分之五五，但也因人而異，也有高齡依舊耳聰目明者，畢竟不太多。

人到中年後記憶漸趨遲鈍，不過對事物的認識理解判斷則有所提高。記憶是大腦的功能之一，它分立即記憶、近事記憶與遠事記憶三種。記憶力衰退，主要由於腦神經細胞老化，細胞內褐色素逐漸累積所致，特別是立即和近事記憶更差。要延緩記憶力衰退，就要積極進行腦力勞動和記憶力鍛鍊，善用腦、勤用腦，不斷學習新知識，保持與社會交往，方可使智力發達，預防健忘。只要沒有神經細胞的疾病，就不必躭心。

腦細胞並非全部在活動工作，成人也不過百分之廿五在工作。大腦生理學上說明，頭腦活動力是由於腦細胞內具有正反兩種力量，相輔相成而成的。例如我們要做一件事，首先大腦細胞裏，便有要進行的活動傳達出來，這種訊息爲正作用；可是大腦裏又有不可做的訊息發生，來阻止其活動的進行，是爲負作用，如此正負作用在腦裏一層高於一層地撞擊不已，這就是所謂思考，到最後結論才付諸行動。正作用強是盲目的衝動者，而負作用強就成爲甚麼也不做的消極者，必須這兩種作用都配合得好，才能有所作爲，這就是我們所說的某某人很有頭腦。

腦細胞的養分是麩酸，麩酸是一種麥氨酸，爲構成蛋白質的氨基酸之一，同時須有維他命B_1、B_{12}的配合，才能使大腦細胞的正作用發揮出來，要有維他命B_6及泛酸配合，才能使負作用發揮能力。再加上供給氧氣充足的新血液，才能發揮高度的力量，產生高度的智慧。

天然食物中也存有加強記憶力之物質，如蛋黃、魚肉和大豆中的膽鹼物質，含量特豐，可供給腦組織製造乙酰膽鹼的原料，使人越發聰明。他如核桃、黑芝蔴、小米、玉米、棗子、海藻、海帶、香菇、杏仁、花生、瓜子、栗子，皆是健腦、增進記憶力之補品。

卵磷脂一稱蛋黃素（lecithin），具有補腦作用，它經酶分解後，就能釋放出乙酰膽鹼，供給腦組織及神經髓梢之需要。卵磷脂係自大豆中提煉出來，蛋黃中含膽固醇甚高，含卵磷脂亦甚高，只要本身膽固醇含量不高，適量地吃蛋黃，還是可以接受的。蛋黃素中含有鐵、鈣與碘，能促進大腦活動及健康神經系統，向日葵種子、沙拉油及全麥，也都含有蛋黃素。蛋黃素之主成分爲膽素，或稱膽鹼（choline），是合成神經傳導物質的重要因子，神經學家在治療健忘症、狂躁症、抑鬱症、遲發性運動困難及老年癡呆症時，皆離不了蛋黃素。

麩酸來自麥麩、大豆、花生、豌豆、牛奶、小麥粉（中藥裏的浮小麥，效同麥麩）等；維他命B_1來自米的胚芽、蔬菜、豆類、麥麩等；B_6來自大麥胚芽、蔬菜、酵母等；B_{12}來自粗麵、糙米；泛酸來自酵母、蔬菜、蘿蔔，這些食物都偏向於鹼性。腦之主要成分爲蛋白質，而蛋白質肉類經分解爲氨基酸後則爲酸性，有賴於鹼性食物之中和平衡，故上述食物爲不可少。

歡笑也是一種營養素，長樂則神經鬆弛，其時腦髓分泌物能增加抗病能力。反之，悲傷、憤怒或憂鬱時之腦中分泌物則具有相反效果。

至於少年白髮，並非用腦過多而變白，採用食療較和緩而具實效，但須持之以恆，不妨採用黑芝蔴半斤、桑棗四兩共搗爛加蜜糖調勻放置瓶中，每日三次，每次二錢，連服三個月見效。

老年人留心摔跤

老人要特別防範摔跤的可能。大致老人隨著臀部衰弱，或平衡功能不佳，或視力減退，或服鎮靜藥、降血壓藥之副作用影響，過六十五歲以上，估計有三分之一至少有一次不慎跌倒，而且傷勢往往不輕。如碰到後腦，可能不省人事、腦震盪，甚至昏迷不醒，老人也易跌斷骨絡，特別是臀部的骨折，會導致傷殘。因此如小凳、寵物、電線等低矮障礙物應除去，免得絆倒。有的地板打蠟、路面潮濕，要完全撇開，不穿易滑的鞋底，不穿絲襪在地板上走，勿匆匆忙忙去接電話，勿趕忙去應門，轉角地方更要小心。浴盆池底黏置塑膠片，放置淋浴座位，均可減少滑倒可能。晚間起身也應開燈，或使用間接燈光，最好臥室內留一盞小壁燈以方便行動，晚餐後和睡前不要喝太多飲料，以減少如厠並打斷睡眠。住所如有上下臺階要多留意，樓梯要有扶手設備。此外，學習健身運動，如太極拳、健身操、散步、慢跑、游泳等，皆能增強筋骨、平衡氣力，降低老人摔跤的可能。許多人活到九十多歲，仍舊活力充沛，獨立自主，只視如何鍛鍊、防範而已。

服鎮靜劑的老人，如果此種藥效在體內維持一至三天的，如 Valium, Dalmane ，或 Librium，其副作用是昏昏沉沉和降低身體的協調功能，會增加跌倒臀部的機會。

男女上年紀後，都會發生骨質疏鬆症，不過婦女罹患率較高，造成婦女骨質流失的原因，主要是在更年期後的雌激素分泌減少或停止，導致骨質加快流失。六十歲左右婦女骨折多發生在手腕，而七、八十歲婦女多發生在臀部，也因前者腦筋還靈活，跌倒時會用手去撐住，故多手腕骨折，而後者跌倒時就只能坐下，故多臀部骨折。奉勸早日使用拐杖，可降低摔傷機率。

平常食物缺少鈣質、長期坐辦公桌缺少運動、過量飲用咖啡、煙酒、停經過早、或切除子宮卵巢導致手術後之停經，均易患骨質疏鬆症，預防之法在年輕時多運動、多食鈣質豐富食物，提高體內鈣之貯存，藉延緩鈣質之流失。

又人體需要維他命D以協助吸收鈣質，保持骨骼強健，這對防止跌倒十分重要。缺乏D之兒童可出現佝僂症，但成年人也會發生類似之骨質軟化症，導致骨脆易折。老人遇晴天每日宜去室外曬兩、三次太陽，每次十分鐘左右，以使體內能產生足夠之維他命D。

老人運動以力所能及爲原則

老人仍應每日固定做些力所能及的簡單體育鍛鍊運動，由於運動能使全身肌肉活動加強，血液循環加快，於是氧和營養物質隨著血液輸送到全身各臟腑，再把新陳代謝的廢物排出體外，就可保持旺盛的生理功能，老人體重以不超過六十公斤、經常保持平衡者較長壽。就健康而言，體重略過一點總比不足爲佳，不必爲些微過重而擔心。

年長者血液循環減緩，肺功能下降，腎臟因血液流動力降低，過濾功能減弱。血管壁彈性減低，會影響血液滋養全身各部的功能，基礎代謝率在七十五歲以上者已減少百分之三十，運動能力也大不如前，因此熱量宜適度削減，以防止體重不必要之增加。年屆七、八十歲老人，千萬別讓身體休息平靜，實際上每人都需要保持肌肉筋骨的靈活，體育鍛鍊應列爲日常生活之一部，但老人鍛鍊時，要根據自已體質及原來是否運動而決定。首先考慮興趣與體力，不要一味跟隨潮流，如有氧運動、跳韻律舞等，又膝關節不好，練拳時跨馬步等即嫌勉強。

初次運動的動作，要由慢而快，由易而難，如果運動時感到發熱、微微出汗，運動後感到輕鬆舒暢，說明運動恰當良好，如感到昏悶、氣促、疲勞，說明運動量過大。要長期持續鍛鍊，才能有效地推遲衰老。事實上老人即使不從事其他運動，但活動全身關節，也可收到促進心肺功能減緩老化的效果。運動項目對各關節、肌肉有益者如體操、散步、慢跑、快走、打乒乓球、游泳、騎自行車、練太極拳、外丹功等，每次至少三十分鐘，逐漸增至一小時。運動時宜用鼻吸氣，因自由呼吸，鼻腔黏膜可調節空氣之溫度與濕度，否則憋氣時胸腔內壓力增加，不利於血液回流至心臟，早晨空氣新鮮鍛鍊最好，飯後運動由於交感神經興奮，抑制消化器官功能，造成消化器官血液不足而減弱消化力量。最好飯後隔二小時再運動較佳。

飯後百步走，散步可增強消化腺的功能，可改善胃腸系統的血液循環，幫助食物消化和吸收。散步還可提高人體代謝率，對心臟病、肥胖病、體質較弱的中老年人來說，最爲適當。又如椅上挺身，將雙手按於背後椅背上，臀部移到座前邊緣，身體前傾，使鼻子越過足尖，如此反覆運動，對關節炎、老年健忘，相當有益。其次是手臂運動，雙臂向前伸出，張開手掌，活動手與指，搖轉手腕，上下左右活動，手指儘量張開，用每一手指與大拇指接觸。還有足膝蓋運動，雙手抱著膝蓋，略彎下，向右轉圈，再向左轉圈，有益於關節協調放鬆。此外常用兩個硬殼核桃在手中打轉，亦可活絡手指關節。原地踏步，全身站直，手臂前後自然擺動，對身體平衡有益。

一種腹式呼吸運動法，可以改善氣短的症狀。就是吸氣時腹部鼓起，膈肌下降，增加了吸氣量，呼氣時肚皮癟下去，幫助吐出廢氣，可用手壓住肚皮，要深吸細呼，呼氣時間要比吸氣時間長，但不要憋氣，初練五分鐘，做十次稍休息，每日兩次，早晚練習，不可間斷，對肺氣腫患者，尤爲重要，可改善呼吸功能。

愛好體育鍛鍊的人，能數十年間持之以恆，即到八、九十歲仍能健步如飛，可見腳力強者，壽命也長。腿先衰老的人，肌肉纖維與運動神經細胞減少，運動控制能力減弱，加上骨骼、韌帶、關節等老化，使運動能力降低，力氣自然變小，尤其下肢要支撐全身重量較難，出現走路緩慢、步子碎小、足跟易擦地等老態。人體健康除體育鍛鍊外，另一要素是作息正常，生活起居有恆，早睡早起，充分睡眠，行動坐臥注意姿勢，所謂坐如鐘、臥如弓、走如風。同時運動可使精神開朗，心情舒暢，消除思想顧慮而樂觀豁達。

我國自古文人多病體弱，如晉代李密「臣幼年多病，九歲不行。」唐代韓愈只活到五十七歲，謂自己「吾年未四十，而視茫茫、而髮蒼蒼，而齒牙動搖。」詩畫雙絕的王維，只活到六十歲，文人不愛運動，以致體差，又不悉保健，遂難致長壽。但孔子能武事，就不是病夫；陸游好動，故活過八十餘歲。齊白石自小貧困，手藝出身，動態多，年高九十五歲而歿。是以青壯年時保護有加，經常運動操作，老年健康便大有不同。漢代神醫華佗曾云：「人體欲得勞動，但不當使極耳，動搖則谷氣得消，血脈流通，病不得生。」值得玩味。

長樂永康

孫科

福壽康寧

張知本恭祝

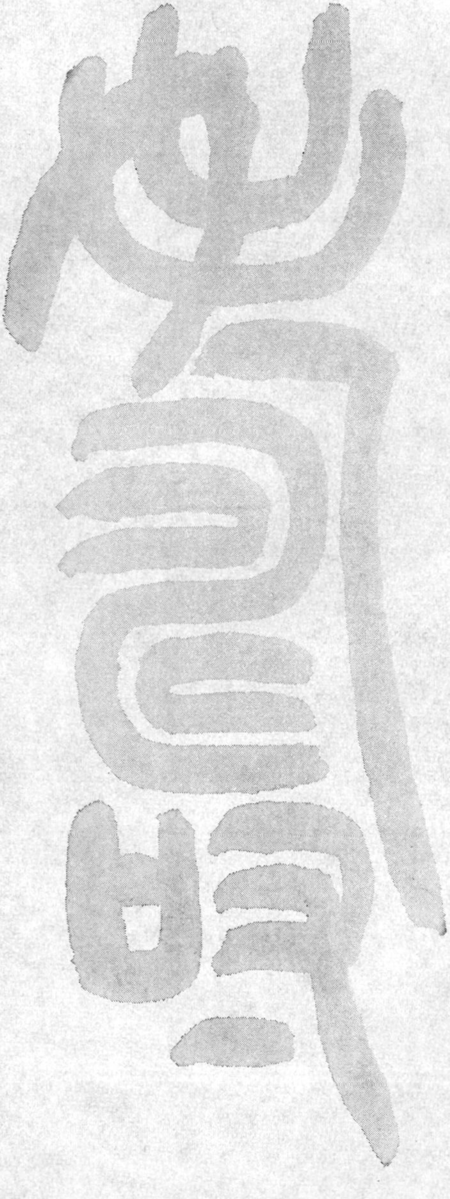

曾紹杰敬祝

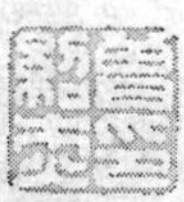

滄海叢刊書目㈡

國學類

先秦諸子繫年	錢　　穆　著
朱子學提綱	錢　　穆　著
莊子纂箋	錢　　穆　著
論語新解	錢　　穆　著
周官之成書及其反映的文化與時代新考	金春峯　著

哲學類

哲學十大問題	鄔昆如　著
哲學淺論	張　康　譯
哲學智慧的尋求	何秀煌　著
哲學的智慧與歷史的聰明	何秀煌　著
文化、哲學與方法	何秀煌　著
人性記號與文明一語言・邏輯與記號世界	何秀煌　著
邏輯與設基法	劉福增　著
知識・邏輯・科學哲學	林正弘　著
現代藝術哲學	孫　旗　譯
現代美學及其他	趙天儀　著
中國現代化的哲學省思	成中英　著
不以規矩不能成方圓	劉君燦　著
恕道與大同	張起鈞　著
現代存在思想家	項退結　著
中國思想通俗講話	錢　穆　著
中國哲學史話	吳怡、張起鈞　著
中國百位哲學家	黎建球　著
中國人的路	項退結　著
中國哲學之路	項退結　著
中國人性論	臺大哲學系主編
中國管理哲學	曾仕强　著
孔子學說探微	林義正　著
心學的現代詮釋	姜允明　著
中庸誠的哲學	吳　怡　著
中庸形上思想	高柏園　著

儒學的常與變	蔡仁厚 著
智慧的老子	張起鈞 著
老子的哲學	王邦雄 著
當代西方哲學與方法論	臺大哲學系主編
人性尊嚴的存在背景	項退結編著
理解的命運	殷鼎 著
馬克斯・謝勒三論	阿弗德・休慈原著、江日新 譯
懷海德哲學	楊士毅 著
洛克悟性哲學	蔡信安 著
伽利略・波柏・科學說明	林正弘 著
儒家與現代中國	韋政通 著
思想的貧困	韋政通 著
近代思想史散論	龔鵬程 著
魏晉淸談	唐翼明 著
中國哲學的生命和方法	吳怡 著
孟學的現代意義	王支洪 著
孟學思想史論(卷一)	黃俊傑 著
莊老通辨	錢穆 著
墨家哲學	蔡仁厚 著
柏拉圖三論	程石泉 著

宗敎類

佛敎思想發展史論	楊惠南 著
圓滿生命的實現(布施波羅密)	陳柏達 著
○蔔林・外集	陳慧劍 著
維摩詰經今譯	陳慧劍譯註
龍樹與中觀哲學	楊惠南 著
公案禪語	吳怡 著
禪學講話	芝峯法師 譯
禪骨詩心集	巴壺天 著
中國禪宗史	關世謙 著
魏晉南北朝時期的道敎	湯一介 著
佛學論著	周中一 著
當代佛敎思想展望	楊惠南 著
臺灣佛教文化的新動向	江燦騰 著
釋迦牟尼與原始佛教	于凌波 著

唯識學綱要	于凌波 著

社會科學類

中華文化十二講	錢穆 著
民族與文化	錢穆 著
楚文化研究	文崇一 著
中國古文化	文崇一 著
社會、文化和知識分子	葉啓政 著
儒學傳統與文化創新	黃俊傑 著
歷史轉捩點上的反思	韋政通 著
中國人的價值觀	文崇一 著
紅樓夢與中國舊家庭	薩孟武 著
社會學與中國研究	蔡文輝 著
比較社會學	蔡文輝 著
我國社會的變遷與發展	朱岑樓 主編
三十年來我國人文社會科學之回顧與展望	賴澤涵 編
社會學的滋味	蕭新煌 著
臺灣的社區權力結構	文崇一 著
臺灣居民的休閒生活	文崇一 著
臺灣的工業化與社會變遷	文崇一 著
臺灣社會的變遷與秩序(政治篇)(社會文化篇)	文崇一 著
鄉村發展的理論與實際	蔡宏進 著
臺灣的社會發展	席汝楫 著
透視大陸	政治大學新聞研究所 主編
憲法論衡	荊知仁 著
周禮的政治思想	周世輔、周文湘 著
儒家政論衍義	薩孟武 著
制度化的社會邏輯	葉啓政 著
臺灣社會的人文迷思	葉啓政 著
臺灣與美國的社會問題	蔡文輝、蕭新煌 主編
自由憲政與民主轉型	周陽山 著
蘇東巨變與兩岸互動	周陽山 著
教育叢談	上官業佑 著
不疑不懼	王洪鈞 著

史地類

國史新論	錢　穆 著
秦漢史	錢　穆 著
秦漢史論稿	邢義田 著
宋史論集	陳學霖 著
中國人的故事	夏雨人 著
明朝酒文化	王春瑜 著
歷史圈外	朱　桂 著
當代佛門人物	陳慧劍編著
弘一大師傳	陳慧劍 著
杜魚庵學佛荒史	陳慧劍 著
蘇曼殊大師新傳	劉心皇 著
近代中國人物漫譚	王覺源 著
近代中國人物漫譚續集	王覺源 著
魯迅這個人	劉心皇 著
沈從文傳	凌　宇 著
三十年代作家論	姜　穆 著
三十年代作家論續集	姜　穆 著
當代臺灣作家論	何　欣 著
師友風義	鄭彥棻 著
見賢集	鄭彥棻 著
思齊集	鄭彥棻 著
懷聖集	鄭彥棻 著
周世輔回憶錄	周世輔 著
三生有幸	吳相湘 著
孤兒心影錄	張國柱 著
我這半生	毛振翔 著
我是依然苦鬥人	毛振翔 著
八十憶雙親、師友雜憶(合刊)	錢　穆 著

語文類

訓詁通論	吳孟復 著
入聲字箋論	陳慧劍 著
翻譯偶語	黃文範 著
翻譯新語	黃文範 著
中文排列方式析論	司　琦 著
杜詩品評	楊慧傑 著

詩中的李白	楊慧傑	著
寒山子研究	陳慧劍	著
司空圖新論	王潤華	著
詩情與幽境——唐代文人的園林生活	侯迺慧	著
歐陽修詩本義研究	裴普賢	著
品詩吟詩	邱燮友	著
談詩錄	方祖燊	著
情趣詩話	楊光治	著
歌鼓湘靈——楚詩詞藝術欣賞	李元洛	著
中國文學鑑賞舉隅	黃慶萱、許家鶯	著
中國文學縱橫論	黃維樑	著
漢賦史論	簡宗梧	著
古典今論	唐翼明	著
亭林詩考索	潘重規	著
浮士德研究	李辰冬	譯
蘇忍尼辛選集	劉安雲	譯
文學欣賞的靈魂	劉述先	著
小說創作論	羅盤	著
借鏡與類比	何冠驥	著
情愛與文學	周伯乃	著
鏡花水月	陳國球	著
文學因緣	鄭樹森	著
解構批評論集	廖炳惠	著
世界短篇文學名著欣賞	蕭傳文	著
細讀現代小說	張素貞	著
續讀現代小說	張素貞	著
現代詩學	蕭蕭	著
詩美學	李元洛	著
詩人之燈——詩的欣賞與評論	羅青	著
詩學析論	張春榮	著
修辭散步	張春榮	著
橫看成嶺側成峯	文曉村	著
大陸文藝新探	周玉山	著
大陸文藝論衡	周玉山	著
大陸當代文學掃描	葉穉英	著
走出傷痕——大陸新時期小說探論	張子樟	著

大陸新時期小說論	張　放　著
兒童文學	葉詠琍　著
兒童成長與文學	葉詠琍　著
累廬聲氣集	姜超嶽　著
林下生涯	姜超嶽　著
青　春	葉蟬貞　著
牧場的情思	張媛媛　著
萍踪憶語	賴景瑚　著
現實的探索	陳銘磻　編
一縷新綠	柴　扉　著
金排附	鍾延豪　著
放　鷹	吳錦發　著
黃巢殺人八百萬	宋澤萊　著
泥土的香味	彭瑞金　著
燈下燈	蕭　蕭　著
陽關千唱	陳　煌　著
種　籽	向　陽　著
無緣廟	陳艷秋　著
鄉　事	林清玄　著
余忠雄的春天	鍾鐵民　著
吳煦斌小說集	吳煦斌　著
卡薩爾斯之琴	葉石濤　著
青囊夜燈	許振江　著
我永遠年輕	唐文標　著
思想起	陌上塵　著
心酸記	李　喬　著
孤獨園	林蒼鬱　著
離　訣	林蒼鬱　著
托塔少年	林文欽　編
北美情逅	卜貴美　著
日本歷史之旅	李希聖　著
孤寂中的廻響	洛　夫　著
火天使	趙衛民　著
無塵的鏡子	張　默　著
關心茶——中國哲學的心	吳　怡　著
放眼天下	陳新雄　著

生活健康　卜鍾元　著
文化的春天　王保雲　著
思光詩選　勞思光　著
靜思手札　黑　野　著
狡兔歲月　黃和英　著
老樹春深更著花　畢　璞　著

美術類

音樂與我　趙　琴　著
爐邊閒話　李抱忱　著
琴臺碎語　黃友棣　著
音樂隨筆　趙　琴　著
樂林蓽露　黃友棣　著
樂谷鳴泉　黃友棣　著
樂韻飄香　黃友棣　著
弘一大師歌曲集　錢仁康　著
立體造型基本設計　張長傑　著
工藝材料　李鈞棫　著
裝飾工藝　張長傑　著
人體工學與安全　劉其偉　著
現代工藝概論　張長傑　著
藤竹工　張長傑　著
石膏工藝　李鈞棫　著
色彩基礎　何耀宗　著
五月與東方——中國美術現代化運動在戰後臺灣之發展(1945～1970)　蕭瓊瑞　著
中國繪畫思想史　高木森　著
藝術史學的基礎　曾　堉、葉劉天增　譯
當代藝術采風　王保雲　著
唐畫詩中看　王伯敏　著
都市計劃概論　王紀鯤　著
建築設計方法　陳政雄　著
建築鋼屋架結構設計　王萬雄　著